XIANDAI YAOWU LINCHUANG YINGYONG JINGYAO

现代药物临床应用精要

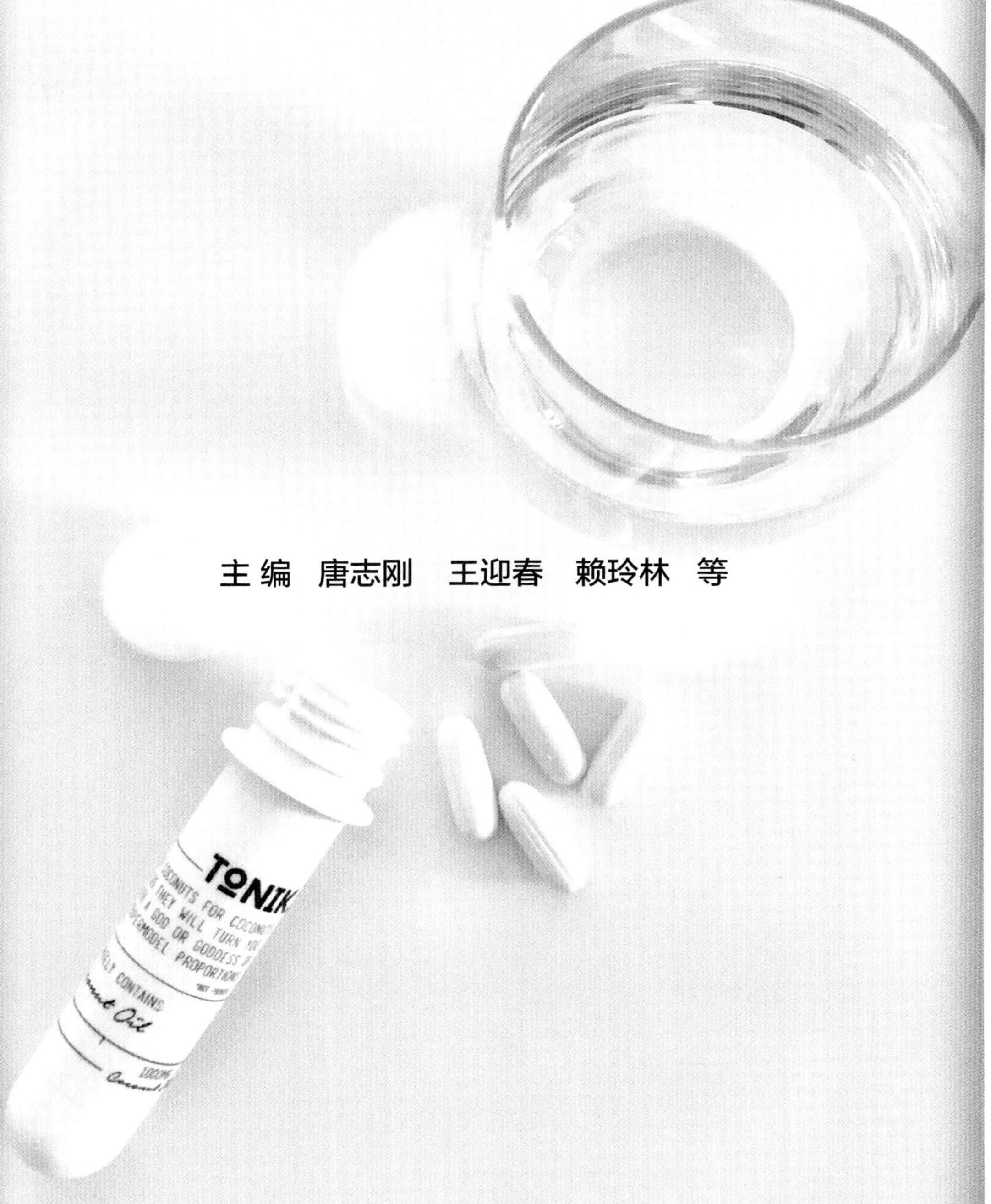

主 编 唐志刚 王迎春 赖玲林 等

河南大学出版社
HENAN UNIVERSITY PRESS
·郑州·

图书在版编目（CIP）数据

现代药物临床应用精要 / 唐志刚等主编 . — 郑州 : 河南大学出版社 , 2019.7
ISBN 978-7-5649-3823-9

Ⅰ . ①现…　Ⅱ . ①唐…　Ⅲ . ①临床药学 – 研究　Ⅳ . ① R97

中国版本图书馆 CIP 数据核字（2019）第 151140 号

责任编辑：张雪彩
责任校对：阮林要
封面设计：卓弘文化

出版发行：河南大学出版社
地址：郑州市郑东新区商务外环中华大厦 2401 号
邮编：450046
电话：0371-86059750（高等教育与职业教育出版分社）
0371-86059701（营销部）
网址：www.hupress.com
印　　刷：北京虎彩文化传播有限公司
版　　次：2019 年 7 月第 1 版
印　　次：2019 年 7 月第 1 次印刷
开　　本：880 mm × 1230 mm　1/16
印　　张：13.5
字　　数：437 千字
定　　价：82.00 元

编　委　会

主　编　唐志刚　王迎春　赖玲林　何　正　薛　磊

副主编　袁　伟　代　伟　叶文成　王　琴　曹季平　罗红丽

编　委　（按姓氏笔画排序）

王　琴	襄阳市中医医院
王迎春	北京大学深圳医院
叶文成	深圳市龙岗区第二人民医院
代　伟	云南省第三人民医院
刘浩锋	东莞市人民医院
何　正	广州市番禺区中心医院
罗红丽	焦作市中医院
袁　伟	南京医科大学附属儿童医院
莫玉芳	佛山市第一人民医院
唐志刚	南通大学附属医院
曹季平	南通市第一人民医院
赖玲林	广东省第二人民医院
薛　磊	河南中医药大学第一附属医院

前　言

药物是防治疾病的有力武器，在现代医疗中占有非常重要的地位。随着国内外医药行业的发展，越来越多的药物与剂型进入临床使用，药物与人体之间可互相影响，药物对人体的作用和人体对药物的反应均有着明显的差异性。因此，对症用药是每位临床医师随时需要面临的考验，同时也是临床医师需要不断进行研究的课题。

临床用药时，不仅要掌握各种疾病的适应证，还要精通各种药物的药效及药性，这样才能科学、安全、合理地使用药物。本书首先介绍了药物学的基础内容和药剂学基本理论，然后详细介绍了抗菌药物、抗病毒药物、抗寄生虫病药、抗肿瘤药物、临床其他科用药、妇产科用药、儿科用药、麻醉药及其辅助药物，除此之外，还包含了中药调剂的基本知识与操作技能以及中药的合理应用。本书内容充实，条理清晰，适合医院各级医务人员以及各级各类药学专业人员参考使用。

感谢参加本书编写的人员，希望本书能够对大家的临床工作有所帮助和借鉴。

由于水平有限，尽管在编写过程中我们反复校对、多次审核，书中难免存在不足之处，欢迎各位多多批评指正，谢谢。

编　者

2019 年 7 月

目　录

第一章

引论

第一节　药物学总论

药物学是一门综合性学科。它包含药学许多方面的内容，并且与一些专门学科如药物治疗学、药理学、药剂学、药物化学等在内容上有一定程度的交叉，因此它涉足的领域具有相当的广度，但深度往往不如各有关专门学科。尽管如此，药物学仍是一门实用性很强的学科，也在与时俱进和不断提高。虽然现在各级医药院校一般都没有开设药物学课程，但药物学类的书籍却大量出版，而且历久不衰，特别是本书长期出版，经历了60年之久，这表明作为信息，药物学仍具有强大的生命力，它拥有广大的医药专业读者，在获取基本医药知识、提高医疗和用药水平上发挥着不容忽视的作用。其所以能如此，是由于它的内容实用性强，能指导医疗、药学等方面的实际工作，适合广大医药人员学习、参考的需要。

一、我国药物学史

药物学是一门古老的学科，在西方是如此，在我国也是如此。我华夏之邦素称文明古国，向来以历史悠久、文化发达著称于世。我国医药起源很早，古代典籍有"伏羲氏尝味百草"、"神农尝百草"之说，虽然伏羲、神农是否实有其人尚待确定，但肯定有人将前人的发现、经验进行归纳、总结和提高。这也表明我国早在原始社会，人们通过长期的生产、生活实践，已逐渐认识了某些植物、动物、矿物药的治疗作用。

根据现有史料，远在公元前11世纪以前的夏代和商代，我国就已有了酒和汤液的发明。周代的《诗经》《山海》等著作中已收载许多种药物。长沙马王堆三号汉墓出土帛书《五十二病方》（据考证是公元前3世纪的写本）记载的药物达242种。秦汉之际，新的药物品种更不断增加。西汉初年已有药物著作在民间流传。汉平帝元始五年（公元5年）曾征集天下通晓方术本草者来京师，"本草"已成为药物学的通称。《神农本草经》成书于公元1～2世纪。它总结了东汉以前的药物知识，是我国现存最早的药物学专书，收载药物365种。以后许多朝代都曾编修过本草。南北朝时陶弘景将《神农本草经》加以整理补充，汇编成《本草经集注》，药物由365种增加到730种，这是《神农本草经》以后药物学的又一次整理提高。显庆二年（公元657年）唐政府组织长孙无忌、苏敬等20余人编撰本草，并向各地征集药物标本，绘制成图，于显庆四年编成，收载药物850种，取名《新修本草》。这是我国第一部由国家颁行的药物学权威著作，有人认为它是世界上最早的一部国家药典。宋代官方与私人均从事本草的编修。宋初，政府曾组织编修《开宝本草》《嘉祐本草》和《图经本草》，并颁行全国。四川名医唐慎微独力编成《经史证类备急本草》（简称《证类本草》），收载药物达1 558种，附单方验方3 000余首，为保存我国古代本草史料做出了贡献。明代李时珍所编《本草纲目》，集历代本草之大成，收载药物1 892种，附方11 000余首，共有插图1 160幅，内容非常丰富。1596年出版以后，不仅在国内广为流传，而且还陆续译成德、日、英、法文等文字，传播海外，成为国际上研究药学和生物学的宝贵参考资料。清代赵学敏编著《本草纲目拾遗》，收《本草纲目》未收载之药700余种，同时还博采国外及民间医药资料，内容很有参考价值。

鸦片战争（1840年）以后，我国海禁大开，西方医药大量传入，从而于传统医药之外逐渐形成另一西方医药体系。反映在药物学著作方面，既有传统本草著述（如吴其浚的《植物名实图考》、屠道和的《本草汇纂》）和中西结合的生药学（如赵黄等的《现代本草－生药学》）的编撰，又有单纯介绍西方药物的著译作品，如傅约翰（亦译为傅兰雅）的《西药大成》及洪士提反的译作《万国药方》等。

以后，药物学著作的编撰出版逐渐增多，至新中国成立以前，陆续出版的有戴虹溥的《新体实用药物学》、梁心的《新纂药物学》、吴建瀛的《实用药物学》、顾学裘的《现代药物学》等，对普及西方药物知识起了有益作用。新中国成立以后，特别是改革开放之后，药物学书籍更如雨后春笋和百花争艳般大量呈现。有的内容丰富，各具特色，对我国医药事业的发展起到重要的作用。

二、药物的来源及植物药的成分

（一）药物的来源

来源有二，一是自然界，二是人工制备（包括仿生药）。来自自然界的药物为天然药物，包括中药及一部分西药；来自人工制备的药物为化学药物，包括大部分西药。

天然药物，特别是中药，大都已经过长时期的临床使用，其疗效多已肯定，使用安全性较高，因此近年来受到各国医药界的重视。相比之下，化学药物则由于某些品种不良反应较大，有的不良反应还需要较长期使用后始能发现，其潜在的不安全性使人们转而注意天然药物。但习惯上认为中药较为安全的看法也被近来发生的某些“木通”类的肾毒性所改变。

植物性天然药物（植物药）在天然药物（包括中药）中占较大比例，它的化学成分一直受到人们的注意。经过近百年来的研究，其成分现已大体为人们所了解。

（二）较重要的植物药化学成分

（1）生物碱（赝碱）：是一类含氮的碱性有机物质，大多数是无色或白色的结晶性粉末或细小结晶，味苦，少数是液体（如槟榔碱）或有颜色（如小檗碱）。在水内多数难溶，比较易溶于有机溶剂如醚、氯仿、醇等（但与酸化合成盐后，就易溶于水，能溶或稍溶于醇，而难溶于醚、氯仿等）。这类成分一般都具有相当强烈的生理作用。重要的生物碱如：吗啡、可待因（含于阿片）、奎宁（含于金鸡纳皮）、咖啡因（含于茶叶、咖啡豆）、阿托品（含于颠茄等）、东莨菪碱（含于洋金花）、士的宁（含于番木鳖）、依来丁（含于吐根）、麻黄碱（含于麻黄）、可卡因（含于古柯叶）、毒扁豆碱（含于毒扁豆）、毛果芸香碱（含于毛果芸香）、麦角新碱、麦角胺（含于麦角）、小檗碱（含于黄连、黄柏、三颗针等）、四氢帕马丁（含于元胡）、粉防已碱（含于粉防已）等。

（2）多聚糖（简称多糖）：是由十个以上的单糖基通过苷键连接而成的，一般多聚糖常由几百甚至几千个单糖组成。许多中草药中含有的多糖具有免疫促进作用，如黄芪多糖。从香菇分离出的香菇多糖具有明显的抑制实验动物肿瘤生长的作用。鹿茸多糖则可抗溃疡。

（3）苷（配糖体，糖杂体）：是糖或糖的衍生物与另一称为苷元（甙元或配基）的非糖物质，通过糖端的碳原子连接而成的化合物。苷的共性在糖的部分，而苷元部分几乎包罗各种类型的天然成分，故其性质各异。苷大多数是无色无臭的结晶或粉末，味苦或无味；多能溶于水与稀醇，亦能溶于其他溶剂；遇湿气及酶或酸、碱时即能被分解，生成苷元和糖。苷类可根据苷键原子不同而分为氧苷、硫苷、氮苷和碳苷，其中氧苷为最常见。

氧苷以苷元不同，又可分为醇苷、酚苷、氰苷、酯苷、吲哚苷等，现简述如下。

1）醇苷：如具有适应原样作用的红景天苷和具有解痉止痛作用的獐牙菜苦苷均属醇苷。醇苷苷元中不少属于萜类和甾醇类化合物，其中强心苷和皂苷是重要的类型。含有强心苷的药物有洋地黄、羊角拗、夹竹桃、铃兰等。皂苷是一类比较复杂的苷类化合物，广泛存在于植物界，它大多可以溶于水，振摇后可生成胶体溶液，并具有持久性、似肥皂溶液的泡沫。皂苷是由皂苷元和糖、糖醛酸或其他有机酸所组成。按照皂苷被水解后所生成的苷元的结构，皂苷可分为两大类：甾体皂苷和三萜皂苷。薯蓣科薯蓣属许多植物所含的薯蓣皂苷元属于甾体皂苷；三萜皂苷在自然界的分布也很广泛，种类很多，如桔梗、人参、三七、甘草、远志、柴胡等均含有三萜皂苷。

2）酚苷：黄酮、蒽醌类化合物通过酚羟基而形成黄酮苷、蒽醌苷。如芦丁、橙皮苷均属黄酮苷，分解后可产生具有药理活性的黄酮；大黄、芦荟、白番泻叶等含有蒽醌苷分解后产生的蒽醌具有导泻作用。

3）氰苷：氰苷易水解而产生羟腈，后者很不稳定，可迅速分解为醛和氢氰酸。如苦杏仁苷属于芳香族氰苷，分解所释出的少量氢氰酸具有镇咳作用。

4）酯苷：如土槿皮中的抗真菌成分属酯苷。

5）吲哚苷：如中药所含的靛苷是一种吲哚苷，其苷元吲哚醇氧化成靛蓝，具有抗病毒作用。

（4）黄酮：为广泛存在于植物界中的一类黄色素，大都与糖类结合为苷状结构存在。多具有降血脂、扩张冠脉、止血、镇咳、祛痰、减低血管脆性等作用。银杏、毛冬青、黄芩、陈皮、枳实、紫菀、满山红、紫花杜鹃、小叶枇杷、芫花、槐米、蒲黄等都含有此成分。

（5）内酯和香豆素（精）：内酯属含氧的杂环化合物。香豆素系邻羟基桂皮酸的内酯，为内酯中的一大类，单独存在或与糖结合成营，可有镇咳、祛痰、平喘、抑菌、扩张冠脉、抗辐射等作用，含存于秦皮、矮地茶、补骨脂、蛇床子、白芷、前胡等。其他内酯含存于穿心莲、白头翁、当归、银杏叶等，具有各自的特殊作用。

（6）甾醇：常与油脂类共存于种子和花粉粒中，也可能与糖结合成苷。β－谷甾醇（黄柏、黄芩、人参、附子、天门冬、铁包金等含有）、豆甾醇（柴胡、汉防己、人参、款冬、黄柏等含有）、麦角甾醇（麦角、灵芝、猪苓等含有）及胆甾醇（即胆固醇，含于牛黄、蟾酥等）都属本类成分。

（7）木脂素：多存在于植物的木部和树脂中，因此而得名。多数为游离状态，也有一些结合成苷。五味子、细辛、红花、连翘、牛蒡子含此成分。

（8）萜类：为具有（C_5H_8）$_n$通式的化合物以及其含氧与饱和程度不等的衍生物。中草药的一些挥发油、树脂、苦味素、色素等成分，大多属于萜类或含有萜类成分。

（9）挥发油（精油）：挥发油是一类混合物，其中常含数种乃至十数种化合物，主要成分是萜类及其含氧衍生物，具有挥发性，大多是无色或微黄色透明液体，具有特殊的香味，多比水轻，在水内稍溶或不溶，能溶于醇、醚等。其主要用途是调味、祛风、防腐、镇痛、通经、祛痰、镇咳、平喘等。含挥发油的中药很多，如：陈皮、丁香、薄荷、茴香、八角茴香、桂皮、豆蔻、姜、桉叶、细辛、白芷、当归、川芎、芸香草等。

（10）树脂：均为混合物，主要的组成成分是二萜和三萜类衍生物，有的还包括木脂素类。多由挥发油经化学变化后生成，不溶于水，能溶于醇及醚。如松香就是一种树脂。树脂溶解于挥发油，即为“油树脂”。油树脂内如含有芳香酸（如苯甲酸、桂皮酸等），则称为“香胶”或“树香”，也称作“香树脂”。

（11）树胶：是由树干渗出的一种固胶体，为糖类的衍生物。能溶于水，但不溶于醇，例如阿拉伯胶、西黄芪胶等。

（12）鞣质：从音译又名“单宁”。中药中含此成分较多的是五倍子、茶、大黄、石榴皮，其他树皮、叶、果实也常含有。鞣质多具收敛涩味，遇三氯化铁液变黑色，遇蛋白质、胶质、生物碱等能起沉淀，氧化后变为赤色或褐色。常见的五倍子鞣质亦称鞣酸，用酸水解时，分解出糖与五倍子酸，因此也可看作是苷。临床上用于止血和解毒。

（13）有机酸：本成分广泛存在于植物中，未熟的果实内尤多，往往和钙、钾等结合成盐，常见的有枸橼酸、苹果酸、蚁酸、乳酸、琥珀酸、酒石酸、草酸、罂粟酸等。

第二节 合理使用药物

合理使用药物一直是全世界都注意的问题，因为药物的不合理使用（严格地说不应称为药物滥用）不但是惊人的药物资源的浪费，而且更为关键的是还会引发因药物不良反应而带来的严重危害。

为此，世界卫生组织建议将合理使用药物作为国家药物政策的组成部分之一，并且科学地和较全面地提出合理使用药物的定义："患者能得到适合于他们的临床需要和符合他们个体需要的药品以及正确的用药方法（剂量、给药间隔时间和疗程）；这些药物必须质量可靠，可获得，而且可负担得起，对患者和社会的费用最低。"

因此，合理使用药物不仅需要以药理学的基本理论指导对患者选择最佳的药品及其制剂以及制订和调整适当的治疗方案，还需要遵守按照国家的有关规定（例如国家基本药物目录、国家处方集、标准治疗指南和临床路径等）。

一、选择最佳药物及其制剂

（一）对症治疗、对因治疗及其结合

选择药物时，除应该针对患者疾病的病理生理学选用药物做对症治疗，或对因治疗，或二者结合起来考虑外（如对于过敏性休克宜采用具有收缩血管作用和舒张支气管作用的肾上腺素抢救，而对由于微循环障碍引起的感染中毒性休克，除解除休克状态外，还应选用相应的抗菌药进行对因治疗），还应该考虑患者所属特殊人群（如老人、妊娠期妇女等）或其机体功能（如肝、肾等）状态。

（二）避免不良反应

选择药物时还应考虑药物的不良反应或禁忌证。例如对哮喘患者应用药物时宜选用对 β 受体有选择作用的异丙肾上腺素，而不宜选用既作用于支气管上的 β 受体又作用于血管上的 α 受体（可使血管收缩）的肾上腺素，尤其是对伴有高血压的哮喘患者更不宜选用，但由于异丙肾上腺素对支气管上的 β_2 受体和心脏上的 β_1 受体无选择性，最好应用对 β_2 受体具有选择作用的沙丁胺醇，这样可以避免心率加快和心悸的不良反应。又如在心律失常患者可选用普萘洛尔，但由于它对 β_1 和 β_2 受体的拮抗无选择性，如用于伴有哮喘的心律失常患者时，则可因发生支气管痉挛而死亡。

（三）联合用药

应尽量利用有利的药物相互作用，避免有害的药物相互作用。详见下文"药物相互作用"。

（四）制剂

有关各种药物制剂的特点，详见"药物的制剂和贮存"。

同一药物的不同制剂在给药途径、吸收速度、药物稳定性等方面各有特点，在选用时需根据疾病的情况和需要方面考虑和选择，如在止喘时可选用氨茶碱片剂或注射液、异丙肾上腺素注射液或喷雾剂。

药物的制剂可因其制造工艺不同而影响其生物利用度，片剂的崩解度、溶解度等，它们均可影响疗效。

二、制订或调整最佳治疗方案

在选择了最合适的药物之后，就要根据药物代谢动力学的特点以及患者的机体情况制订给药方案，它包括给药剂量、给药途径、给药间隔时间及疗程等；有时还需根据药物代谢动力学参数来制订。在用药过程中需根据患者的情况进行调整。

（一）药物的剂量

药物的剂量是指用药量。剂量不同，机体对药物的反应程度，即药物的效应也不一样。如果剂量过小，就不会产生任何效应。将剂量加大至药物效应开始出现时，这一剂量称为阈剂量或最小有效量。比最小有效量大，并对机体产生明显效应，但不引起毒性反应的剂量，称为有效量或治疗量。引起毒性反应的剂量，称为中毒量。引起毒性反应的最小剂量称为最小中毒量。比中毒量大、能引起死亡的剂量称

为致死量。

药物的治疗量或常用量，在国家有关文件中都有明确规定（如药品说明书等）。极量虽比治疗量大，但比最小中毒量要小。因此，极量对于大多数人并不引起毒性反应，但由于个体差异或对药物的敏感性不同，对个别患者也有引起毒性反应的可能。因此，除非在必要情况下，一般不采用极量，更不应该超过极量。

1. 60 岁以上的老人　一般可用成人剂量的 3/4。

2. 小儿用药剂量　比成人小，一般可根据年龄按成人剂量折算；对毒性较大的药物，应按体重计算，有的按体表面积计算。

（1）根据年龄折算：见表 1–1。

表 1–1　小儿剂量及体重的计算

年龄	按年龄折算剂量（折合成人剂量）	按年龄推算体重（kg）
新生儿	1/10 ～ 1/8	2 ～ 4
6 个月	1/8 ～ 1/6	4 ～ 7
1 岁	1/6 ～ 1/4	7 ～ 10
4 岁	1/3	1 周岁以下体重可按下式计算：实足年龄 ×2 + 8 = 体重（kg）
8 岁	1/2	
12 岁	2/3	

（2）小儿剂量还可按年龄用下列公式求得：

1 岁以内用量 = 0.01 ×（月龄 +3）× 成人剂量

1 岁以上用量 = 0.05 ×（年龄 +2）× 成人剂量

（3）根据体重计算：小儿用量 = 小儿体重 × 成人剂量 + 60。小儿体重的推算见表 1–1。此法简便易行，但年幼者求得的剂量偏低，年长儿求得的剂量偏高，应根据临床经验做适当增减。

（4）根据体表面积计算：根据体表面积计算用量比较合理，可避免按体重计算的缺点。用体表每平方米表达药量，能适合于各年龄小儿，同样也适合于成人。

1）体重 30kg 以下的小儿：小儿体表面积 = 体重 ×0.035 + 0.1，小儿用量 = 成人剂量 × 某体重小儿体表面积 ÷1.7，其中 1.7 为成人（70kg）的体表面积。

2）体重 30kg 以上的儿童的体表面积，按下法推算，即体重每增 5kg，体表面积增加 $0.1m^2$，如：35kg 体表面积为 1.1+0.1=1.2，40kg 为 $1.3m^2$，45kg 为 $1.4m^2$……但 60kg 则为 $1.6m^2$，70kg 为 $1.7m^2$。

（二）给药途径

给药途径不同，可因其吸收、分布、代谢、排泄的不同而使药物的效应强弱不同，甚至可改变效应的质，如硫酸镁，肌内注射可产生中枢抑制，而口服则导泻。临床上主要依据病情和药物的特点决定给药途径。各种给药途径的特点如下：

1. 口服　药物口服后，可经过胃肠吸收而作用于全身，或留在胃肠道行效于胃肠局部。

口服是最安全方便的用药法，也是最常用的方法，但遇有下列情形时不便采用：患者昏迷不醒或不能咽下；因胃肠有病，不能吸收；由于药物的本身性质不容易在胃肠中吸收或能被胃肠的酸性、碱性所破坏（如青霉素、胰岛素等）；口服不能达到药物的某种作用（例如用硫酸镁口服，只能引起泻下，如需镇痉、镇静必须注射）。在这些情况下，都须采用其他用药方法。对胃有刺激或容易被胃酸所破坏的药品，如必须采用口服，应加以特殊处理，一般是把药品制成肠溶片（如胰酶），或盛在肠用胶囊内，或制成一种不溶于胃酸而到碱性肠液内能溶的化合物（如把鞣酸制成鞣酸蛋白），入肠后发生作用。

2. 注射　注射也是一种重要的给药途径。注射方法主要有皮下、肌内、静脉、鞘内等数种。皮下注射，即将药液注射在皮下结缔组织内，只适用于少量药液（一般为 1 ～ 2mL），同时可能引起一定程度的疼痛及刺激，故应用受到一定限制。肌内注射系将药液注射于肌肉内（多在臀部肌肉），由于肌肉的血管丰富，药物吸收较皮下快，疼痛程度亦较皮下注射轻。注射量一般为 1 ~ 2mL，但可用至 10mL。油剂及混悬剂均以采用肌内注射为宜，刺激性药物亦宜用肌内注射，因肌肉对疼痛刺激敏感性小。至于静脉注射，一次注射量可较大，且奏效迅速，常用于某些急救情况。但危险性也较大，有可能引起剧烈反应甚至形成血栓，而且药液如漏出静脉血管之外，常可引起肿痛，因此须加注意。静脉注射液一般要求澄明，无浑浊、沉淀，无异物及致热源；凡混悬溶液、油溶液及不能与血液混合的其他溶液，能引起溶血或凝血的物质，均不可采用静脉注射。某些有刺激性的药物溶液以及高渗溶液，因血液可使之稀释，不大可能引起刺激反应，则可用静脉注射。药液量如果更大，可采用输液法，使药液缓缓流入静脉内或皮下组织内。如果静脉输入很缓慢，可以用滴数计数时，就为静脉滴注或静脉点滴。在药物不能进入脊髓液或不能很快达到所需浓度时，可采用鞘内注射，其法为：注射前先抽出适量的脊髓液，然后将药液徐徐注入蛛网膜下隙的脊髓液中。药物过敏试验时则作皮内注射。

3. 局部用药　目的主要是引起局部作用，例如涂擦、撒粉、喷雾、含漱、湿敷、洗涤、滴入等都属于此类。其他尚有灌肠、吸入、植入（埋藏）、离子透入、舌下给药、肛门塞入、阴道给药等方法，虽用于局部，目的多在于引起吸收作用。

（三）给药间隔时间、疗程及用药时间

给药间隔时间对于维持稳定的有效血浓度甚为重要，如不按规定的间隔时间用药，可使血药浓度发生很大的波动，过高时可发生毒性反应，过低时则无效。尤其是在应用抗菌药治疗传染性疾病时更为重要，因为血药浓度在有效和无效浓度之间的波动，可导致细菌产生抗药性。按照药物代谢动力学的规律，给药间隔时间、药物剂量和稳态血药浓度之间有一定的关系，因此，在实际应用药物时需按规定的间隔时间给药。

给药持续时间（疗程）可根据疾病及病情而定。一般情况下，在症状消失后即可停止用药，但在应用抗菌药治疗某些感染性疾病时，为了巩固疗效和避免耐药性的产生，在症状消失后尚需再应用一段时间的药物。对于某些慢性疾病需长期用药，为了减少不良反应的发生，需按疗程规定用药。有的药物（如肾上腺皮质激素）在长期用药后需要停药时，不得突然停止，否则可导致症状加剧，又称“反跳”。

至于餐前还是餐后服药，则需从药物的性质和吸收、药物对胃的刺激、患者的耐受能力和需要药物发挥作用的时间等方面来考虑。易受胃酸影响的药物宜餐前服，对胃有刺激者则宜餐后服；又如糖尿病患者应用短效胰岛素则应在餐前 15 分钟注射，而用中效胰岛素时可在餐前 30 分钟注射。

对于一些受昼夜节律影响的药物则应按其节律规定用药时间，例如长期应用肾上腺皮质激素时可于早晨给药。

三、影响药物药效学和药动学的因素

药物有其固有的药效学或药动学特点，但也可因患者的个体、病原体，甚至环境条件、联合用药等因素而影响其效应，或使效应增强，或使效应减弱，甚至发生质的改变而使不良反应、毒性增强。因此，在用药时除根据药物的药理作用考虑以外，还应掌握诸多影响因素，以便更全面地合理使用药物。

这些因素可来自机体和药物两个方面，前者可表现为药物效应在量的方面，甚至质的方面的差异，后者主要表现为药物效应的增强或减弱。

（一）机体方面的因素

机体方面的诸因素，如年龄、性别、精神状态、病理状态、遗传等可使药物效应发生差异，效应的差异可表现在不同的个体或同一个体的不同状态。这种差异可能由于作用部位的药物浓度不同所引起，也可能由于浓度相同但生理反应性不同所致。前者常称为药物代谢动力学性（吸收、分布、代谢、排泄）差异，后者称为药效学性差异。发生差异的原因是多方面的。效应的差异在大多数情况下表现为效应的强弱或久暂的不同，少数情况下，也可表现为质的不同，通常称为特异质反应。

1. 年龄　许多生理功能、体液与体重的比例、血浆蛋白质的含量等可因年龄而异，主要表现在小

儿和老人方面。

（1）小儿：小儿正处在全身各器官发育期间，如肝、肾、中枢神经系统的发育尚未完全，而使通过肝灭活、肾排泄的药物受影响，以致产生不良反应或毒性。如早产儿及新生儿对氯霉素的生物转化缓慢而易产生灰婴综合征的毒性；婴儿的血脑屏障发育尚未尽完善，所以对吗啡特别敏感而致呼吸抑制，或对氨茶碱易致过度兴奋。小儿体液占体重比例大，其水盐代谢转换率较快，而调节能力较差，故对利尿药特别敏感，易致水盐代谢障碍或中毒。另外，有些药物对小儿生长发育可有较大影响，如激素可致发育异常和障碍；四环素可影响钙代谢，以致发生牙齿黄染或骨骼发育停滞。在小儿，许多药物有其特定的剂量。

（2）老年人：因器官功能日益衰退，可影响药物的代谢动力学，如应用经肝灭活的药物或经肾排泄的药物，则可产生血药浓度过高或作用持续时间过久，以致出现不良反应或毒性。由于老年人的某些器官功能衰退，如中枢神经系统及心血管系统，而对作用于这些系统的药物的耐受性降低，故对 60 岁以上的老年人用药，一般均应按成人剂量酌减 1/4。另外，老年人由于记忆力减退而对药物应用的依从性较差，故对老人用药种类宜少，并须交代清楚用药方法。

2. 性别　性别对药物的敏感方面差异并不显著，但由于男女的生理功能不同，如女性患者在月经、妊娠、分娩、哺乳期，用药就应注意。一般认为，月经期和妊娠期子宫对泻药和其他强烈刺激性药物比较敏感，有引起月经过多、流产、早产的危险。对妊娠和哺乳期的妇女，有些药物有可能通过胎盘进入胎儿，或经乳汁排出被乳儿摄入体内，引起中毒。还有一些药物可致畸胎或影响胎儿发育，故在妊娠期间用药应更慎重。详见下文“药物对胎儿发育的影响”。

3. 精神因素　医护人员的语言、态度及患者的乐观或悲观情绪均可影响药物的疗效。

安慰剂（指无药理活性的物质）对一些慢性疾病，如高血压、心绞痛、神经官能症等能产生一定的疗效，就是精神因素的影响。这方面的因素影响甚大，不可忽视。

4. 病理状态　疾病可通过机体对于药物的敏感性的改变，以及通过药物在体内过程的改变，而影响药物的效应。如中枢神经受抑制时，可耐受较大剂量的中枢兴奋药，中枢神经兴奋时也可耐受较大剂量的中枢抑制药，如巴比妥类中毒时虽用大量中枢兴奋药也不易引起惊厥；而处于惊厥状态时则需要较大剂量的苯巴比妥才能对抗。

在药物的体内过程方面，某些慢性疾病引起的低蛋白血症会使奎尼丁、地高辛、苯妥英钠的自由型药物增多而作用加强或不良反应增多；肝功能不全可能使药物消除减少、血浆 $t_{1/2}$ 延长，如可使地西泮的 $t_{1/2}$ 由 46 小时延长到 106 小时；肾功能不全时，经肾排泄的药物，如青霉素、四环素、氯霉素等的排泄速率减慢，$t_{1/2}$ 延长。

5. 遗传因素　药物效应的差异有些是由遗传因素对药物代谢动力学或药效学的影响所致。遗传的基因组成差别构成了人对药物反应性的差异。遗传药理学就是研究机体遗传因素对药物反应的影响的学科。

（1）遗传因素对药物代谢动力学的影响：药物代谢动力学个体差异的主要原因来自遗传因素，遗传因素对药物代谢动力学的影响必然表现在药物作用强度和不良反应的差异。如双香豆素的血浆 $t_{1/2}$，在一卵双生个体之间相差无几，而在二卵双生个体之间可相差几倍。许多药物通过各种酶如 P450、过氧化氢酶、单胺氧化酶、假胆碱酯酶、肝乙酰基转移酶等的转化而消除，因而遗传因素可影响这些酶对药物的转化。如在人群中有快乙酰化型和慢乙酰化型，在服用同样剂量的异烟肼后，前者的血药浓度较低、$t_{1/2}$ 较短，因而其多发性外周神经炎的发生率也较少；遗传性伪胆碱酯酶缺陷的患者，应用常量的琥珀胆碱后作用持续时间可延长数十倍，且易中毒。

（2）遗传因素对药效学的影响：遗传因素在不影响血药浓度的条件下也可因受体异常、组织细胞代谢障碍、解剖学异常而影响机体对药物起反应的差异。如华法林耐受者肝中维生素 K 环氧化物还原酶的受体与华法林亲和力降低而使药效降低；葡萄糖 -6- 磷酸脱氢酶（G6PD）缺陷者由于酶的缺乏以致在服用伯氨奎、阿司匹林、对乙酰氨基酚及磺胺类时易致变性血红蛋白性或溶血性贫血。

6. 昼夜节律　以一定时间周期进行节律性的活动是生物界的一种普遍现象。在生物活动的时间节律周期中研究最多的是昼夜节律，即生物活动以近似 24 小时为周期的节律性变化。如体温、血压、肾上腺皮质激素的分泌及尿钾的排泄等。

时辰药理学就是研究药物作用和体内过程的昼夜节律。例如人的肾上腺皮质激素分泌高峰出现在清晨；血浆皮质激素浓度在上午 8 时左右最高，其后血浆浓度逐渐下降，直到午夜零点降到最低值。因此，临床上根据这种节律应用皮质激素，可提高疗效，减少不良反应。再如高血压的治疗要根据患者的夜间高负荷血压或凌晨血压增高的不同而在不同时间给药。排泄速度也有昼夜节律，例如，水杨酸钠在上午给药排泄最慢，下午给药排泄最快。

（二）药物方面的因素

药物的剂量、剂型、药物的相互作用、长期应用药物等均可影响药物的效应。前二者在“制剂”、“药物的剂量”已有叙述；药物的相互作用详见下文“药物相互作用”。此处仅就长期用药的影响进行讨论。

1. 习惯性与成瘾性　均为连续用药引起的机体对药物的依赖性，连续用药后患者对药物产生精神上的依赖，称为习惯性，如果已经产生了躯体性依赖，一旦停药会产生戒断综合征，则称为成瘾性。

2. 耐受性　连续用药后产生的药物反应性降低，叫作耐受性。药物长期用药后产生的耐受现象，是为后天耐受性；而某些人在第一次用药时就出现耐受现象，是为先天耐受性。在长期应用化疗药物后病原体（微生物或原虫）对药物产生的耐受性称为耐药性或抗药性。这是化学治疗中普遍存在的严重问题，应予重视。

3. 增敏性及撤药症状　某些药物长期应用后，机体对药物的敏感性增强，例如以普萘洛尔治疗高血压，突然停药可出现撤药症状。

四、老年人用药

据国外资料报道，老年人（指 65 岁以上）约占总人口的 10%，而且有日益增多的趋势，而用于老年人的医药费用却占总医药费用的 23%；老年人的病床占用率约 33%，且占用时间也较长；老年人因多病，治疗时应用药物的品种也较多，约有 1/4 老年患者同时用药 4 ~ 6 种，因此其不良反应发生率也较大（约 15%），且其发生率与用药品种数成正比。我国人口也日趋老龄化。因此，老年人用药问题值得注意。不少药物在老年人比在青年人（指 30 岁以下）更易引起不良反应。经临床研究表明，其不良反应的发生大多属于药物代谢动力学方面的原因（表 1–2），只有少数药物的不良反应属于药效学方面的原因。因此，给老年人用药时，需了解老年人的药物代谢动力学特点，合理用药以避免发生不良反应。

表 1–2　不同年龄的药物代谢动力学参数

药物	年龄（岁）	血浆峰浓度（μg/mL）	表观分布容积 [V_d（L/kg）]	半衰期 [$t_{1/2}$（h）]	肾清除率 [mL/（min·kg）]
抗菌药					
青霉素，iv	25			0.55	
	77			1.0	
普鲁卡因青霉素，im	25			10	
	77			18	
双氯西林	＜ 30	2.6		0.88	
	＞ 65	2.3		3.97	
苯氧丙基西林	20 ~ 30		0.43	0.57	
	60 ~ 80		0.26	0.66	
羟氨苄西林，iv	青年			1 ~ 1.5	
	89			2.67	
头孢唑林	24 ~ 33			1.57	1.11
	70 ~ 88			3.15	0.57

续 表

药物	年龄（岁）	血浆峰浓度（μg/mL）	表观分布容积[V_d（L/kg）]	半衰期[$t_{1/2}$（h）]	肾清除率[mL/（min·kg）]
头孢拉定	24 ~ 33			0.53	5.04
	70 ~ 88			1.2	2.03
双氢链霉素	27			5.2	
	75			8.4	
卡那霉素	25 ~ 50			1.78	
	50 ~ 70			2.48	
	70 ~ 90			4.70	
四环素	27			3.5	
	75			4.5	
多西环素，iv	20 ~ 28		0.73	11.9	
	42 ~ 55		0.70	17.7	
奈替米星，iv	54			3.3	
	74			5.0	
磺胺甲噻二唑	24		0.345	1.75	
	81		0.338	3.02	
抗精神失常药					
地西泮	30		0.85	32	
	65		1.4	70	
硝西泮，不活动	21 ~ 38	0.039	2.4	28.9	
	66 ~ 86	0.022	4.8	40.4	
硝西泮，健康者	25		2.9	33.0	
	75		2.7	32.5	
奥沙西泮	25		0.64	5.1	1.54
	53		0.76	5.6	1.70
氯氮䓬	25	0.86	0.42	10.1	0.61
	69	0.69	0.52	16.2	0.34
氯甲噻唑	27	0.55		6.15	22.2
	70	2.9		6.34	35
心血管系统药物					
普萘洛尔，po	29	0.048		3.58	
	80	0.11		3.61	
普萘洛尔，iv	29		3.0	2.53	13.2
	80		2.7	4.23	7.8
普拉洛尔	27			7.1	
	80			8.6	
美托洛尔	23			3.5	
	67			5.0	

续　表

药物	年龄（岁）	血浆峰浓度（μg/mL）	表观分布容积 [V_d（L/kg）]	半衰期 [$t_{1/2}$（h）]	肾清除率 [mL/（min·kg）]
地高辛	27				1.11
	72				0.83
	34 ~ 61		5.3	36.8	1.7
	72 ~ 91		4.1	69.6	0.8
查尼丁	24 ~ 34		2.39	7.25	4.04
	60 ~ 69		2.18	7.7	2.64
利多卡因	24		0.65	1.34	7.6
	65		1.13	2.33	8.1
镇痛药和解热镇痛药					
吗啡，iv	26 ~ 32		3.2	2.9	14.7
	61 ~ 80		4.7	4.5	12.4
阿司匹林	20 ~ 40	35.0	0.08		0.4
	> 65	40.5	0.11		0.28
氨基比林	25 ~ 33			3.85	
	65 ~ 85			8.25	
对乙酰氨基酚	24		1.03	1.82	6.36
	81		1.05	3.03	5.05
吲哚美辛	20 ~ 50			1.53	
	71 ~ 83			1.73	
保泰松	24	0.172		87	
	81	0.165		110	
其他					
苯巴比妥	20 ~ 40			71	
	50 ~ 60			77	
	> 70			107	
异戊巴比妥	20 ~ 40			22.8	
	> 65			86.6	
甘珀酸钠	< 40		0.1	16.3	0.078
	> 65		0.1	22.9	0.055
异烟肼，快乙酰化型	< 35			1.4	
	> 65			1.5	
异烟肼，慢乙酰化型	< 35			3.7	
	> 65			4.2	
华法林	31		0.19	37	0.063
	76		0.20	44	0.054
维生素 K					
单独应用	青年			3.29	

续 表

药物	年龄（岁）	血浆峰浓度（μg/mL）	表观分布容积 [V_d（L/kg）]	半衰期 [$t_{1/2}$（h）]	肾清除率 [mL/（min·kg）]
	老年			3.51	
与华法林合用	青年			3.74	
	老年			7.8	
奎宁	24 ~ 40	1.1	3.2		3.22
	> 65	1.74	2.3		6.2
丙米嗪	< 65			19.0	
	> 65			23.8	

（一）老年人药物代谢动力学特点

1. 吸收　口服药物经胃肠道的吸收多属被动转运，非解离型药物易被吸收而解离型者不易被吸收，由于胃液的 pH 对弱酸或弱碱药物的解离度有一定的影响，因而可影响其吸收。在肠道吸收的药物，可受胃排空速度及肠蠕动的影响。此外，肠道血流量也可影响药物的吸收。

老年人与青年人相比，其胃酸分泌减少，胃排空时间延长，肠蠕动减弱，血流量减少。老年人的这些变化，虽可影响药物的吸收，但经研究表明，大多数药物在老年人无论其吸收速率或吸收量方面，与青年人并无显著差异。

需在胃的酸性环境水解而生效的前体药物，在老年人缺乏胃酸时，其生物利用度大大降低。

老年人常用泻药，它可使药物在肠道的吸收减少。

2. 分布　影响药物在体内分布的因素有：血流量、机体的组分、体液的 pH、药物与血浆蛋白的结合及药物与组织的结合等。

在血流量方面，人的心输出量在 30 岁以后每年递减 1%，血流量的减少可影响药物到达组织器官的浓度，因而有可能影响药物的效应，但这一因素与其他因素相比，不居重要地位。

体液总量随年龄增大而减少，但减少的是细胞内液（它反映了功能细胞的减少），而细胞外液量并无改变，因而对药物的分布影响不大。

30 岁时，机体的非脂肪成分体重达峰值，随后则依年龄的增长而降低。在男性，30 ~ 50 岁每年递减 0.12kg，50 岁以后，每年递减 0.45kg，但脂肪成分体重在 30 岁以后则逐年递增。在女性，非脂肪成分体重的变化不像男性那么大，30 岁以后每年递减 0.2kg，但脂肪成分体重的增加却比男性明显。故在脂肪分布的药物，在女性老年人有特殊的意义，如地西泮在老年人的分布与性别就有很大的关系。

体液的 pH，青年人（20 ~ 29 岁）为 7.40，而 80 ~ 89 岁者为 7.368，这微小的变化不致影响药物的分布。

老年人血浆蛋白含量随年龄增长而有所降低，青年人为 49%，而 65 ~ 70 岁者可减至 39% 左右（视营养状态、膳食及疾病状态而定），但在老年人，药物与血浆蛋白的结合率变化不大（表 1-3）。因此，在老年人单独应用血浆蛋白结合率高的药物时，血浆蛋白含量的降低对于该药在血浆中自由药物浓度的影响并不明显，而在同时应用几种药物时，由于竞争性结合，则对自由药物的血浆浓度影响较大。虽然在青年人也会有这种影响，但在老年人这种变化更大。例如未结合的水杨酸盐浓度，在未服用其他药物的老年人，占血浆总浓度的 30%，而在同服其他药物的老年人则可增高至 50%，用药时应加注意。

药物在老年人的表观分布容积（V_d）可能因上述各因素而稍有变化（表 1-3）。

表 1-3 不同年龄的药物血浆蛋白结合率

药物	年龄（岁）	血浆蛋白含量（%）	最大血浆蛋白结合率（%）	肾清除率 [mL/（min·kg）]
青霉素	< 50	3.9	42.4	
	> 50	3.8	45.1	
磺胺嘧啶	27	4.2	50	
	79	3.6	45	
苯巴比妥	< 50	4.1	41.8	
	> 50	3.4	41.9	
氯甲噻唑	27	4.0	45.4	
	70	3.7	44.4	
水杨酸盐	27	4.2	72	
	79	3.6	73	
保泰松	27	4.2	96	
	79	3.6	94	
苯妥英钠	< 50	4.0	82.4	0.44
	> 50	3.4	83.6	0.70
奎尼丁	29		75	4.04
	66		72	2.64
华法林	31		98.6	
	79		98.5	

3. 排泄　肾脏是药物排泄的重要器官，老年人的肾脏组织、肾血流量、肾小球滤过率、肾小管分泌功能等变化均可影响药物的排泄，从而影响药物在体内的浓度和机体消除药物的时间。药物代谢动力学在老年人用药的影响方面，排泄是较重要的因素。

肾脏的重量在 40 ~ 80 岁要减少 10% ~ 20%，主要是由于肾单位的数量和大小减少了，如肾小球表面积减少，近曲小管长度及容量均下降。

肾血流量，在 40 岁前无大变化，40 岁以后每年递减 1.5% ~ 1.9%，65 岁老年人的肾血流量仅及青年人的 40% ~ 50%。

肾小球滤过率在 50 ~ 90 岁可下降 50%。

肾小管分泌功能，以碘奥酮测定的结果表明，在 30 岁时为每分钟 360mg/1.73m^2，而 90 岁则为每分钟 220mg/1.73m^2。

老年人肾脏发生的上述巨大变化，大大地影响药物自肾脏的排泄，使药物的血浆浓度增高或延缓药物自机体的消除，$t_{1/2}$ 延长（表 1-2），从而老年人更易发生不良反应。因此，给老年人用药时，要根据其肾功能（肾清除率）调整用药剂量或调整给药的间隔时间。

4. 代谢　肝脏对药物的代谢具有重要的作用。

老年人肝血流量减少，是使药物代谢降低的一个因素。25 岁以后，肝血流量每年递减 0.5% ~ 1.5%，65 岁老年人的肝血流量仅及青年人的 40% ~ 50%，90 岁者则仅及 30%。也有报道，20 岁以后肝血流量每 10 年减少 6% ~ 7%。

至于肝药酶（P450）活性的变化，实验研究表明，在老年动物其活性随年龄的增长而下降，但在人尚缺乏直接的资料。

在临床用药中，发现有些药物（特别是具有首关效应的药物）在肝脏的代谢受年龄的影响较大，但是，要提出它与年龄的关系却十分困难，因为对于肝脏代谢药物的功能，缺乏像肾功能那样（如肌酐清除率或碘奥酮分泌量等）的指标。虽然有人以安替比林的代谢（它可分布于全身体液，不与血浆蛋白结合，而完全经肝氧化清除）来反映肝药酶的活性，但影响安替比林代谢的因素很多，因此用它作为指标说明肝功能，其可靠性稍差。

另外，老年人的功能性肝细胞减少，对药物的代谢也有一定影响。由上所述，给老年人应用被肝代谢的药物如氯霉素、利多卡因、普萘洛尔、洋地黄毒苷、氯氮䓬等时，可导致血药浓度增高或消除延缓而出现更多的不良反应，故需适当调整剂量。

在给老年人应用某些需经肝脏代谢后才具有活性的药物时（如泼尼松在肝转化为氢化可的松而起作用），更应考虑上述特点而选用适当的药物（应使用氢化可的松而不用可的松）。

（二）某些药物对老年患者的影响

现将老年人用以下药易出现的问题及处理原则简介如下。

（1）对乙酰氨基酚：虽无明显的不良反应，但由于在老年人的血浆半衰期明显延长，仍应加以注意。

（2）肝素：60岁以上患者用药后出血发生率增加，特别是女性患者。其原因不明。在用药期间应密切观察出血迹象，并避免同时应用抗血小板功能的药物（如阿司匹林）。

（3）华法林：老年人用后作用及不良反应均增强，可能因老年人血浆蛋白含量降低所致，也可能与老年人对华法林的作用较敏感有关。在用药过程中除观察出血迹象（血尿、大便潜血）外，尚应常测凝血时间。

（4）苯妥英钠：对患有低蛋白血症或肾功能低下的老年患者，可增加神经或血液方面的不良反应。其原因是苯妥英钠的血浆蛋白结合率较高，应根据年龄适当减少剂量。

（5）阿米替林、丙米嗪：大多数老年人服用后易出现不安、失眠、健忘、激动、定向障碍、妄想等症状，可能与老年人神经系统功能有关，似与剂量关系不大。发现后应停药。

（6）庆大霉素、卡那霉素：由于庆大霉素主要由肾排泄，老年人肾功能减低，其半衰期延长而增加药物的毒性（耳及肾毒性）。可参考老年人的肌酐清除率调整剂量或给药间隔时间。

（7）青霉素：老年人肾脏分泌功能衰退，以致排泄减慢，血药浓度增高，易出现中枢神经的毒性反应，如诱发癫痫及昏迷等。如老年患者需用大剂量青霉素时可考虑其肾功能而减少剂量或延长给药间隔时间。

（8）四环素：在老年人肾小球滤过率降低的情况下可导致半衰期延长。宜减少剂量或延长给药间隔时间以减少不良反应的发生。

（9）博来霉素：对老年人易产生肺毒性反应（如肺纤维化），原因不明，故在应用过程中注意检查肺功能，特别在总剂量超过400mg时更应检查。

（10）地高辛：由于老年人肾清除功能衰退而延长其半衰期，或由于老年人肥胖，剂量相对地较大，易出现中枢性毒性（恶心、呕吐）或心脏毒性。应按老年人的非脂肪性体重计算剂量或按其肾功能调整剂量。

（11）普萘洛尔：可能因老年人的肝功能变化、血浆蛋白含量降低等原因，其不良反应增加，如头痛、眩晕、嗜睡、心动过缓、低血压、心脏传导阻滞等。剂量宜个体化并严密观察不良反应的发生。

（12）铁制剂：老年人应用时可因胃酸分泌减少而致吸收量不足，故疗效不明显。宜同服稀盐酸或增加剂量。

（13）左旋多巴：易发生严重的不良反应，如低血压、晕厥、恶心、呕吐，有时产生抑郁症加重、定向性障碍、妄想等，原因不明。宜减少剂量及严密观察不良反应的发生。

（14）哌替啶：在老年人可能因在血浆中的蛋白结合率降低而有更多的自由型药物分布到受体部位，从而增加其不良反应（恶心、低血压及呼吸抑制等）。宜开始时应用小剂量，且需剂量个体化。

（15）巴比妥类药物：可延长其中枢抑制作用或出现兴奋激动等，可能由于排泄或代谢功能变化所致。老年人应慎用巴比妥类药物。

（16）氯氮䓬、地西泮：老年人长期服用后，其中枢神经抑制性不良反应的发生率增加。原因不明。

宜减少剂量。

（17）锂盐：老年人用后易产生锂中毒症状，原因不明。宜用小剂量并监测血浆浓度。

（18）吩噻嗪类：震颤性麻痹的发生率在老年人较高，且常为永久性的。原因不明。宜在开始时应用小剂量，并严格注意震颤性麻痹不良反应的发生。

五、药物对胎儿的影响

妊娠期妇女服药率较高，据统计，妊娠期妇女在妊娠期间曾服用过至少一种药物者占 90%，至少 10 种者占 40%，某些药物可以通过胎盘屏障，即胎儿经胎盘从母体吸收和排泄药物，大多数均属被动转运。因此，妊娠期妇女用药不当有可能影响胎儿发育甚至发生畸形。

（一）药物对胎儿发育的影响

妊娠期妇女患病可以危及胎儿，应用药物治疗可间接地对胎儿生长发育有益，但有些药物也可对胎儿产生不利的影响。

1. 药物对胚胎期的不良影响　药物的致畸作用大多发生在胚胎期，既可使婴儿出生时已经畸形，具有形态上的缺损，如外形、体内器官以及某种组织因素或生化产物的缺损；也可使婴儿在出生后的发育过程中产生畸形。

妊娠头 3 个月中胎儿生长发育极其活跃：受精后 20 天胚胎头尾部开始分体节（骨骼肌肉的前身）；30 天发生感官和肢芽，初步建立胚胎血液循环；60 天肢芽伸长，颜面形成，心、肝、消化管和生殖器官形成和发育。因此，在妊娠头 3 个月中给妊娠期妇女用药不当就有可能致畸，例如应用雌激素、孕激素、糖皮质激素、抗癫痫药、抗肿瘤药等。对于某些在实验动物具有致畸作用的药物，虽尚无临床致畸报道，但也以避免应用为宜。有些药物的致畸，如抗甲状腺药、降血糖药等，可能与其疾病本身有关。

2. 药物对胎儿的不良影响　从妊娠 3 个月后至出生前，已经形成的胎儿器官继续迅速生长发育。妊娠期妇女用药后，如通过胎盘进入胎儿体内，可能影响胎儿组织器官的发育和功能。实验研究表明胎儿在药效学方面，即胎儿对药物的反应，与新生儿或儿童并无差异，但在药物代谢动力学方面有其特点（见下述），因而容易受到药物的影响。如四环素可积蓄于骨和牙齿，使胎儿骨生成延迟及牙釉质发育不全；链霉素可使听神经功能减退；抗癫痫药及地西泮可使胎儿慢性中毒，产生中枢抑制、凝血功能障碍等。

（二）胎儿的药物代谢动力学特点

（1）吸收：大多数药物经胎盘转运进入胎儿体内；也有一些药物经羊膜转运进入羊水后而被胎儿吞饮，随羊水进入胃肠道被吸收入胎儿体内；从胎儿尿中排出的药物又可因胎儿吞饮羊水重新进入胎儿体内。形成羊水－肠道循环。经胎盘转运的药物进入脐静脉，脐静脉血在未进入全身循环前大部分先经过肝脏，故亦有首关效应。

（2）分布：胎儿的肝、脑等与体重比与成人者相比相对较大、血流多。药物进入脐静脉后，有 60% 血流进入肝脏，故肝内药物分布较多。胎儿的血脑屏障功能较差，药物易进入其中枢神经系统而较易受影响。胎儿血浆蛋白含量较母体为低，可使进入组织的自由型药物增多。

（3）代谢：胎儿的肝脏是代谢药物的主要器官，在肝中有催化氧化、还原和水解反应的酶类，以前一反应较活跃，但与成人相比，其代谢能力甚低。胎儿的将药物与葡萄糖醛酸的结合能力阙如，故对某些通过这一结合而解毒的药物，如水杨酸盐，易产生中毒。

（4）排泄：胎儿的肾小球滤过率甚低，肾脏排泄药物的功能甚差，更易延长药物及其代谢产物在胎儿体内的停滞时间。某些经过代谢后降低了原有脂溶性的药物（如地西泮）不易通过胎盘屏障而使转运到母体血中的速度，以致在胎儿体内积蓄。

（三）某些药物对胎儿的影响

现将某些药物对胎儿的作用列于表 1–4，供参考。

表 1-4 某些对胎儿有影响的药物

药物种类及名称	对胎儿的影响
抗微生物药及消毒防腐药	
磺胺类药物	定氧血红蛋白，出血，贫血，黄疸
呋喃妥因	出血，贫血
氯霉素	“灰婴”综合征的危险性增加，唇裂，腭裂
四环素	牙齿染黄，釉质发育不全，骨生长迟缓
新霉素	干扰胆红素结合
灰黄霉素	骨骼畸形△，眼缺陷△，中枢功能障碍△
金刚烷胺	单心室，肺闭锁，骨骼畸形△
碘苷	眼球突出△，畸形足
聚维酮碘	甲状腺肿大，甲状腺功能低下
抗寄生虫药	
奎宁	智力迟钝，耳毒性，先天性青光眼，生殖泌尿道畸形，胎儿死亡，贫血
氯喹	耳毒性
中枢神经兴奋药	
咖啡因	新生儿兴奋，缺肢性畸形△，产仔体重减轻△，成骨作用降低△，心动过速
镇痛药及其他成瘾性药物	
可待因、喷他佐辛、美沙酮、吗啡、海洛因、哌替啶	新生儿戒断症状，婴儿突然死亡，呼吸及中枢抑制，血小板增多症，宫内生长迟缓，新生儿依赖性
苯环利啶	面部畸形，髋脱位，大脑性麻痹
麦角酰二乙胺	神经行为异常，致畸形成△
印度大麻	神经管胚缺陷△，胎仔死亡△，宫内生长缓，产仔行为异常
苯丙胺类	宫内生长迟缓，心血管畸形，胆道闭锁，早熟，新生儿昏睡戒断症状
麦司卡林	吸收率增加△，中枢神经缺陷△，宫内生长迟缓△
解热、镇痛、抗炎药	
对乙酰氨基酚	胎儿肾损伤，肾衰竭，先天性白内障，羊水过多症
吲哚美辛	新生儿肺高压症，心肺适应性障碍，唇裂，腭裂，婴儿死亡
水杨酸盐	消化道出血，新生儿瘀点，头水肿，出血倾向，体重减轻，围生期儿死亡率增加，新生儿肺高压
抗精神失常药	
氯丙嗪、氟哌啶醇、阿利马嗪	锥体外系功能不全，新生儿中枢抑制，先天性畸形，胃肠道功能不全，卷曲趾△，宫内生长迟缓△
氯氮䓬	新生儿戒断症状
地西泮	Floppy 婴儿综合征，新生儿行为异常，唇裂及腭裂
锂盐	先天性心脏病，甲状腺肿大，张力降低，体温降低，新生儿发绀，吸吮困难
丙米嗪	呼吸困难，兴奋，喂养困难，尿潴留，肢体畸形，露脑畸形多汗，骨骼畸形
抗癫痫药	
苯妥英钠	胎儿苯妥英钠综合征：①颅面畸形；②肢体畸形；③智力及生长发育不足；④先天性心脏病及疝症。凝血障碍，新生儿出血

续 表

药物种类及名称	对胎儿的影响
三甲双酮	特殊脸型（V 形眉及低位耳），心脏畸形及眼畸形，发育迟缓，智力低下，生长迟缓，传导性听力消失
镇静、催眠药	
溴化物	出生后生长迟缓，神经行为性异常，痤疮样疹
副醛	宫外生活适应性降低
甲喹酮	脊椎及肋缺陷
甲丙氨酯	先天性心脏病，戒断症状，膈畸形，行为异常△
格罗米特	戒断症状，吸收率增加
全身麻醉药及局部麻醉药	
氟烷	新生儿不能熟悉声觉刺激
甲氟烷	中枢神经抑制，骨骼畸形
甲哌卡因	胎儿心动过缓
利多卡因	癫痫
丁哌卡因	兴奋性增强，哭闹，胎粪色素斑，代谢性酸中毒，张力降低，呼吸暂停，定氧血红蛋白
抗胆碱药	
阿托品	心动过速，无反应性瞳孔散大，骨骼畸形△，脑溶细胞性反应
东莨菪碱	昏睡，心动过速，发烧，呼吸抑制
降压药	
普萘洛尔	低血糖，心动过缓，呼吸暂停，产程延长，低钙血症，宫内生长延缓，分娩期窒息
利舍平	鼻充血及流涕，嗜睡，体温降低，心动过缓
二氮嗪	高血糖，胎毛过多，秃顶
抗凝血药	
华法林	胚胎病，如鼻发育不全，骨彩点；眼异常，如视神经萎缩性内障及小眼；发育迟缓，癫痫，胎儿死亡
肝素	围生期儿及新生儿死亡率高于华法林
平喘药及镇咳药	
茶碱	心动过速，呕吐，畸胎形成△
氯茶碱	心动过速，张口，呕吐，神经质，角弓反张，肢端缺陷
非诺特罗、特布他林、沙丁胺醇异克舒令	胎儿心率增加，胎儿心律失常，胎儿高血糖，低血压
右美沙芬	呼吸抑制，戒断症状
可待因	唇裂，腭裂，戒断症状，骨化迟缓
抗酸药	
碳酸氢钠	代谢性碱中毒，循环性超负荷，水肿，充血性心力衰竭
三硅酸铁	肾损伤
子宫药物	
麦角	自然流产，中枢性症状，Poland 综合征
缩宫素	高胆红素血症，宫外生活适应性延缓，惊厥

续 表

药物种类及名称	对胎儿的影响
硫酸镁	张力降低．反射性降低，中枢神经及呼吸抑制，宫外生活适应力下降
利尿药	
氢氯噻嗪	血小板减少症，低血糖，电解质紊乱
乙酰唑胺	电解质紊乱，血象变化，上肢缺陷△
抗组胺药	
苯海拉明	震颤，腹泻，呼吸抑制，戒断症状
赛可利嗪	唇裂△，小颌△，小口△
美可洛嗪	脐突出，缺肢畸形，胎儿死亡，腭裂△，成骨不全△，颊横裂△
羟嗪	张力降低，神经质，肌阵挛性反射，喂养困难
西咪替丁	性功能异常
激素类药物	
皮质激素类	
泼尼松、地塞米松、倍他米松	小异位肾，产儿体重减轻，出生前死亡率增加，电解质紊乱，肺成熟增加，感染的危险性增加，腭裂 A，骨畸形△
雄激素类	
甲睾酮	雌性胎儿假两性畸形
孕激素类	
炔诺酮	雌性胎儿雄性化
甲羟孕酮	阴蒂增大
炔孕酮	腰骶联合，VACTEL 畸形（脊椎、肛门、心脏，气管、食管、肢体畸形）
口服避孕药	先天性心脏缺陷
雌激素	
炔雌二醇	VACTEL 畸形，先天性心脏缺陷，雄性胎儿雌性化，大血管畸形
己烯雌酚	阴道腺瘤，阴道腺病，阴茎畸形，附睾囊肿，睾丸生长不全，子宫发育不全，宫颈畸形
氯米芬	脊髓脊膜突出，出生儿体重减轻
胰岛素	生长迟缓△，骨骼畸形△，低血糖
口服降血糖药	
氯磺丙脲	低血糖
甲苯磺丁脲	胎儿死亡，难以喂胖，呼吸暂停
抗甲状腺药	
放射性碘	甲状腺功能低下，智力发育迟缓，眼球突出，甲状腺肿大
甲硫氧嘧啶	甲状腺功能低下，甲状腺肿大
丙硫氧嘧啶	甲状腺肿大，胎儿死亡，甲状腺功能低下
卡比马唑	甲状腺功能低下，甲状腺肿大
维生素类	
维生素 A	自然流产，脑积水，心脏畸形，形成畸形△，行为及学习能力低下，出生后生长迟缓
维生素 D	瓣上性主动脉狭窄，鬼样面容，智力低下，胎儿死亡率增加，骨骼畸形
维生素 B_6	惊厥

续 表

药物种类及名称	对胎儿的影响
抗肿瘤药	
环磷酰胺	肢端缺陷，平鼻梁，缺趾畸形，腭畸形，单冠状动脉，骨髓抑制
苯丁酸氮芥	肾发育不全，各种胎儿畸形
氟芥	小异位肾，骨髓抑制
白消安	子宫内及出生后生长迟缓
甲氨蝶呤	颧骨发育不全，颅骨联结，流产，面容异常，出生后生长迟缓
氨基蝶呤	多具畸形，胎儿死亡，出生前或出生后生长迟缓，肾畸形，颅面畸形
巯嘌呤、氟尿嘧啶	流产，颅面畸形
硫唑嘌呤	出生时淋巴细胞线粒体异常
阿糖胞苷	先天性畸形△，腭裂△，畸形足△
羟基脲	小眼△，脑积水△，出生后学习能力下降△，腭及骨畸形△
丝裂霉素	腭、骨、脑畸形
丙卡巴肼	小异位肾△，无脑畸形△，先天性畸形△，中枢神经缺陷
长春新碱	小异位肾△，眼缺陷△，颅畸形△，骨畸形△

注：△为动物实验结果。

六、药物的不良反应

药物的不良反应是指与治疗目的无关的药物作用，给患者带来不适的反应，统称为不良反应。包括不良反应、变态反应、毒性反应、药物的“三致”（致畸、致癌、致突）、菌群失调、药物依赖性等，均属药物不良反应。分 A 型、B 型和 C 型。① A 型（量变型异常）：是由药物的药理作用增强所致，其特点是可以预测，常与剂量有关，停药或减量后症状很快减轻或消失，发生率高，但死亡率低。副作用、毒性反应、继发反应、后遗效应、首剂效应和撤药反应等均属 A 型不良反应。② B 型（质变型异常）：是与正常药理作用完全无关的一种异常反应，一般很难预测，常规毒理学筛选不能发现，发生率低，但死亡率高。过敏反应、特异质反应属于此类。特点为罕见、非预期的、较严重、时间关系明确。例如应用青霉素治疗量或极少量就可发生过敏反应。③ C 型：一般在长期用药后出现，潜伏期较长，没有明确的时间关系，难以预测。

医生处方用药，既要考虑治疗效果，又要注意保证患者用药的安全，绝对不可不合理使用。

大多数药物都或多或少地有一些毒不良反应，特别是在长期使用以后或用量较大时，更容易在患者身上出现毒不良反应。即使像阿司匹林这样一般公认为比较安全的常用药物，倘若大量服用，也能引起中毒甚至死亡：曾有服 30 ~ 40g 而致死的文献报道；久服可引起胃肠出血及牙龈出血；还能诱发胃溃疡，使胃溃疡恶化，导致胃溃疡出血和穿孔；长期服用还可引起缺铁性贫血，在少数患者可引起巨幼红细胞性贫血以及粒细胞减少、血小板减少；国内曾有 1 例因服用后引起血小板减少性紫癜而致死的报道；阿司匹林和其他水杨酸类药物偶可产生耳鸣、耳聋或眩晕以及急性肾小球坏死、肾乳头坏死、肾炎、血尿、蛋白尿、管型尿等；对特异质患者，小剂量亦可引起荨麻疹、血管神经性水肿、哮喘等反应。又如枸橼酸哌嗪是一种家庭普遍应用、毒性较小的驱虫药，但据报道，服量稍大也会产生头昏、头痛、恶心、呕吐、腹泻等症状。抗疟药乙胺嘧啶在常用剂量比较安全，但如以每日 25mg 的剂量用至 1 个月以上时，可引起巨幼红细胞性贫血；服用过量能产生中毒甚至死亡。小儿用时更须特别注意，因为此药有香味，很容易服用过量。

一些新药，由于临床应用经验不够，对其毒不良反应观察及了解不够，加以早期新药管理不严，曾发生过严重不良后果。例如，20 世纪 50 年代在西欧市场上出售的新药沙利度胺作为镇吐药广泛应用于妊娠反应，引起 8 000 多例畸形胎儿的悲惨后果，它至今仍用于预防和缓解麻风反应症状，与抗麻风药合用以减少反应或减轻反应程度，但禁用于妊娠早期。在日本，由于长期连续服用氯碘羟喹（加入成药中广泛出售），造成万余人患亚急性脊髓视神经炎的严重药害。国内一度曾应用呋喃西林内服治疗细菌性痢疾，后来各临床单位陆续发现其毒性反应颇为严重，特别是多发性周围神经炎，在一组 200 例的报告中竟有 6 例出现，且此种中毒症状长久不易消除，因此禁用于内服。特别是新药的上市及上市后的管理问题值得注意，例如某些选择性环氧酶抑制药和抗糖尿病药的新药上市后发生过的一些争论，要求医生在使用新药时必须充分掌握有关资料，十分慎重地用药，并应密切观察患者用药以后的情况，尽量避免引起不良后果。对于宣传、推广新药，也必须持慎重的态度。

七、药物相互作用

（一）药物相互作用的发生

各种药物单独作用于人体，可产生各自的药理效应。当多种药物联合应用时，由于它们的相互作用（interactions），可使药效加强或不良反应减轻，也可使药效减弱或出现不应有的不良反应，甚至可出现一些奇特的不良反应，危害用药者。因此，必须重视药物相互作用问题。

药物相互作用主要是探讨两种或多种药物不论通过什么途径给予（相同或不同途径，同时或先后）在体内所起的联合效应。但从目前水平来看，多数情况下只能探讨两种药物间的相互作用。超过两种以上的药物所发生的相互作用比较复杂，目前研究工作尚不多，此处主要探讨两种药物间的相互作用。

临床上常将一些药物合并给予，如在输液中添加多种注射药物。此时，除发生药物相互作用外，还可能发生理化配伍变化（配伍禁忌）。

（二）药物相互作用对临床治疗的影响

药物相互作用，根据对治疗的影响，可分为有益的和有害的，尚有一些属争议性的。

（1）有益的相互作用：联合用药时若得到治疗作用适度增强或不良反应减轻的效果，则此种相互作用是有益的。例如：①多巴脱羧酶抑制剂（卡比多巴或苄丝肼）可抑制左旋多巴在外周的脱羧。两者合用可增加药物进入中枢而提高疗效，并减少外周部位的不良反应。②甲氧苄啶（TMP）使磺胺药增效。③阿托品和吗啡联用，可减轻后者所引起的平滑肌痉挛而加强镇痛作用等。

（2）不良的药物相互作用分下面几种类型：①药物治疗作用的减弱，可导致治疗失败。②不良反应或毒性增强。③治疗作用的过度增强，如果超出了机体的耐受能力，也可引起不良反应，乃至危害患者。有关内容在后面进一步讨论。

（3）有争议性的相互作用：有一些相互作用在一定条件下是有益的，可为医疗所利用，但在其他时候也可以是有害的，常引起争议。如钙盐可增强洋地黄类的作用，一般认为应禁止联用。在很少数的特殊情况下，却需要联用，但必须在严密监护条件下进行。类似的情况不是很多。此时，应根据实际情况进行判定。

（4）重点注意问题：实际上对于药物相互作用中，有益的相互作用是很少的，而不良的相互作用和有争议性的相互作用是较普遍的，即大多数的药物相互作用中包含了不安全因素，可能引起不良反应和意外。因此，不良的相互作用和有争议性的相互作用是应该重点注意的问题。

（三）药物相互作用的分类

药物相互作用，按照发生的原理，可分为药效学相互作用和药物代谢动力学相互作用两大类。这两类相互作用都可引起药物作用性质或强度的变化。此外，还有掩盖不良反应的相互作用，它不涉及药物的正常治疗作用，只涉及某些药物不良反应或毒性，掩盖不良反应的表现。

（四）药效学相互作用

药物作用的发挥，可视为它和机体的效应器官、特定的组织、细胞受体或某种生理活性物质（如酶等）相作用的结果。如不同性质的药物对“受体”可起激动（兴奋）或阻滞（拮抗、抑制）作用。两种药物作用于同一“受体”或同一生化过程中，就可发生相互作用，产生效应的变化。

一般地说，作用性质相同药物的联合应用，可产生效应增强（相加、协同），作用性质相反药物的联合，其结果是药效减弱（拮抗）。因此，可将药效学相互作用分成“相加”、“协同”和“拮抗”三种情况。

（1）相加：相加是指两种性质相同的药物联合应用所产生的效应相等或接近两药分别应用所产生的效应之和，可用下式来表示（设 A 药和 B 药的效应各为 1）：

A（1）+ B（1）=2

（2）协同：又称增效，即两药联合应用所显示的效应明显超过两者之和，可表示为：

A（1）+ B（1）>2

（3）拮抗：即降效，即两药联合应用所产生的效应小于单独应用一种药物的效应，可表示为（如 A 药和 B 药的效应各为 1）：

A（1）+ B（1）<1

（4）药效学不良反应示例：

1）丙吡胺加 β 受体拮抗药：这是一个药效增强的例子。两药均有负性肌力作用，均可减慢心率和传导，合用时效应过强，可致窦性心动过缓和传导阻滞，及致心脏停搏。只有在严密监护下方可联合应用，以保安全。

2）红霉素加阿司匹林：两者均有一定的耳毒性，各自单独应用毒性不显著（阿司匹林可偶致耳鸣）。联合应用则毒性增强，易致耳鸣、听觉减弱等。具有耳毒性的药物尚有氨基苷类抗生素、呋塞米等。

3）氯丙嗪嗪与肾上腺素：氯丙嗪具有 α 受体拮抗作用，可改变肾上腺素的升压作用为降压作用。使用氯丙嗪过量而致血压过低的患者，若误用肾上腺素以升压，则反导致血压剧降。

4）氯丙嗪与苯海素：较大剂量的氯丙嗪用于精神病治疗常可引起锥体外系反应（不良反应）。苯海素具有中枢抗胆碱作用，可减轻锥体外系反应。但氯丙嗪也具一定的抗胆碱作用。联合应用时可显示较强的外周抗胆碱作用，不利于治疗。本例既是拮抗某一不良反应，又是另一不良反应加强的一个例子。

5）应用降糖药常因引起低血糖而产生心悸、出汗反应，使用普萘洛尔可掩盖这些反应，但由于 β 受体拮抗药可阻抑肝糖的代偿性分解，而使血糖更加降低，增加了发生虚脱反应的危险性。心脏选择型 β 受体拮抗药（阿替洛尔、美托洛尔等）抑制肝糖分解的作用较轻，但仍有掩盖低血糖反应的作用，均应避免联合应用。这是一个使不良反应加剧并掩盖不良反应的相互作用例子。

（五）药物代谢动力学相互作用

一种药物的吸收、分布、代谢、排泄、清除速率等常可受联合应用的其他药物的影响而有所改变，因而使体内药量或血药浓度增减而致药效增强或减少，这就是药物代谢动力学的相互作用。

这种相互作用可以是单向的，也可以是双向的。药物 A 与药物 B 联合应用，A 使 B 的吸收、分布、代谢或消除起变化，而 B 则对 A 无作用，这是单向的。而当 A 作用于 B 的同时，B 也对 A 有作用，这就是双向的。以下式表示：

单向相互作用：A → B（↓或↑）

双向相互作用：A（↓或↑）B（↓或↑）

上式中，横向箭头示作用方向；括号里的箭头示效应的增强或降低。

药物代谢动力学相互作用，根据发生机制的不同，可进一步分为：①影响药物吸收的相互作用；②影响药物血浆蛋白结合的相互作用；③药酶诱导作用；④药酶抑制作用；⑤竞争排泌；⑥影响药物的重吸收等。

1. 影响药物吸收的相互作用　本类相互作用发生于消化道中。经口给予的药物，其吸收可受到种种因素的影响。本类相互作用尚可进一步分为：

（1）加速或延缓胃排空：加强胃肠蠕动的药物如西沙必利等可使胃中的其他药物迅速入肠，使其在肠道的吸收提前。反之，抗胆碱药则抑制胃肠蠕动，使同服药物在胃内滞留而延迟肠中的吸收。

（2）影响药物与吸收部位的接触：某些药物在消化道内有固定的吸收部位。如核黄素和地高辛只能在十二指肠和小肠的某一部位吸收，甲氧氯普胺等能增强胃肠蠕动，使肠内容物加速移行，由于药物迅速离开吸收部位而降低疗效。相反，抗胆碱药减弱胃肠蠕动，使这些药物在吸收部位潴留的时间延长，由于增加吸收而增效，而左旋多巴则可因并用抗胆碱药延迟而入肠减缓吸收，因之降效。

（3）消化液分泌及其 pH 改变：消化液是某些药物吸收的重要条件。如硝酸甘油片（舌下含服）需要充分的唾液帮助其崩解和吸收。若使用抗胆碱药，由于唾液分泌减少而使之降效。许多药物在 pH 较低的条件下吸收较好，并用制酸药则妨碍吸收。抗胆碱药、H_2 受体拮抗药及奥美拉唑等均减少胃酸分泌，也起阻滞吸收作用。大环内酯类抗生素在 pH 较高的肠液中吸收差。麦迪霉素肠溶片，虽然可减少在胃中被胃液破坏，但实际上进入肠道崩解后，在 pH ≥ 6.5 时吸收极差。故现已不再生产肠溶片而改成胃溶片。

2. 影响药物与血浆蛋白结合的相互作用　具体如下。

（1）药物与血浆蛋白的结合：许多药物在血浆内可与血浆清蛋白结合。通常，药物（D）是有活性的，与蛋白（P）形成的结合物（D–P）为大分子不能透膜进入作用部位，就变为无活性的。但这种结合是可逆的，D–P 可逐渐分解，重新释出有活性的药物，可用下式表示：

$$D + P \rightarrow D\text{–}P$$

各种药物与蛋白结合有其特定的比率，如氨基比林为 15%，保泰松为 98%，苯巴比妥为 20%，吲哚美辛为 90%，磺胺二甲嘧啶为 30%，华法林为 95%，磺胺多辛为 95%，甲苯磺丁脲为 95%。

如果由于某些原因（如清蛋白低下，药物不能充分与之结合或由于药物相互作用）使结合率降低，则体内未结合型药物的比率相应增多，而药物的组织分布也随之增多，因之药物效应增强，药物的消除也往往加快。

（2）竞争血浆蛋白的药物相互作用：不同的药物分子与血浆蛋白的结合能力有差别。两种药物联合应用时，结合力强的药物分子（以 D1 表示）占据了血浆蛋白分子，使结合力较弱的药物分子（以 D2 表示）失去（或减少）了与血浆蛋白结合的机会。或者，结合力强者使弱者自结合物中置换出来，致使结合力较弱的药物未结合型的体内浓度升高而显示比率相应增多，因之药物较强的效应。竞争结合和置换反应可用下式表示：

$$D1 + D2 + P \rightarrow D1\text{–}P + D2$$

$$D2\text{–}P + D1 \rightarrow D1\text{–}P + D2$$

竞争血浆蛋白发生在那些蛋白结合率较高的药物分子间才有临床意义。如甲苯磺丁脲的正常结合率为 95%，未结合型者为 5%。如若结合率降为 90%，未结合型者即为 10%，即血中未结合型者浓度增加 1 倍，药效可明显增强。又如磺胺二甲嘧啶，其正常结合率为 30%，未结合型者为 70%，其结合率即使由 30% 降为 15%，则未结合型者增至 85%，即只增高约 20%，药效变化不如前者显著。

在实际工作中，水合氯醛、氯贝丁酯、依他尼酸、萘啶酸、甲芬那酸、吲哚美辛、二氮嗪、阿司匹林、保泰松等均有较强的蛋白结合能力。它们与口服降糖药、口服抗凝药、抗肿瘤药（如 MTX）等联合应用，可使后面一些药物的未结合型者血药浓度升高。如不注意，可致意外。

3. 影响药物代谢的相互作用　药物在体内的代谢一般是经酶的催化，使药物由有活性者转化为无活性的代谢物（或低活性物）。也有少数药物（前体药物）在体内转化为有活性的药物而起作用。体内酶活性的变化必然会对药物代谢产物发生影响，而使其疗效相应改变。

（1）酶抑药物：有些药物具有抑制药物代谢酶活性的作用，可使其他药物的代谢受阻，消除减慢，血药浓度高于正常，药效增强，同时也有引起中毒的危险。举例如表 1–5。

以下是一些具有较强酶抑作用的常见药物：别嘌醇、胺碘酮、氯霉素、氯丙嗪、西咪替丁、环丙沙星、右丙氧芬、地尔硫䓬、乙醇（急性中毒时）、红霉素、丙米嗪、异烟肼、酮康唑、美托洛尔、甲硝唑、咪康唑、去甲替林、口服避孕药、羟布宗、奋乃静、保泰松、伯氨喹、普萘洛尔、奎尼丁、丙戊酸钠、磺吡酮、磺胺药、硫利达嗪、甲氧苄啶、维拉帕米等。遇有这些药物时应警惕酶抑相互作用的发生。

表 1-5　某些药物的酶抑相互作用

酶抑药物（A）	连用药物（B）	相互作用及后果
氯霉素	双香豆素类	B 代谢受阻，可引起出血
环丙沙星	茶碱	B 代谢受阻，血药浓度升高，出现不良反应，甚至可死亡
红霉素	茶碱	同上
呋喃唑酮	麻黄碱，间羟胺	B 血药浓度上升。血压异常升高
别嘌醇	巯嘌呤，硫唑嘌呤	A 抑制黄嘌呤氧化酶，使 B 的代谢受阻，效应增强，有危险性

（2）酶促药物：和酶抑作用相反，某些药物具有诱导药物代谢酶，促使酶活性加强，可使其他药物代谢加速，而失效亦加快。对于前体药物，酶促药物可使其加速转化为活性物而加强作用。举例见表 1-6。

表 1-6　某些酶促药物相互作用

酶抑药物（A）	连用药物（B）	相互作用及后果
苯巴比妥	口服抗凝药	B 加速失效
苯巴比妥	多西环素	B 的抗菌作用减效
苯巴比妥	维生素 K	B 减效可引起出血
利福平	口服避孕药	B 加速代谢失效，可引起意外怀孕或突破性出血
苯巴比妥	环磷酰胺	B 为前体药物，在体内代谢为醛磷酰胺而作用，加速代谢可加强细胞毒性

具有酶诱导作用的常见药物有：巴比妥类（苯巴比妥为最）、卡马西平、乙醇（嗜酒慢性中毒者）、氨鲁米特、灰黄霉素、氨甲丙酯、苯妥英、格鲁米特、利福平、磺吡酮（某些情况下起酶抑作用）等。

4. 影响药物排泄的相互作用　具体如下。

（1）竞争排泌：许多药物（或其代谢产物）通过肾脏随尿排泄。其中有些是通过肾小球滤过而进入原尿的，也有的则通过肾小管分泌而排入原尿（排泌），在某些情况下也可兼而有之。进入原尿的药物，有一部分可由肾小管重新吸收进入血液，有相当多的部分则随尿液排出体外。两种或两种以上通过相同机制排泌的药物联合应用，就可以在排泌部位上发生竞争。易于排泌的药物占据了孔道，使那些相对较不易排泌的药物的排出量减少而潴留，使之效应加强。例如丙磺舒可减少青霉素、头孢菌素类的排泄而使之增效；丙磺舒减少甲氨蝶呤（MTX）的排泄而加剧其毒性反应，保泰松使氯磺丙脲潴留而作用加强等。

（2）药物的重吸收：药物进入原尿后，随尿液的浓缩，相当多的水分、溶质（包括部分药物）能透膜重新进入血流。多数药物是以被动转运方式透膜重吸收的。被动透膜与药物分子的电离状态有关。离子态的药物因其脂溶性差且易为细胞膜所吸附而不能以被动转运方式透膜，只有分子态的药物才能透膜重吸收。

人体血浆的 pH 为 7.4，此值相对稳定。当有外来的酸或碱进入血液时，血浆缓冲系统即加以调节。多余的酸或碱可排泌进入尿液而影响其 pH（可由 5 至 8 不等）。某些食物也可影响尿的 pH。

1）尿液 pH 变化对弱电解质类药物透膜重吸收的影响：

酸类药物在溶液中有下列平衡：

$HA \rightarrow H^+ + A^-$

H^+ 浓度对这一平衡起重要作用。在 pH 较低（H^+ 较多）时，这一平衡向左移动，即其中弱酸的分子增多而离子（盐）减少。反之，在 pH 较高（即 H^+ 较少）的溶液中，平衡向右移动，弱酸较多以盐的形式存在，而游离酸（分子）相对减少。

弱碱在溶液中有如下平衡：

$BH^+ \rightarrow B+H^+$

上式中，BH^+ 为弱碱盐（离子），B 为弱碱（分子）。

即随 H^+ 增多（pH 下降）弱碱的离子态部分相应增多，而 H^+ 减少（pH 上升）则分子态部分相应增多。

弱电解质类药物的透膜取决于膜两侧体液的 pH 差。当尿液 pH> 血液 pH 时，弱酸加速排出，弱碱重吸收增多而潴留。当尿液 pH< 血液 pH 时，弱碱加速排出，而弱酸潴留。

2）示例：盐酸、氯化铵是酸化尿液的标准药物，可使尿液的 pH 降为 5 左右，有利于有机碱类药物的排泄，而使有机酸类潴留。碳酸氢钠可使尿液 pH 上升为 8 左右，使有机酸类药物加速排泄，而有机碱则潴留。

其他对尿液 pH 有影响的药物也有同样作用。

（六）掩盖不良反应

掩盖不良反应并不是真正的药物相互作用，而是当使用某种药物出现不良反应时，同时使用的其他药物掩盖了不良反应的症状。

掩盖不良反应不是对不良反应的对症治疗措施。它只给患者以虚假的自我良好感觉，而不减轻不良反应严重性。

实例：如受体拮抗药掩盖降糖药引起的低血糖反应（出汗、心悸等），而不改善血糖水平。又如抗组胺药物可掩盖氨基苷类抗生素所引起的眩晕，而不减轻其耳毒性。

掩盖不良反应可加重不良反应的危害性，造成更严重的后果。

第三节　药物的制剂和贮存

一、药物的制剂

制剂即剂型，是指药物根据医疗需要经过加工制成便于保藏与使用的一切制品。制剂约有几十种，今简介如下。

（一）液体制剂及半液体制剂

（1）水剂（芳香水剂）（water）：一般是指挥发油或其他挥发性芳香物质的饱和或近饱和水溶液，如薄荷水。

（2）溶液剂（liquor；solution）：一般为非挥发性药物的澄明水溶液，供内服或外用，如亚砷酸钾溶液。一些由中药复方提制而得的口服溶液，称为“口服液”（oral liquid）。

（3）注射剂（injection）：也称“注射液”，俗称“针剂”，是指供注射用药物的灭菌的溶液、混悬剂或乳剂。还有供临时制配溶液的注射用灭菌粉末，有时称“粉针”，如青霉素钠粉针。供输注用的大型注射剂俗称“大输液”。

（4）煎剂（decoction）：是生药（中草药）加水煮沸所得的水溶液，如槟榔煎。中药汤剂也是一种煎剂。

（5）糖浆剂（syrup）：为含有药物或芳香物质的近饱和浓度的蔗糖水溶液，如远志糖浆。

（6）合剂（mixture）：是含有可溶性或不溶性固体粉末药物的透明液或悬浊液，一般用水作溶媒，多供内服，如复方甘草合剂。

（7）乳剂（emulsion）：是油脂或树脂质与水的乳状悬浊液。若油为分散相（不连续相），水为分散媒（连续相），水包油滴之外，称“水包油乳剂”（油 / 水），反之则为“油包水乳剂”（水 / 油）。水包油乳剂可用水稀释，多供内服；油包水乳剂可用油稀释，多供外用。

（8）酊剂（spirit）：是挥发性物质的醇溶液，如樟脑酊。

（9）酊剂（tincture）：是指生药或化学药物用不同浓度的乙醇浸出或溶解而得的醇性溶液，如橙皮酊。

（10）流浸膏（liquid extract）：将生药的醇或水浸出液浓缩（低温）而得，通常每 1mL 相当于原生药 1g，如甘草流浸膏。

（11）洗剂（lotion）：是一种悬浊液，常含有不溶性药物，专供外用（如洗涤创面、涂抹皮肤等），如炉甘石洗剂。

（12）搽剂（liniment）：专供揉搽皮肤的液体药剂，有溶液型、混悬型、乳化型等，如松节油搽剂。

（13）其他：浸剂（infusion）、凝胶剂（gel）、胶浆剂（mucilage）、含漱剂（gargarism）、灌肠剂（enema）、喷雾剂（spray）、气雾剂（aerosol）、吸入剂（inhalation）、甘油剂（glycerin）、滴眼剂（eye drops）、滴鼻剂（nasal drops）、滴耳剂（ear drops）等。

（二）固体制剂及半固体制剂

（1）散剂（powder）：为一种或一种以上的药物均匀混合而成的干燥粉末状剂型，供内服或外用，如痱子粉。

（2）颗粒剂：或称“冲剂”，系将生药以水煎煮或以其他方法进行提取，再将提取液浓缩成稠膏，以适量原药粉或蔗糖与之混合成为颗粒状，服时用开水或温开水冲服，如抗感冒颗粒。

（3）浸膏（extract）：将生药的浸出液浓缩（低温）使成固体或半固体状后，加入固体稀释剂适量，使每 1g 与原生药 2 ~ 5g 相当，如颠茄浸膏。

（4）丸剂（pills）：系由药物与赋形剂制成的圆球状内服固体制剂，分糖衣丸、胶丸、滴丸、肠溶丸等。滴丸是一种新剂型，由药物与基质加热熔化混匀后滴入不相混溶的冷凝液中经收缩、冷凝而制成，如氯霉素耳用滴丸（耳丸）。中药丸剂又分蜜丸、水丸等。

（5）片剂（tablets）：系由一种或多种药物与赋形剂混合后制成颗粒，用压片机压制成圆片状分剂量的制剂，如苯巴比妥片。新的剂型中尚有多层片、缓释片、泡腾片等。

（6）膜剂（pellicles; film; membrane）：又称薄片剂（lamellae），是一种新剂型，有几种形式，一种系指药物均匀分散或溶解在药用聚合物中而制成的薄片；一种是在药物薄片外两面再覆盖以药用聚合物膜而成的夹心型薄片；再一种是由多层药膜叠合而成的多层薄膜剂型。按其用途分有眼用膜剂、皮肤用膜剂、阴道用膜剂、口服膜剂等，如毛果芸香碱膜、硝酸甘油膜、冻疮药膜、外用避孕药膜等。

（7）胶囊剂（capsules）：系将药物盛装于空胶囊内制成的制剂，如吲哚美辛胶囊。

（8）微型胶囊（microencapsulation）：简称“微囊”，系利用高分子物质或聚合物包裹于药物（固体或液体，有时是气体）的表面，使成极其微小的密封囊（直径一般为 5 ~ 400μm），起着遮盖或保护膜的作用，能掩盖药物的苦味、异臭，增加药物的稳定性，防止挥发性药物的挥散，如维生素 C 微囊。

（9）栓剂（suppositorium）：系供纳入人体不同腔道（如肛门、阴道等）的一种固体制剂，形状和大小因用途不同而异，熔点应接近体温，进入腔道后能熔化或软化。一般在局部起作用，也有一些栓剂，如吲哚美辛栓，经过直肠黏膜吸收而发挥全身作用。

起全身作用的栓剂，已受到国内外重视，有了一些进展。它具有如下优点：①通过直肠黏膜吸收，有 50% ~ 75% 的药物不通过肝脏而直接进入血循环，可防止或减少药物在肝脏中的代谢以及对肝脏的毒不良反应；②可避免药物对胃的刺激，以及消化液的酸碱度和酶类对药物的影响和破坏作用；③适于不能吞服药物的患者，尤其是儿童；④比口服吸收快而有规律；⑤作用时间长。但亦有使用不方便、生产成本比片剂高、药价较贵等缺点。

（10）软膏剂（ointment）：系药物与适宜的基质均匀混合制成的一种易于涂布在皮肤或黏膜上的半固体外用制剂，如氧化氨基汞软膏。

（11）眼膏剂（eye ointment）：为专供眼用的细腻灭菌软膏，如四环素可的松眼膏。

（12）乳膏（cream）：又称“乳霜”、“冷霜”、“霜膏”，系由脂肪酸与碱或碱性物质作用而制成的一种稠厚乳状剂型，状如日用品中的雪花膏，较软膏易于吸收，不污染衣服（因本身含肥皂，较易洗去）。根据需要有时制成油包水型，但多为水包油型，如氟氢可的松乳膏。

（13）糊剂（paste）：为大量粉状药物与脂肪性或水溶性基质混合制成的制剂，如复方锌糊。

（14）其他：还有硬膏剂（plaster）、泥罨剂（cataplasma）、海绵剂（sponge）、煎膏剂、胶剂、脂质体、固体分散体等。

（三）控制释放的制剂

近年来有一类新发展起来的可以控制药物释放速率（缓慢地、恒速或非恒速）的制剂。制备时将药物置入一种人工合成的优质惰性聚合物中，制成内服、外用、植入等剂型。使用后，药物在体内或在与身体接触部位缓缓释放，发挥局部或全身作用。药物释放完毕，聚合物随之溶化或排出体外。本类剂型按其释放速率可分为缓释制剂及控释制剂。缓释制剂是指用药后可缓慢地非恒速释放，控释制剂是指用药后可缓慢地恒速或近恒速释放。

1. 口服缓释或控释制剂　例如缓释片或控释片，其外观与普通片剂相似，但在药片外部包有一层半透膜。口服后，胃液通过半透膜，进入片内溶解部分药物，形成一定渗透压，使饱和药物溶液通过膜上的微孔，在一定时间内（例如 24 小时）恒速或非恒速排出。其特点是，释放速度不受胃肠蠕动和 pH 值变化的影响，药物易被机体吸收，并可减少对胃肠黏膜的刺激和损伤，因而减少药物的不良反应。血药浓度平稳、持久。

此外，还可运用控释技术，将药制成缓释或控释糖浆、缓释或控释微粉剂，撒在软食物上（如果酱、米粥等）上服用，为小儿或咽下困难的患者服药提供方便。

2. 控释透皮贴剂　这是一种用于贴在皮肤上的小膏药，其所含药物能以恒定速度透过皮肤，不经过胃肠道和肝脏直接进入血流。这种制剂属于透皮治疗系统（transdermal therapeutic system，TTS），它由几种不同的层次组成：最外面是包装层，向内是药物贮池，再向内是一层多孔的膜，里面是一黏性附着层，此层上附有一保护膜，临用前撕下。贴膏贴上后，通过多孔膜，控制药物释放的速度。也可将药物混于聚合物之中，通过扩散作用缓缓释放出药物。目前这种治疗系统还只用于小分子药物（例如东莨菪碱、硝酸甘油）。如含东莨菪碱的贴膏，贴一次可在 3 天之内防止晕动病（恶心、呕吐等）有效，改变了过去由于东莨菪碱口服吸收快，易引起不良反应，不便用于防治晕动病的状况。

3. 眼用控释制剂　如控释眼膜，薄如蝉翼，大小如豆粒，置于眼内，药物即可定量地均衡释放。国内近年试制的毛果芸香碱控释眼膜，置入 1 片于眼内，可以维持 7 天有效，疗效比滴眼剂显著，并且避免了频繁点药的麻烦，不良反应也少见。

氯霉素控释眼丸为我国首创的一种控释制剂，系根据我国传统药“龙虱子”设计的薄型固体小圆片，用先进的滴丸工艺制成。放入眼内后，能恒速释药 10 天，维持药物有效浓度，相当于 10 天内每 8.4 分钟不间断地滴眼药水一次，因此避免了频繁用药、使用不便的缺点。国外迄今尚未见有此种新剂型。

（四）药房制剂

医疗单位的制剂室或药厂，只有取得了《制剂许可证》或《药品生产企业许可证》的，亦即确实具备生产条件、确能保证产品质量的，才能进行药房制剂的生产，否则就不符合《中华人民共和国药品管理法》的规定，就是违法。

制剂质量的优劣，直接关系到患者的健康，甚至生命安全，尤其是一些抢救危重患者的药剂更是如此。当患者已处在死亡边缘上，如果及时应用质量好的制剂，往往可以转危为安；相反，如果用了质量差的制剂，轻则使疾病恶化，重则危及生命。所以制剂人员在配制各种制剂时，务必以对人民负责的精神，认真准确地按照操作规程进行操作，以确保质量，并需按照有关规定逐项进行检查，合格者方可提供临床使用。

二、药品的贮存

各种药品在购入时，包装上均注明贮存方法，有使用期限的均注明失效日期，应密切注意。兹将各类药品的贮存方法简述于下。

（一）密封贮存

这类药品要用玻璃瓶密封贮存，瓶口要用磨口瓶塞塞紧或在软木塞上加石蜡熔封，开启后应立即封固，绝不能用纸袋或一般纸盒贮存，否则易于变质，夏天尤应注意。这类药品包括：氢氧化钠、氢氧化钾、氯化钙、浓硫酸、酵母片、复方甘草片、干燥明矾、碘化钾、碘化钠、溴化钠、溴化钾、溴化铵、苯妥英钠片、卡巴克络片、含碘喉片、维生素 B_1 片、各种浸膏、胶丸、胶囊、胃蛋白酶、含糖胃酶、胰酶、淀粉酶、结晶硫酸钠、硫酸铜、硫酸亚铁、硫酸镁、硫酸锌、鱼肝油、薄荷油、丁香油、各种香精、芳香水、乙醇、乙醚、氯仿、氯乙烷、碘、浓氨溶液、亚硝酸乙酯醑、漂白粉、水合氯醛、樟脑以及各种酒精制剂等（这类药品除密封外还应放于低温处）。

（二）低温贮存

这类药品最好放置在 2 ~ 10℃的低温处，计有：

（1）易因受热而变质的药品：如维生素 D_2、胎盘球蛋白、促皮质素、三磷腺苷、辅酶 A、胰岛素、锌胰岛素（避免冰冻）、肾上腺素、噻替哌、缩宫素、麦角新碱、神经垂体后叶素等注射液，盐酸金霉素滴眼剂及各种生物制品（如破伤风抗毒素、痘苗、旧结核菌素）等。

（2）易燃易炸易挥发的药物：这类药物除应置于低温处外，还应该注意密封，如乙醚、无水乙醇、挥发油、芳香水、香精、氯乙烷、氯仿、过氧化氢溶液、浓氨溶液、亚硝酸乙酯醑、亚硝酸异戊酯等。

（3）易因受热而变形的药物：如甘油栓等。

（三）避光贮存

对光照敏感、光照后易失效的药品，其制剂应装在遮光容器内，如：葡萄糖酸奎尼丁，水杨酸毒扁豆碱，聚维酮，盐酸肾上腺素，甲氧氯普胺、氨茶碱、氨酪酸、盐酸普萘洛尔、盐酸哌替啶、利多卡因、毛花苷 C、去甲肾上腺素、氢化可的松、醋酸可的松等注射液，抗坏血酸，解磷定，硝酸银等，应按说明书的要求置于阴暗处或不见光处贮存。

（四）防止过期

有些稳定性较差的药品如抗生素、缩宫素、含糖胃蛋白酶、胰岛素、细胞色素 C、绒促性素等，在贮存期间药效可能降低，毒性可能增高，有的甚至不能供药用。为了保证用药的安全和有效，对这类药品都规定了有效期。

药品的“有效期”是指药品在一定的贮存条件下，能够保持质量的期限。药品的有效品的稳定性不同，通过稳定性实验研究和留样观察，合理制订。

药品有效期的计算是从药品的生产日期（以生产批号为准）算起，药品标签应列有效期的终止日期。

到效期的药品，应根据《中华人民共和国药品管理法》规定，过期不得再使用。

药品生产、供应和使用单位对有效期的药品，应严格按照规定的贮存条件进行保管，要做到近效期先出，近效期先用，调拨有效期的药品要加速运转。

生产厂在产品质量提高后，认为有必要延长有效期时，可向当地（省、自治区、直辖市）卫生行政部门提出申请，经管理部门批准后，可延长改订本厂产品的有效期。

对于有效期的药品应定期检查以防止过期失效；账卡和药品上均应有特殊标记，注明有效期，以便于查找。

贮存药品时，除应注意以上所举各点外，还要注意：从原包装分出的药品，强酸要用玻璃塞瓶装；氯仿不要用橡皮塞（以防橡皮塞中部分物质被溶出）；标签一定要明显清楚，应有必要的检查，以防万一贴错；大输液不宜横放倒置；等等，以确保药品质量和用药安全有效。

第二章
药剂学基本理论

第一节　概述

通过对药剂学的相关研究，各种生物分子、化学药物、中药提取物等都被制成了直接用于人们身体外部以及内部的一些药品，因此，对于药剂学的研究不仅为人们带来了更多的便捷，还为患者提供了更多的服务。随着社会的不断发展，人们的物质生活以及精神生活都得到了改善，人们对于健康的要求也越来越高，人们甚至更加强烈地追求药物对预防以及治疗的完美性，这不仅包括对药物使用后的高有效性，还包括药物使用后的低不良反应，另外，对于药物的外观以及应用顺应性也有了更高的要求。

一、药剂学的概念

药剂学（pharmaceutics）是研究药物制剂的基本理论、处方设计、制备工艺、质量控制和合理使用等内容的综合性应用技术科学。

药物剂型（dosage form）是适合于疾病的诊断、治疗或预防的需要而制备的不同给药形式，简称剂型，如注射剂、溶液剂、乳剂、混悬剂、软膏剂、栓剂、气雾剂、散剂、颗粒剂、片剂、胶囊剂等。

由于药物的性质和使用目的不同，需要将药物制备成各种适宜的剂型；不同剂型有其相应的给药方式，不同的给药方式导致药物在体内的行为发生相应的改变。各种剂型中的具体药品称为药物制剂（pharmaceutical preparations），简称制剂，如氯雷他定片、呋塞米注射剂、毛果芸香碱滴眼液等。制剂的研制过程也称为制剂（pharmaceutical manufaclurlng）。研究制剂的理论和制备工艺的科学称为制剂学（pharmaceutical engineering）。

药剂学的宗旨是制备安全、有效、稳定、使用方便的药物制剂。随着药学科学的不断发展，人们对药物在体内的吸收、分布、代谢、排泄等特征以及药物的作用机制有了进一步的认识，从而为制备安全、有效的制剂和选择合适的给药途径提供了理论依据。

药剂学是研究药物剂型及制剂的一门综合性学科，其研究内容主要包括：剂型的基础理论、制剂的生产技术、产品的质量控制以及临床的合理应用，研究、设计和开发药物新剂型及新制剂是其核心内容。20 世纪 90 年代以来，随着高分子材料学、分子药理学、生物药物分析、细胞药物化学、药物分子传递学及系统工程学等学科的发展、渗入以及新技术的不断涌现，药物剂型和制剂研究已进入药物传递系统（drug delivery system，DDS）时代，缓控释、透皮、靶向、大分子药物给药系统及基因转导系统已逐渐成为其发展主流。新型药用辅料的出现为 DDS 的发展提供了坚实的物质基础。

二、药剂学研究现状

近年来，我国将现代科学与药剂学相结合，配合相应的临床实践，开展了多项药剂学的相关研究，取得了相当不错的成绩，但是，以目前情况看，我国药剂学的研究中还存在着许多不足：第一，创新剂型少，目前，我国所研发出的剂型种类还比较少，跟国外的品种比起来，还是远远落后的；第二，水平低的重复制剂多，有些药剂的品种，其新药证书达到上百种，这就为市场的竞争种下了恶果；第三，研究基础薄弱，许多人都认为，对于药剂学的研究，注重的是能不能得到产品，完全将理论知识忽略了，这就造就了低素质、低水平的研发人员；第四，技术设备的落后，对药物进行制剂的手段以及相应的机械，是制剂过程中对质量的基本保障，但是，从中国目前的相关情况来看，制剂的设备陈旧、实验设备落后，问题相当严重。

三、药剂学发展方向

（一）口服药物的缓控释系统

对于口服药物的缓控释研究，经过几十年的不断努力，终于突破了诸多的限制，其设计的方向与原则从概念上已经发生了非常可观的改变。有许多类型的药物已经被研究人员研制成了口服缓控释系统，将用药的依从性有效提高了。

（二）透皮给药系统与黏膜给药系统

作为被全身所吸收的一种药物，黏质的使用越来越被人们所重视，特别是使用在鼻腔、口腔，以及肺部这个方面上，对于处方的设计在给药的过程中非常重要，将载药量以及粒子的黏附性提高，将粒径的大小、密度等进行控制，能够有效控制药物的沉积部位。

在药剂研究中的一个重要课题为对透皮技术研究。在药剂学中，对于促渗剂，以及皮肤之间一些相关的机制的关系研究，在优良的促进剂研究中有着非常重要的意义。

（三）靶向给药系统

在药剂学的研究中，靶向给药系统是一项非常热门的研究领域，经过几十年的探索与研究，对于该系统的制备方法、特性，以及机制等一些相关的规律都有了较为明确的认识。但是，该系统还是存在着相当多的问题有待学者们的研究，如特殊部位的靶向，主动靶向，体内的一些生理作用等。而现在比较热门的研究领域主要有血栓靶向、肿瘤靶向、脑靶向等，通过对大分子以及亲水性分子等一些难以透过的血脑屏障的克服，人们最终找到了能够治疗脑部疾病的方法。

（四）基因传导系统

现在，对于基因治疗的重点以及难点就在于对安全性好、靶向性强、转染率高的基因传导系统的寻求。载体想要将外源性的基因介导进靶细胞内，其先决条件就是粒径。目前，主要使用的载体多为阳离子脂质体，但是，该脂质体的部分药物具有较强的毒性，需要找到一种毒性较低的药物进行替代，这里，最有可能的一个选择应该是壳聚糖。用壳聚糖能够将各质粒紧密连接，使生物相容性变得更好，同时，它能够将外源性的基因保护好，防止它受到酶的破坏。

（五）智能释药系统

智能释药系统是一种智能型的药物，它能够根据病症的不同情况与不同需要，进行有针对性的药物释放，该系统是今后药剂发展的一个新方向，从分子的病理学以及生物学上，它更广泛、更深入地对疾病的发病情况以及身体的调控情况进行了一系列相关的结合，使得它能够受到体内或者体外一些因素的调控，从而将药物的释放情况进行控制。

（六）高分子材料

在药物传输的各个系统中，有一种非常重要的物质——高分子材料，它们在整个系统中都起到了不可忽视的用途，它们不仅可以控制药物的释放速度，对药物靶向的调整也起到了重要的作用。在智能化给药系统中，高分子材料是该载体的一个研究热点。

（七）粉体理论与技术

粉体有着与气体一样的压缩性，以及液体一样的流动性，同时，它还有着与固体一样的抗变形性，因此，粉体常常被人们作为除以上三种物态以外的第四种物态。所谓的压缩成型，主要是指通过对粉体所施加的压力，使其体积发生变化。

第二节　药物溶液的形成理论

药物溶液的形成是制备液体制剂的基础，以溶液状态使用的制剂有注射剂，供内服的合剂、芳香水剂、糖浆剂、溶液剂和酊剂等，以及供外用的洗剂、搽剂、灌肠剂、含漱剂、滴耳剂、滴鼻剂等。另外，药物溶液还包括高分子溶液，如右旋糖酐注射剂等代用血浆制剂等。药物的溶解性能是决定其能否形成溶液剂的首要条件。药用溶剂的选择有一定的要求，尤其是注射用非水溶剂，其种类、用量等均受限制。

（一）常用药用溶剂的种类与用途

在制备液体制剂时，溶剂选择合适与否直接影响药物的质量和疗效。优良的溶剂应具有理化性质稳定、不干扰主药的含量测定和药理作用、无刺激性、毒性小、成本低、无不良气味、对药物具有良好的溶解性和分散性，且有一定的防腐能力等特点。药物溶解度与溶剂的极性密切相关。溶剂的极性通常用介电常数（dielectric constant）表示，介电常数大则表示溶剂分子极性大。根据介电常数大小，可将溶剂分为极性溶剂、半极性溶剂和非极性溶剂。

1. 极性溶剂　水是最常用的极性溶剂，其本身无任何药理及毒理作用，有很好的生理相容性，价廉易得，能与乙醇、甘油、丙二醇等极性溶剂任意混合。根据制剂的需要，可将水制成注射用水、纯化水与无菌用水等使用。

2. 半极性溶剂　如下所述。

（1）乙醇：无特殊说明时，溶剂用乙醇通常指 95%（V/V）乙醇。乙醇可与水、甘油、丙二醇等溶剂任意比例混合，能溶解大部分有机药物和中药材中的有效成分，如生物碱及其盐类、挥发油、树脂、鞣质、有机酸和色素等。当乙醇浓度 >20% 时，即可发挥防腐作用。与水比较，乙醇具有一定的生理活性，具有易挥发、易燃烧等缺点。

（2）丙二醇：用溶剂一般选择 1，2- 丙二醇。1，2- 丙二醇的性质与甘油相近，但黏度比甘油小，可作为内服及肌内注射剂的溶剂。丙二醇毒性小、无刺激性，能溶解许多有机药物，合适配比的丙二醇和水的混合溶剂可延缓许多药物的水解，增加药物的稳定性。丙二醇可对药物在皮肤和黏膜的吸收产生一定的促进作用。

（3）聚乙二醇：制备液体制剂时，常用聚乙二醇 300 ~ 600。聚乙二醇为无色澄明液体，理化性质稳定，能与水、乙醇、丙二醇、甘油等溶剂任意混合。一定配比的聚乙二醇、水混合溶液是良好的溶剂，能溶解许多水溶性无机盐和水不溶性的有机药物。聚乙二醇对一些易水解的药物，有一定的稳定作用。在洗剂中，聚乙二醇能增加皮肤的柔韧性，具有一定的保湿作用。

3. 非极性溶剂　如下所述。

（1）脂肪油：脂肪油为常用非极性溶剂，如麻油、豆油、花生油、橄榄油等植物油。植物油能与非极性溶剂混合，而不能与极性溶剂混合。在制剂中，脂肪油能溶解油溶性药物，如激素、挥发油、游离生物碱和许多芳香族药物。脂肪油容易酸败，也易受碱性药物的影响而发生皂化反应，进而影响制剂的质量。脂肪油多作为外用制剂的溶剂，如洗剂、擦剂、滴鼻剂等。

（2）液状石蜡：液状石蜡是从石油产品中分离得到的液状烃混合物，无色无臭，化学性质稳定。液状石蜡接触空气，可被氧化并产生臭味，加入油性抗氧化剂可抑制其氧化过程。本品能与非极性溶剂混合，能溶解生物碱、挥发油及一些非极性药物等。本品在肠道中不分解也不吸收，能使粪便变软，有润肠通便的作用。此外，液状石蜡还可作为口服制剂和搽剂的溶剂。

（3）乙酸乙酯：乙酸乙酯是一种无色油状的液体，微臭，相对密度（20℃）为 0.897 ~ 0.906，有挥发性和可燃性。本品在空气中易氧化、变色，需加入抗氧化剂。本品能溶解挥发油、甾体药物及其他油溶性药物，常作为搽剂的溶剂。

（二）药物的溶解度、溶解速度

1. 溶解度　在一定温度下（气体要求在一定压力下），药物在一定量溶剂中所能溶解的最大溶质量称为溶解度（solubility）。通常情况下，用一定温度下 100g 溶剂（或 100g 溶液或 100mL 溶液）中溶解药物的最大克数表示。《中国药典》2010 版关于药物溶解度有七种规定，具体见表 2-1。

表 2-1　《中国药典》2010 版关于溶解度的规定

溶解度描述	溶解限度
极易溶解	溶质 1g（mL）能在溶剂不到 1mL 中溶解
易溶	溶质 1g（mL）能在溶剂 1 ~ 10mL 中溶解
溶解	溶质 1g（mL）能在溶剂 10 ~ 30mL 中溶解
略溶	溶质 1g（mL）能在溶剂 30 ~ 100mL 中溶解
微溶	溶质 1g（mL）能在溶剂 100 ~ 1 000mL 中溶解
极微溶	溶质 1g（mL）能在溶剂 1 000 ~ 10 000mL 中溶解
几乎不溶或不溶	溶质 1g（mL）在溶剂 10 000mL 中不能完全溶解

2. 影响溶解度的因素　如下所述。

（1）药物的化学结构和溶剂的极性：各种药物具有不同的化学结构，因而极性也不尽相同。当溶剂的极性与药物的极性相似或相近时，药物的溶解度高。

（2）温度：温度对药物溶解度的影响取决于药物的溶解过程是吸热或放热。绝大多数固体药物的溶解是吸热过程，温度升高药物的溶解度增大。与固体药物不同，气体药物的溶解多属于放热过程，溶解度随温度升高而下降。

（3）粒子大小：对于可溶性药物，粒子的大小对溶解度没有影响；对于难溶性药物，当粒径 $<0.01\mu m$ 时，其溶解度随粒径减小而增大。

（4）晶型：不同晶格排列的结晶，称多晶型（polymorphism）。晶型不同，品格能不同。品格能越小，晶型越稳定，溶解度就越小，溶解速度也越慢。与稳定型晶型比较，亚稳定型晶型溶解度较大、溶解速度更快。无定形晶型由于无晶格能，自由能大，其溶解度和溶解速度均比结晶型晶型大。

（5）溶剂化物：药物在结晶过程中，因溶剂分子的加入而使结晶的品格发生改变，得到的结晶称为溶剂化物。溶剂化物和非溶剂化物的熔点、溶解度和溶解速度等均有差异，多数情况下，溶解度和溶解速度的顺序按水化物 < 无水物 < 有机溶剂化物排列。

（6）pH：有机弱酸、有机弱碱的溶解度受 pH 影响较大。弱酸性药物的溶解度随着溶液 pH 升高而增大，弱碱性药物的溶解度则随着溶液的 pH 下降而增大。两性化合物在等电点的 pH 时，溶解度最小。

（7）同离子效应：对于电解质类药物，当水溶液中含有的离子与其解离产生的离子相同时，可使其溶解度下降。

（8）其他：电解质溶液中加入非电解质（如乙醇），由于溶液的极性降低，可使电解质溶液的溶解度下降；非电解质溶液中加入电解质，由于电解质的强亲水性，破坏了非电解质溶液与水的弱结合键，可使其溶解度下降。

3. 增加药物溶解度的方法　如下所述。

（1）增溶作用：表面活性剂因其在水中可形成“胶束”，故能增加难溶性药物在水中的溶解度。溶剂中加入表面活性剂后，非极性药物可溶解于胶束的非极性中心区；而具有极性基团且不溶于水的药物，则可在胶束中定向排列，分子中的非极性部分插入胶束中心区，极性部分则伸入胶束的亲水基团方向；对于极性基团占优势的药物，则可完全分布在胶束的亲水基团之间。

（2）助溶作用：由于第三种物质的加入，在溶剂中形成可溶性的络合物或复合物，从而增加难溶药物溶解度的过程称为助溶（hydrotropy）。常用的助溶剂有：①有机酸及其钠盐：苯甲酸（钠）、水杨酸（钠）、对氨基苯甲酸等；②酰胺类：乌拉坦、尿素、烟酰胺、乙酰胺等；③无机盐类：碘化钾等。例如，碘在10%碘化钾水溶液中可制成含碘达5%的水溶液，即是利用碘与碘化钾形成了可溶性络合物，进而增大了碘在水中的溶解度；咖啡因在水中的溶解度为1 ∶ 50，用苯甲酸钠助溶，则可形成安钠咖复合物，咖啡因的溶解度可增大至1 ∶ 1.2。

（3）成盐：一些难溶性的弱酸或弱碱药物，因其极性小，在水中溶解度很小或不溶。若加入适当的碱或酸，将它们制成盐类，使之成为离子型极性化合物，则可增加其溶解度。含羧基、磺酰胺基、亚氨基等酸性基团的药物，常可用氢氧化钠、碳酸氢钠、氢氧化钾、氢氧化铵、乙二胺、二乙醇胺等碱性化合物作用生成溶解度较大的盐。天然及合成的有机碱，一般用盐酸、醋酸、硫酸、硝酸、磷酸、氢溴酸、枸橼酸、水杨酸、马来酸、酒石酸等制成盐类。通过制成盐类来增加药物的溶解度时，还需考虑成盐后溶液的pH、溶解性、毒性、刺激性、稳定性、吸潮性等因素对药物的影响。

（4）药物分子结构修饰：在一些难溶性药物的分子中引入亲水基团，可增加药物在水中的溶解度。难溶性药物中可引入的亲水基团包括：磺酸钠基（$—SO_3Na$）、羧酸钠基（—COONa）、醇基（—OH）、氨基（$—NH_2$）及多元醇或糖基等。例如，樟脑在水中微溶（1 ∶ 800），但制成樟脑磺酸钠后，则易溶于水，且毒性低；维生素K_3（甲萘醌）在水中不溶，引入亚硫酸氢钠基团（$—SO_3HNa$），制成亚硫酸氢钠甲萘醌后，溶解度可增大至1 ∶ 20。

（5）更换溶剂或选用混合溶剂：药物在单一溶剂中的溶解能力差，但在混合溶剂中比单一溶剂更易溶解的现象称为潜溶（cosolvency），这种混合溶剂称为潜溶剂（cosolvent）。潜溶剂可提高药物溶解度的原因在于两溶剂间发生氢键缔合后，改变了原来溶剂的介电常数，更有利于药物溶解。常用的潜溶剂包括乙醇、丙二醇、甘油和聚乙二醇等。

此外，升高温度、应用微粉化技术和β-环糊精包合技术等，均可促进药物的溶解。

4. 溶解速度　溶解速度是指在某一溶剂中单位时间内溶解溶质的量。溶解速度的快慢，取决于溶剂与溶质间的吸引力胜过固体溶质结合力的程度及溶质的扩散速度。有些药物虽然溶解度较大，但因其达到溶解平衡的时间较长，所以溶解速度也较小，直接影响药物的吸收与疗效。对于这样的药物，常需要设法增加其溶解速度。

5. 影响溶解速度的因素和改善药物溶出速度的方法　如下所述。

药物的溶解符合Noyes-Whitney方程：

$$dC/dt=KS(Cs-C)$$

$$K=D/Vh$$

式中，K为溶解速度常数；D为溶质在溶出介质中的扩散系数；h为扩散边界层厚；V为溶出介质的体积；S为溶出界面积；Cs为溶质在溶解介质中的溶解度；C为t时间溶液主体中溶质的浓度。在漏槽条件（sink condition）下，C趋于0：

$$dC/dt=KSCs$$

从上式可知，影响溶解速度的因素主要有以下几点。

（1）药物的粒径：同一重量的固体药物，其粒径小，表面积大，溶出速度快；对于相同表面积的固体药物，孔隙率高，溶出速度大；对于颗粒状或粉末状的固体药物，如其在溶出介质中易结块，可加入润湿剂改善。

（2）药物的溶解度Cs：药物在溶出介质中的溶解度增大，能增加溶出速度。所有影响药物溶解度的因素，均能影响药物的溶出速度，如温度、溶出介质的性质和晶型等。

（3）溶出介质的体积V：溶出介质的体积小，溶液中药物的浓度高，溶出速度慢；溶出介质的体积大，溶液中药物的浓度低，则溶出速度快。

（4）扩散系数D：溶质在溶出介质中的扩散系数越大，溶出速度越快。在一定温度时，D的大小与溶出介质的黏度和扩散分子大小相关。

（5）扩散层的厚度 h：扩散层的厚度越大，溶出速度越慢。扩散层的厚度与搅拌程度有关。搅拌程度取决于搅拌或振摇的速度，搅拌器的形状、大小、位置，溶出介质的体积，容器的形状、大小及溶出介质的黏度。

因此，可采取以下措施改善药物的溶出速度。例如，通过粉碎减小粒径、崩解等措施来增大药物的溶出面积；通过加强搅拌，以减少药物扩散边界层厚度或提高药物的扩散系数，从而增大溶解速度常数；通过提高温度、改变晶型、制成固体分散物等措施来提高药物的溶解度。

第三节　表面活性剂

（一）表面活性剂的概念及结构

表面活性剂（surfactant）是指能够显著降低液体表面张力的物质。表面活性剂为双亲性分子结构，包含了亲油的非极性烃链和一个以上亲水的极性基团。其结构中，亲油部分的烃链碳原子多在 8 个以上。

（二）表面活性剂的基本性质

1. 形成胶束与增溶作用　当水中表面活性剂的浓度很低时，表面活性剂分子在水 – 空气界面产生定向排列，亲水基团朝向水而亲油基团朝向空气。当溶液中的表面活性剂浓度较稀时，表面活性剂几乎完全集中在溶液表面并形成单分子层。此时，溶液表面层的表面活性剂浓度大大高于溶液中的浓度，可将溶液的表面张力降低至纯水表面张力以下。当表面活性剂的正吸附到达饱和后，如继续加入表面活性剂，则其分子进一步转入溶液中。因其亲油基团的存在，水分子与表面活性剂分子间的相互排斥力远大于吸引力，导致表面活性剂分子自身依赖范德华力相互聚集，形成亲油基团向内、亲水基团向外，在水中稳定分散，由多个表面活性剂分子缔合形成的胶束（micelles）。可形成胶束的表面活性剂最低浓度，即为临界胶束浓度（critical micelle concentration，CMC）。表面活性剂在水中达到 CMC 后，由真溶液变为胶体溶液，并具有增溶作用。一些水不溶性或微溶性药物会进入胶束的不同位置而使其在水中的溶解度显著增加，该过程称为增溶，而表面活性剂则称为增溶剂。

2. 亲水亲油平衡值　表面活性剂分子中亲水基团和亲油基团对油或水的综合亲和力称为亲水亲油平衡值（hydrophile lipophile balance，HLB）。HLB 值越高，亲水性越强；HLB 值越低，亲油性越强。非离子型表面活性剂的 HLB 值介于 0 ~ 20，不同的非离子型表面活性剂混合使用时，其 HLB 值具有加和性。

$$HLB_{ab}=(HLB_a \times W_a + HLB_b \times W_b)/(W_a + W_b)$$

式中，HLB_a、HLB_b 分别为表面活性剂 a、b 的 HLB 值，W_a、W_b 分别为表面活性剂 a、b 的质量，HLB_{ab} 为混合表面活性剂的 HLB 值。

HLB 值不同的表面活性剂，其用途也不同，详见表 2–2。

表 2–2　HLB 值的范围与应用的关系

HLB 值范围	应用
2 ~ 3	消泡剂
3 ~ 8	W/O 乳化剂
7 ~ 9	润湿剂与铺展剂
8 ~ 16	O/W 乳化剂
13 ~ 16	去污剂
15 ~ 18	增溶剂

3. Krafft 点与浊点　如下所述。

（1）Krafft 点：离子型表面活性剂的溶解度随温度升高而增大，当达到某一温度时，溶解度可急剧增大，该温度即为 Krafft 点。Krafft 点越高的表面活性剂，其临界胶束浓度越小。Krafft 点是表面活性剂应用温度的下限。

（2）浊点：对于某些聚氧乙烯型非离子表面活性剂，当温度升高到一定程度时，可导致聚氧乙烯链与水分子之间的氢键断裂，而在水中的溶解度急剧下降并析出，溶液出现浑浊，这一现象称为起昙，此温度称为浊点或昙点（cloud point）。起浊是一种可逆的现象，当温度低于浊点时，溶液仍可恢复澄明。吐温类表面活性剂可发生起昙现象，浊点范围是 70 ~ 100℃，而泊洛沙姆 188 等聚氧乙烯类非离子表面活性剂在常压下则观察不到浊点。

4. 对药物吸收的影响　有研究发现，表面活性剂可增进药物的吸收，也可降低药物的吸收。表面活性剂对药物吸收的影响取决于多种因素，如药物在胶束中的扩散、生物膜的通透性改变、对胃排空速率的影响等，所以很难做出准确预测。如果药物顺利从胶束内扩散或胶束本身迅速与胃肠黏膜融合，则可以增加药物的吸收，如应用吐温 80 可明显促进螺内酯的口服吸收；如果表面活性剂溶解生物膜脂质，增加上皮细胞的通透性，则可以改善药物的吸收，如十二烷基硫酸钠改进头孢菌素钠、四环素、磺胺脒、氨基苯磺酸等药物的吸收，而吐温 80 和吐温 85 因其在胃肠中形成高黏度团块降低胃排空速率，进而增加一些难溶性药物的吸收等。此外，表面活性剂可促进胰岛素在鼻黏膜的吸收，如分别将含有 1% 泊洛沙姆（Poloxamer）108、1% 苄泽（Brij）35 或癸酸钠（NaCap）的胰岛素溶液，经大鼠鼻腔给药 30min 后，即可引起血糖较大幅度的降低。当以 8U/kg 剂量的胰岛素给药 30min 后，血糖可降至给药前血糖值的 60% 左右。这一结果表明含 1% 表面活性剂的胰岛素溶液，可从鼻黏膜迅速吸收并起效。与上述过程不同，当聚氧乙烯类或纤维素类表面活性剂增加胃液黏度而阻止药物向黏膜面的扩散时，则药物的吸收速率随胃液黏度上升而降低，此类表面活性剂延缓了药物的吸收过程。

5. 与蛋白质的相互作用　蛋白质分子结构中氨基酸的羧基，在碱性条件下发生解离而带有负电荷；在酸性条件下，结构中的氨基或胍基发生解离而带有正电荷。因此，在两种不同带电情况下，可分别与阳离子表面活性剂或阴离子表面活性剂发生电性结合。此外，表面活性剂还可破坏蛋白质二维结构中的盐键、氢键和疏水键，使蛋白质各残基之间的交联作用减弱，螺旋结构变得无序或受到破坏，最终使蛋白质发生变性。

6. 毒性　一般而言，阳离子表面活性剂的毒性最大，其次是阴离子表面活性剂，非离子表面活性剂毒性最小。两性离子表面活性剂的毒性小于阳离子表面活性剂。表面活性剂用于静脉给药时的毒性大于口服。阳离子及阴离子表面活性剂不仅毒性较大，而且还有较强的溶血作用。非离子表面活性剂的溶血作用较轻微，在亲水基为聚氧乙烯基非离子表面活性剂中，以吐温类的溶血作用最小，其顺序为聚氧乙烯烷基醚 > 聚氧乙烯烷芳基醚 > 聚氧乙烯脂肪酸酯 > 吐温类，吐温 20> 吐温 60> 吐温 40> 吐温 80。阳离子表面活性剂由于毒性较大，只能作为消毒杀菌药使用；阴离子表面活性剂有较强的溶血作用和刺激性，也只能外用使用；非离子型表面活性剂毒性较小，可用作口服使用。

7. 刺激性　各类表面活性剂都可用于外用制剂，但长期或高浓度使用，可对皮肤或黏膜造成损害。阳离子表面活性剂的刺激性最强，阴离子表面活性剂次之，两性离子和非离子表面活性最弱。表面活性剂的刺激性，随温度和湿度的增加而增加。

（三）表面活性剂的种类及应用

1. 阴离子型表面活性剂　此类表面活性剂中发挥表面活性作用的是阴离子，主要包括肥皂类、硫酸化物和磺酸化物三类。

（1）肥皂类（soaps）：通式为 $(RCOO)^{n-}M^{n+}$，具体可分为碱金属皂（如硬脂酸钠、硬脂酸钾等）、碱土金属皂（如硬脂酸钙、硬脂酸镁等）和有机胺皂（如三乙醇胺皂）三类。碱金属皂和有机胺皂具有较强的亲水性，可作增溶剂和 O/W 型乳化剂使用。碱土金属皂（如硬脂酸钙、硬脂酸镁等）的亲水性较弱，只能作 W/O 型乳化剂及疏水性润滑剂使用。

（2）硫酸化物（sulfates）：通式为 $ROSO_3^-M^+$，对黏膜有一定刺激性。硫酸化物中以十二烷基硫酸钠（又称月桂硫酸钠）最为常用，易溶于水，以 pH6 ~ 7 为宜。在硬水中，硫酸化物仍能发挥表面活性作用，常用作湿润剂及外用乳剂的乳化剂。

（3）磺酸化物（sulfonates）：通式为 $RSO_3^-M^+$。磺酸化物在酸性介质中不水解，对热也较稳定。常用的磺酸化物是丁二酸二辛酯磺酸钠（商品名阿洛索 -OT），可用作湿润剂，或与其他乳化剂联合作为软膏及其他外用乳剂的乳化剂。另一种常用的磺酸化物是十二烷基苯磺酸钠，是广泛使用的洗涤剂。

2. 阳离子型表面活性剂　此类表面活性剂中，发挥表面活性作用的是阳离子，故也称为阳性皂。阳离子型表面活性剂为季铵化物，通式为 $[RNH_3^+]X^-$。阳离子型表面活性剂的表面活性弱、毒性大，杀菌力强，常用作消毒、杀菌防腐剂，很少单独用作药剂辅料，如苯扎氯铵（洁尔灭）和苯扎溴铵（新洁尔灭）等。

3. 两性离子型表面活性剂　该类表面活性剂的结构中同时存在正、负电荷基团，并随着溶液 pH 的变化而表现出不同的性质。在等电点以上时，表现出阴离子表面活性剂的性质，即具有很好的起泡、去污作用；在等电点以下时，则呈现出阳离子表面活性剂的性质，即具有很强的杀菌能力。天然的两性离子型表面活性剂包括卵磷脂（图 2-1）、脑磷脂等，毒性很小，可供静脉注射使用，是制备注射用乳剂及脂质体制剂的主要辅料。

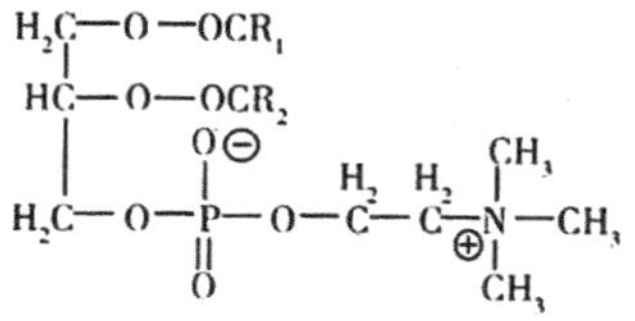

图 2-1　卵磷脂分子结构式

4. 非离子型表面活性剂　该类表面活性剂在水中不解离，亲水基团一般为多元醇，亲油基团是长链脂肪酸或长链脂肪醇以及烷基或芳基等。非离子型表面活性剂的配伍禁忌少，毒性小，广泛用于外用、口服制剂和注射剂中，个别品种的非离子型表面活性剂也可用于静脉注射。

（1）脱水山梨醇脂肪酸酯（脂肪酸山梨坦）：商品名为司盘（Span），多不溶于水，是常用的 W/O 型乳化剂（图 2-2）。根据脂肪酸的不同，可将司盘分为司盘 20、司盘 40、司盘 60、司盘 65、司盘 80 和司盘 85 等。其 H/B 值从 1.8 ~ 3.8，常与吐温配合使用。

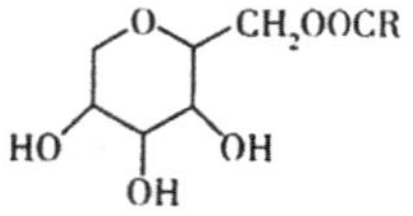

图 2-2　司盘分子结构式

（2）聚氧乙烯脱水山梨醇脂肪酸酯（聚山梨酯）：商品名为吐温（Tween），多溶于水，可用作增溶剂、分散剂、润湿剂及 O/W 型乳化剂（图 2-3）。与司盘的命名相对应，根据脂肪酸不同，有吐温（聚山梨酯）20、40、60、65、80、85 等多种。由于吐温的结构中增加了聚氧乙烯基团，使得其亲水性大大提高，HLB 值均在 8 以上。

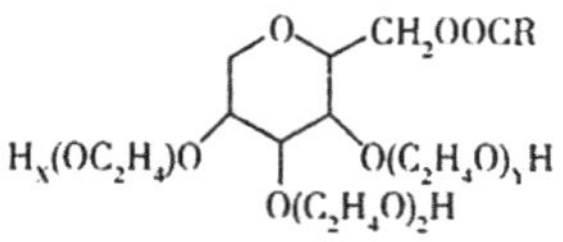

图 2-3　吐温分子结构式

（3）聚氧乙烯脂肪酸酯 / 醇醚：商品名为卖泽（Myrij）/ 苄泽（Brij），两类都具有较高的 HLB 值，亲水性较强，可作为增溶剂及 O/W 型乳化剂使用。

（4）聚氧乙烯 – 聚氧丙烯共聚物：又称泊洛沙姆（Poloxamer），商品名为普朗尼克（Pluronic），通式为 HO（C_2H_4O）$_a$ –（C_3H_6O）$_b$ –（C_2H_4O）$_a$H，相对分子量在 1 000 ～ 1 400。当聚氧乙烯 – 聚氢丙烯共聚物结构中的聚氧丙烯基团比例增加时，其亲水性增加。本品具有乳化、润湿、分散、起泡和消泡等作用，但增溶能力较弱。本品毒性低、刺激性小、不易过敏，可高压灭菌，常用于静脉注射用的脂肪乳剂 loxamer188（Pluronic F68）是一种 O/W 型乳化剂，是目前可用于静脉乳剂的极少数乳化剂之一。

（5）其他：非离子型表面活性剂除以上品种外，尚有脂肪酸的蔗糖醚、蔗糖酯、烷基酚基聚醚醇类等。

第三章
抗菌药物

第一节　抗菌药物临床应用的基本原则

抗菌药物的应用与其他药物一样应当遵循“安全、有效、经济”这一总原则。此外，在具体应用时还须注意以下几个方面。

一、致病菌对首选药物敏感原则

此为选用抗生素的基本原则。所有的抗菌药物都有其特定的抗菌谱。因此，确立正确的病原体为合理选用药物的先决条件。细菌学诊断是选择抗菌药物最可靠的依据，凡有条件的地方都应根据细菌学检查和药敏试验结果，尽早确立感染性疾病的病原诊断，选择 1 ~ 2 种最敏感的抗菌药做治疗。但如果受条件的限制，或病情危急，亦可根据感染过程、发病部位、病状和体征来推断致病菌，结合其抗菌活性、药动学、不良反应、价格等而综合考虑，选择一种有效药，待药敏试验报告出来之后，及时调整用药方案。

二、非细菌感染引起的疾病一般不用抗菌药物原则

临床上有许多疾病并非细菌感染所致，判断疾病是否由细菌感染引起至关重要，非细菌感染性疾病一般不应使用抗菌药。临床滥用抗菌药的现状很严峻，WHO 对我国滥用抗菌药的评估是：中国 97% 的病毒性上呼吸道感染患者使用了抗菌药；在初级医疗保健体系中 30% ~ 60% 非细菌感染性患者使用了抗菌药。

三、给药时间、给药方法合理，避免低剂量、长疗程用药原则

抗菌药物的给药途径、给药间隔时间、饭前或饭后给药、静滴时间快慢、剂量和疗程等均会影响到治疗效果，因此用药前必须充分了解其临床药理特点，特别是药动学和可能发生的不良反应。由于不同个体对药物存在着药动学和耐受性差异，故应用毒性较大的抗菌药物时应尽可能做到用药个体化，根据 TDM 检测结果制订给药方案。

（一）给药途径

1. 口服　全身应用中以口服最为简单方便。很多抗菌药物如四环素类、氯霉素、大环内酯类、复方磺胺甲噁唑、磺胺嘧啶、异烟肼、利福平、喹诺酮类、阿莫西林、青霉素 V、头孢拉定、头孢氨苄、头孢克洛、头孢呋辛酯、头孢克肟、硝基咪唑类、林可霉素类、呋喃妥因、呋喃唑酮等均可口服。大多抗菌药物口服制剂均有较高的生物利用度，口服后约可吸收给药量的 80% 甚至 90% 以上。血峰浓度一般于 1 ~ 3h 内即可到达，组织脏器中的浓度也可望于数小时内升达有效水平，因此轻、中度感染均可采用口服法给药。

氨基糖苷类、多黏菌素类、万古霉素、大多数 β－内酰胺类等口服后极少吸收，故不能用口服法治疗全身性感染，但可选用其中某些药物口服治疗敏感致病菌所致的肠道感染，或作为肠道手术前预防用药以杀灭肠道中的敏感菌群。

2. 肌内注射　针对中等程度感染除口服抗菌药物外，还可采用肌内注射给药，肌内注射后血峰浓度一般于0.5 ～ 1h到达。重症感染静注用药，病情改善后也可改为肌内注射。某些药物的局部刺激性较强，常需与局麻剂如利多卡因等同用；即使如此，局部仍可有硬结形成而影响药物的迅速吸收。局部刺激性过强的药物不宜肌内注射给药，宜缓慢滴入静脉内。

3. 静脉推注和静脉滴注　静脉给药可避免胃肠道等因素对吸收的影响以及首过消除作用，迅速达到有效血药浓度。对于伴毒血症或休克的严重感染如败血症、脓毒性胆管炎、化脓性脑膜炎等患者，口服或肌内注射给药由于吸收差和血药浓度低，故均不适合。应将抗菌药物溶于适量注射用水或其他溶液中，分 1 ～ 4 次推注或滴注于静脉内。

4. 局部用药　应选用刺激性较小或无刺激性药物，以免损伤局部组织。用于大面积烧伤或创伤时，要注意抗菌药物因创面吸收而发生不良反应的可能；尽量选用主要供局部应用的药物如新霉素、杆菌肽、磺胺嘧啶银等，而少用供全身应用的抗菌药物，以免细菌对这些药物产生耐药性。

5. 吸入　主要适用于呼吸道炎症或肺部感染、经痰液引流及全身用药而效果不显著者。常用的气溶吸入药物有氨基糖苷类、两性霉素 B 等，浓度以偏低为宜。庆大霉素的浓度为 0.05% ～ 0.1%，两性霉素 B 为 0.01% ～ 0.02%，每日以超声雾化吸入 2 ～ 3 次，每次 5 ～ 10mL。

（二）给药间隔时间

给药间隔时间（不论口服、肌内注射或静注），一般每 6 ～ 12 小时给药 1 次为宜，即 1 日量分 2 ～ 4 次给予。传统的“白天给药、晚间停用”方案，明显不符合抗菌药物的药动学要求。现大多抗菌药物的 1 日量可平分 2 ～ 3 次给予，2 次者 8：00 及 20：00 各给 1 次，3 次者 6：00、4：00 及 22：00 分给 1 次。24h 持续静滴一般并无必要。

氨基糖苷类药物由于抗生素后效应（postantibiotic effect，PAE）较长，一日量 1 次静滴与多次静滴（2 ～ 3 次）相比，不仅疗效相当，而且毒性反应也可因血谷浓度低、肾皮质和内耳淋巴液中药物积聚量较少而有减轻。其他半衰期长的药物，如头孢曲松、洛美沙星、氟罗沙星、司氟沙星、加替沙星、莫西沙星、罗红霉素、阿奇霉素等半衰期较长的抗菌药，均可每日用药 1 次，第三代头孢菌素如头孢哌酮、头孢他啶等由于血药浓度高和抗菌活性强，氟喹诺酮类如氧氟沙星、环丙沙星等由于半衰期较长和较明显的 PAE，给药间隔时间均可延长为 12h。治疗淋病性尿道炎可单次肌内注射头孢曲松、大观霉素等或单次口服阿奇霉素、氟喹诺酮类等。

氨基糖苷类和多黏菌素类等的每次静滴时间不宜少于 1h，以免滴速过快产生对神经肌肉接头的阻滞作用。氟喹诺酮类和亚胺培南－西司他丁注射液的每次静滴时间也宜为 1 ～ 2h，不然可因脑内药物浓度过高而导致包括癫痫等一系列中枢神经不良反应。红霉素乳糖酸盐对静脉的刺激性特强，滴注时间一般为 5h 左右。万古霉素每次静滴时间需在 1h 以上。两性霉素 B 的滴注浓度不超过 10mg/100mL，每次滴注时间为 6h 以上，滴注过快有引起心室颤动或心搏骤停的可能。β－内酰胺类应于静脉内快速滴注，每次用量在 30min 至 1h 内滴入。此外，每日量分次快速静滴者脑脊液中的药物浓度较持续静滴同量者为高。

（三）用药剂量与疗程

同一种抗菌药在处理不同感染，不同严重程度、不同感染部位、不同病原菌的感染，不同肝、肾功能、免疫功能基础的患者，以及不同给药途径给药时其剂量不同，需要根据具体情况选用。此外，对于毒性较突出的品种更应重视掌握合适的治疗剂量，例如，引起耳肾毒性，癫痫、脑病等中枢毒性，神经肌肉接头阻滞，骨髓功能抑制，凝血功能异常，或治疗休克等毒性反应的抗菌药，其剂量均不宜偏大。而在抗菌药联合用药时，借助于抗菌协同作用的发挥各品种的剂量都可适当减少。

普通抗菌药物治疗剂量时，最大稳态血药浓度与 MIC 之比通常为数倍至数十倍以上，在某些第三代头孢菌素则可达数百倍，甚至更高，此类药物一般无检测血药浓度的必要。但在肾功能减退患者中，氨基糖苷类、万古霉素等的血药浓度测定仍很重要，因浓度过高会引起耳肾毒性，过低则不易控制感染。抗菌药物在尿中的浓度大多高出血浓度数倍以至数百倍，在胆汁中的浓度可为血浓度的数倍至数十倍，经肝肠循环的药物在粪便中也可有较高的浓度，因此，处理尿路、肠道和胆管感染时应综合考虑病原菌药敏和所选药物在该处的浓度及动态改变，而血药浓度仅具有次要的参考意义。

抗菌药物的疗程因不同感染而异，一般宜用至体温降达正常、症状消退后 72 ~ 96h，但败血症、骨髓炎、感染性心内膜炎、化脓性脑膜炎、伤寒、布鲁菌病、溶血性链球菌咽峡炎、结核病等不在此列。感染性心内膜炎的疗程宜为 4 ~ 6 周以上，且最好采用杀菌剂。伤寒在热退尽后宜继续用药 7 ~ 10 日以上以防复发。处理败血症，宜用药至症状消退后 1 ~ 2 周，以彻底消除病原菌。布鲁菌病最易复发，四环素类与氨基糖苷类联合应用的疗程可达 6 周以上。溶血性链球菌咽峡炎的症状在应用青霉素后 1 ~ 2 日内即见消退。如抗菌药物的临床疗效不明显，急性感染在 48 ~ 72h 内应考虑药物的调整。

四、关闭或尽量缩小“耐药突变选择窗”的原则

突变选择窗（mutant selection window’MSW）指可诱导产生耐药菌株的血药浓度范围。MSW 概念的提出，提供了一个限制耐药突变菌株扩增的新思路。如药物浓度低于 MIC 或仅仅大于 MIC，容易诱导产生耐药菌株。使药物浓度保持在“防耐药突变浓度”（mutant prevention concentration，MPC）以上、安全浓度以下最为理想的范围，既可杀灭敏感菌又不产生耐药株。其方法是使血浆药物浓度快速通过 MSW，并使其余的治疗时间保持在 MPC 之上，从而最大限度地缩短突变选择的时间。也可采取联合用药方法关闭 MSW。

五、个体化选药、密切注意不良反应的原则

（1）患者伴有营养不良、水电解质紊乱、酸碱平衡失调以及长期使用免疫抑制剂等情况时应使用杀菌剂，而不用抑菌剂，同时必须加强综合治疗措施，改善身体状况。

（2）过敏体质或有过敏史的患者对易发生过敏反应的抗菌药应慎用或禁用，并注意药物间的交叉过敏反应。

（3）肾功能损害时，主要经肾脏排泄的药物消除减慢，血浆半衰期延长，药物在体内蓄积作用加强，甚至产生毒性反应。部分抗生素自肾脏排出及正常血浆半衰期、肾功不全少尿时血浆半衰期变化见表 3-1。肝功能不良时，主要经肝代谢的抗菌药应慎用或禁用，例如，四环素、灰黄霉素、异烟肼、青霉素衍生物等。

表 3-1 抗生素类药物肾排泄及血浆半衰期变化情况

药物名称	肾排出率（%）	正常血浆半衰期（h）	少尿血浆半衰期
青霉素	53 ~ 85	0.5	7.2 ~ 10.5h
苯唑西林	40	0.5	2h
头孢噻吩	60 ~ 90	0.5 ~ 0.85	2.9 ~ 7.2h
四环素	60	0.5	57 ~ 108h
卡那霉素	52 ~ 90	3 ~ 5	3 ~ 4d
链霉素	36 ~ 80	2.4 ~ 2.7	52 ~ 100h
庆大霉素	86 ~ 100	2.5	45h
万古霉素	30 ~ 100	6	9d
多黏菌素	40 ~ 80	1.6 ~ 2.7	2 ~ 3d

续　表

药物名称	肾排出率（%）	正常血浆半衰期（h）	少尿血浆半衰期
红霉素	15	1. 4	4.8 ~ 5.8h
氯霉素	5 ~ 15	1.6 ~ 3.3	3.2 ~ 4.3h

（4）新生儿体内代谢酶系发育不全、血浆蛋白结合药物的能力较弱、肾小球滤过率较低，药物不良反应多见。四环素可引起牙釉质发育不良和牙齿着色变黄，孕妇、哺乳期妇女及 8 岁以下儿童禁用此类药物。氟喹诺酮类可影响儿童软骨发育，导致关节损伤，因此应避免用于 18 岁以下儿童。老年人的血浆蛋白大多减少、肾功能也减退，这些人群应用常规剂量抗菌药物后血药浓度和半衰期常有增高和延长，故用量以偏小为宜。对肾和中枢神经系统有毒性的抗菌药物，如链霉素、庆大霉素等，尽量不用于老年人。

（5）用药期间要定期检查血、尿常规和肝、肾功能，有条件时宜定期监测血药峰、谷浓度，一旦出现异常应立即调整剂量或停药。

（6）注意抗菌药物在妊娠期应用时的危险性。

六、减轻患者经济负担、减少卫生资源浪费的原则

目前我国医疗单位的用药结构中，抗菌药物的滥用情况相当严重，排名前 15 位的畅销药绝大部分为抗生素，不合理使用抗生素所造成的资源浪费相当严重。

七、抗菌药物的联合应用

临床多数细菌感染用一种抗菌药即可，不合理的联合用药不仅显著增加治疗费用，而且导致不良反应增加。要严格掌握联合用药的原则和指征，熟悉药物的相互作用，以达到协同抗菌、减少不良反应、延缓细菌耐药性产生的目的。

抗菌药物的联合用药一般应遵循以下原则：

1. 必须有明确指征，权衡利弊，严加控制

（1）病原体不明的严重感染。

（2）单一药物不能有效控制的混合感染、严重感染和 / 或耐药菌株感染。

（3）减少单一抗菌药物剂量，从而减少不良反应的发生率和危害程度。

（4）需要长期用药的感染，以延缓细菌耐药性的产生。

2. 一般限两种非同类抗菌药，最多也不应超过 3 种　同类抗菌药由于作用部位相近，不一定产生协同作用，且可使不良反应相加。

3. 注意药物的合理配伍　根据对细菌的作用性质可将抗菌药物分为四类。

Ⅰ类：繁殖期杀菌剂，如青霉素类、头孢菌素类、喹诺酮类。

Ⅱ类：静止期杀菌剂，如氨基糖苷类、多黏菌素类。

Ⅲ类：速效抑菌剂，如四环素类、大环内酯类、氯霉素、林可霉素类。

Ⅳ类：慢效抑菌剂，如磺胺类。

（1）Ⅰ、Ⅱ类联合应用可获得增强作用。例如青霉素类破坏细菌细胞壁的完整性，有利于氨基糖苷类进入细胞内发挥作用，这种联合有临床意义。但头孢菌素类与氨基糖苷类合用有可能导致肾毒性增强。

（2）Ⅱ、Ⅲ类联合应用常有相加作用。因为Ⅱ、Ⅲ类抗菌药的作用机制都是干扰敏感菌的蛋白质合成，只是干扰的环节不同。因此有相加作用。

（3）Ⅲ、Ⅳ类联合应用一般可获得相加作用。

（4）Ⅰ、Ⅳ类合用对两者的作用无重大影响，有联合用药指征时，亦可合用。如流行性脑膜炎，青霉素与磺胺嘧啶（SD）合用可提高疗效。

（5）Ⅰ、Ⅲ类联合应用理论上产生拮抗作用。传统的观点认为β内酰胺类（青霉素类、头孢菌素类）与大环内酯类抗生素联合是不合理的，后者能迅速抑制细菌蛋白质合成，阻止细菌生长、繁殖，而使细菌处于静止状态，致使前者干扰细胞壁合成的作用不能充分发挥，从而降低杀菌效果。然而，实际有确切临床报道的仅见于青霉素与四环素、氯霉素的联合可产生拮抗作用。近年来国内外大量的临床研究结果表明，β内酰胺类与大环内酯类抗生素联合并无确切的拮抗作用。中华医学会呼吸病学分会制订的《社区获得性肺炎诊治指南》中也推荐β内酰胺类联合大环内酯类抗生素作为社区获得性肺炎的治疗方案。其相关依据：①两类药联合可扩大抗菌谱。β内酰胺类通过阻止G^+菌细胞壁的合成而达到杀菌作用，而大环内酯类抗生素通过抑制细菌蛋白质的合成发挥作用，近年来新开发的新型大环内酯类如克拉霉素、阿奇霉素等，具有很强的细胞内穿透作用，对生物被膜及非典型病原体如支原体、衣原体、军团菌等有杀灭作用。而在肺炎的病原体中非典型病原体有增多趋势，因此两类药联合可扩大抗菌谱。②临床研究表明在两类药联合应用时，注意给药顺序即先给Ⅰ类、后给Ⅲ类，可避免或减少拮抗作用的发生。

八、抗菌药物的预防应用

抗菌药物的预防应用一般应遵循以下原则：

1. 抗菌药物预防应用要严加控制或尽量避免，特别是以下情况不考虑使用

（1）已明确为单纯性病毒感染，且继发细菌感染的可能性较小者，不需预防应用抗菌药物。

（2）预防性应用的抗菌药物应具备安全、有效、不良反应少、给药方便、价格低廉等特点，而不能盲目地选用广谱抗菌药，或多种药物联用。

（3）清洁手术时间较短者，可不用抗菌药物。

2. 抗菌药物预防应仅限以下少数情况

（1）如果不用药一旦感染后果严重，且预防用药应有相当或一定效果者。如风湿热病人定期采用青霉素G，以消灭咽部溶血性链球菌，防止风湿复发。

（2）预防继发感染，如预防昏迷、休克和麻疹继发的细菌感染。

（3）在健康人群或个体中，针对某种特定细菌感染作预防应用，如脑膜炎球菌引起的脑膜炎流行时，抗菌药的群体性预防应用。

（4）如有感染高危因素、有污染的手术患者，预防应用抗菌药能降低手术切口的感染率。但应严格掌握适应证，必须根据本地区或本院可能流行的致病菌、手术污染程度、手术创伤程度、手术持续时间等因素，合理选用抗菌药物。已证实术后持续预防用药超过42h，不仅增加医疗费用和耐药菌株的产生，甚至诱发二重感染，不良后果十分明显。

第二节　β－内酰胺类

一、青霉素类

根据抗菌谱和抗菌作用的特点，本类药物可分为：

（1）主要作用于革兰阳性细菌的药物，如青霉素G（penicillin G）、普鲁卡因青霉素（procaine penicillin）、苄星青霉素（benzathine benzylpenicillin）、青霉素V（苯氧甲基青霉素）。此类青霉素对革兰阳性需氧和厌氧菌、革兰阴性球菌、百日咳杆菌、嗜血杆菌、各种致病螺旋体、多数放线菌属等均有强大抗菌活性。但分枝杆菌、支原体、衣原体、立克次体、奴卡菌和真菌、原虫等均对之耐药。

（2）耐青霉素酶青霉素类，如甲氧西林（methicillin）、苯唑西林（oxacillin）、氯唑西林（cloxacillin），双氯西林（dicloxacillin）、氟氯西林（flucloxacillin）等。此组青霉素耐青霉素酶，对葡萄球菌（金黄色葡萄球菌和凝固酶阴性葡萄球菌）不产酶和产青霉素酶株均有良好抗菌作用，对其他细菌的活性则较青

霉素为差。其中体外抗菌活性以甲氧西林最差，双氯西林和氟氯西林最强。

（3）广谱青霉素类，有氨苄西林（ampicillin）、阿莫西林（amoxicillin）以及氨苄西林的酯化物匹氨西林（pivampicillin）、巴氨西林（bacampicillin）等。氨苄西林的抗菌作用与青霉素相仿，对链球菌属的活性略逊于青霉素，对肠球菌属的活性则较强。此外，对流感嗜血杆菌、沙门菌属、志贺菌属、大肠埃希菌以及某些肠杆菌科细菌也有良好抗菌作用。阿莫西林为氨苄西林的同类品，其抗菌谱和抗菌作用与氨苄西林基本相同，但杀菌作用较强。

（4）对铜绿假单胞菌有活性的广谱青霉素类，包括羧基青霉素如羧苄西林（carbenicillin）、替卡西林（ticarcillin）以及脲基青霉素如哌拉西林（piperacillin）和苯咪唑青霉素，如阿洛西林（azlocillin）和美洛西林（mezlocillin）等。此组青霉素的抗菌谱和氨苄西林相仿，但对肠杆菌科细菌的作用更广更强，对铜绿假单胞菌亦有良好作用。脲基青霉素的抗菌作用比羧基青霉素为强。此组青霉素对肠杆菌科细菌有良好抗菌作用，对革兰阳性菌、铜绿假单胞菌和拟杆菌属多无抗菌活性。匹美西林是美西林的酯化物，需水解形成美西林后才能发挥抗菌活性。

（5）主要作用于革兰阴性杆菌的青霉素类，如美西林（mecillinam）、匹美西林（pivmecillinam）。

1. 药理作用

青霉素类主要通过干扰细菌细胞壁的合成而产生抗菌作用，其与细菌体内的青霉素结合蛋白有高度亲和力，两者结合后干扰细菌细胞壁的合成，导致细菌生长停止、溶解和死亡。

细菌对青霉素类药物产生耐药性主要有三种机制：①细菌产生 β-内酰胺酶，使青霉素类水解灭活；②细菌体内药物作用靶位青霉素结合蛋白发生改变，致药物不能与之结合而产生抗菌作用；③细菌细胞壁对青霉素类的渗透性减低，致使药物进入减少。其中以第一种机制最为常见，也最重要。

2. 临床应用

青霉素目前仍为治疗多种革兰阳性菌感染的重要药物，适用于溶血性链球菌、肺炎链球菌、对青霉素敏感（不产青霉素酶）金葡菌等革兰阳性球菌所致的感染，包括败血症、肺炎、脑膜炎、咽炎、扁桃体炎、中耳炎、猩红热、丹毒等，也可用于治疗草绿色链球菌和肠球菌心内膜炎，以及破伤风、气性坏疽、炭疽、白喉、流行性脑脊髓膜炎、李斯特菌病、鼠咬热、梅毒、淋病、雅司、回归热、钩端螺旋体病、奋森咽峡炎、放线菌病等。青霉素尚可用于风湿性心脏病或先天性心脏病患者进行某些操作或手术时，预防心内膜炎发生。

普鲁卡因青霉素的抗菌谱与青霉素基本相同，供肌内注射，对敏感细菌的有效浓度可持续 24h。适用于敏感细菌所致的轻症感染。苄星青霉素的抗菌谱与青霉素相仿，本药为长效制剂，肌内注射 120 万单位后血中低浓度可维持 4 周。本药用于治疗溶血性链球菌咽炎及扁桃体炎，预防溶血性链球菌感染引起的风湿热；本药亦可用于治疗梅毒。青霉素 V 对酸稳定，可口服；抗菌作用较青霉素为差，适用于敏感革兰阳性球菌引起的轻症感染。

耐青霉素酶青霉素类抗菌谱与青霉素相仿，但抗菌作用较差，对青霉素酶稳定；因产酶而对青霉素耐药的葡萄球菌对本类药物敏感，但甲氧西林耐药葡萄球菌对本类药物耐药。主要适用于产青霉素酶的葡萄球菌（甲氧西林耐药者除外）感染，如败血症、脑膜炎、呼吸道感染、软组织感染等；也可用于溶血性链球菌或肺炎链球菌与耐青霉素葡萄球菌的混合感染。单纯肺炎链球菌、溶血性链球菌或青霉素敏感葡萄球菌感染则不宜采用。

氨苄西林与阿莫西林的抗菌谱较青霉素为广，对部分革兰阴性杆菌（如流感嗜血杆菌、大肠埃希菌、奇异变形杆菌）亦具抗菌活性。对革兰阳性球菌作用与青霉素相仿。本类药物适用于敏感细菌所致的呼吸道感染、尿路感染、胃肠道感染、皮肤软组织感染、脑膜炎、败血症、心内膜炎等。氨苄西林为肠球菌感染的首选用药。

哌拉西林、阿洛西林和美洛西林对革兰阴性杆菌的抗菌谱较氨苄西林为广，抗菌作用也增强。除对部分肠杆菌科细菌外，对铜绿假单胞菌亦有良好抗菌作用；适用于肠杆菌科细菌及铜绿假单胞菌所致的呼吸道感染、尿路感染、胆道感染、腹腔感染、皮肤软组织感染等。

3. 不良反应

（1）过敏反应　青霉素类尤其青霉素最易引起过敏反应，其中以皮疹最常见，以过敏性休克最严重。过敏性休克一旦发生，必须就地抢救，立即给患者肌内注射 0.1% 肾上腺素 0.5 ~ 1.0mL，辅以其他抗休克治疗。为防止严重过敏反应的发生，用任何一种青霉素制剂前必须详细询问过去用药史、青霉素过敏史及过敏性疾病史等。应用青霉素类制剂前必须先做青霉素皮试，青霉素皮试对预测青霉素过敏有重要作用，但皮试阴性者不能排除出现过敏反应的可能。有青霉素过敏史者不宜进行皮试，宜改用其他药物。其他过敏反应尚有药疹、接触性皮炎、血清病样反应、哮喘发作等。

（2）毒性反应　少见，青霉素肌内注射区可发生周围神经炎。鞘内注射超过 2 万单位或静脉滴注大剂量青霉素类药物可引起肌肉阵挛、抽搐、昏迷等。应用普鲁卡因青霉素后个别患者可出现焦虑、发热、呼吸急促、幻觉、抽搐、昏迷等。应用某些半合成青霉素可出现肝功能异常。大剂量青霉素类钠盐可能导致高血钠症、低血钾症。青霉素钾盐不可快速静注，以免引起心脏停搏。

（3）其他　长期、大剂量青霉素类药物的应用可引起菌群失调或其他耐药菌所致的二重感染。用青霉素治疗梅毒或其他感染时可有症状加剧现象，称赫氏反应。梅毒患者经青霉素治疗后病灶消炎过快，组织修补过迟或纤维组织收缩，妨碍器官功能者称治疗矛盾。

4. 注意事项

（1）无论采用何种给药途径，用青霉素类药物前必须详细询问患者有无青霉素类过敏史、其他药物过敏史及过敏性疾病史，并须先做青霉素皮肤试验。

（2）过敏性休克一旦发生，必须就地抢救，并立即给患者注射肾上腺素，并给予吸氧、应用升压药、肾上腺皮质激素等抗休克治疗。

（3）全身应用大剂量青霉素可引起腱反射增强、肌肉痉挛、抽搐、昏迷等中枢神经系统反应（青霉素脑病），此反应易出现于老年和肾功能减退患者。

（4）青霉素用于鞘内注射。

（5）青霉素类可经乳汁排出少量，乳母用青霉素类药后可使婴儿致敏，因此在用药期间宜停本类药物。

（6）静脉注射或滴注时宜单独滴注，不宜与其他类药物同瓶滴注，以免引起相互作用。对不严格限盐及输液速度的患者，应选用生理盐水作为溶剂配制，不宜用葡萄糖溶液，且高浓度、短时间、分次给药、每次静滴时间不宜超过 1h，以延长血药浓度超过致病菌的 MIC 的时间比，达到最佳的杀菌效能。

（7）氨苄西林浓溶液不稳定，需要稀释后较使用。本类药物在 pH 碱性溶液中易失去活性。

二、头孢菌素类

根据其抗菌谱、抗菌活性、对 β – 内酰胺酶的稳定性以及肾毒性的不同，头孢菌素类药物目前分为四代。

第一代头孢菌素虽对青霉素酶稳定，但可为许多革兰阴性菌产生的内酰胺酶所破坏，主要作用于各种需氧革兰阳性球菌，仅对少数革兰阴性杆菌有一定抗菌活性；常用的注射剂有头孢唑林（cefazolin）、头孢噻吩（cefalotin）、头孢拉定（cefradine）等，口服制剂有头孢拉定、头孢氨苄（cefalexin）和头孢羟氨苄（cefadroxil）等。

第二代头孢菌素对多数 β – 内酰胺酶较第一代稳定，抗菌谱亦较广，对革兰阳性球菌的活性与第一代相仿或略差，对部分革兰阴性杆菌亦具有抗菌活性，但对某些肠杆菌科细菌和铜绿假单胞菌等抗菌活性仍差。注射剂有头孢呋辛（cefuroxime），头孢替安（cefuroxime）等，口服制剂有头孢克洛（cefaclor）、头孢呋辛酯（cefaclor）和头孢丙烯（cefprozi）等。

第三代头孢菌素对多数革兰阴性菌产生的 β – 内酰胺酶高度稳定，对肠杆菌科细菌等革兰阴性杆菌具有强大抗菌作用，头孢他啶（ceftazidime）和头孢哌酮（ceftazidime）除肠杆菌科细菌外对铜绿假单胞菌亦具高度抗菌活性；注射品种有头孢噻肟（cefotaxime）、头孢曲松（ceftriaxone）、头孢他啶、头孢哌酮等，口服品种有头孢克肟（cefixime）和头孢泊肟酯（cefixime）等，口服品种对铜绿假单胞菌均无作用。

第四代头孢菌素抗菌谱和抗菌活性与第三代基本相仿，但对葡萄球菌属等革兰阳性球菌的作用增强，对 β－内酰胺酶中染色体介导的Ⅰ型酶稳定。常用者为头孢吡肟（cefepime）、头孢匹罗（cefpirome），它对肠杆菌科细菌作用与第三代头孢菌素大致相仿，其中对阴沟肠杆菌、产气肠杆菌、柠檬酸菌属等的部分菌株作用优于第三代头孢菌素，对铜绿假单胞菌的作用与头孢他啶相仿，对金葡菌等的作用较第三代头孢菌素略强。

1. 药理作用

（1）第一代头孢菌素主要作用于革兰阳性球菌，包括产青霉素酶葡萄球菌，对大肠埃希菌、奇异变形杆菌、某些沙门菌属、志贺菌属也有一定活性，对 β 内酰胺酶不稳定，对铜绿假单胞菌及其他假单胞菌属无作用。

（2）第二代头孢菌素对革兰阳性菌的作用与第一代品种相仿或略差，对革兰阴性杆菌的作用则较后者强。本组品种对假单胞菌属无作用。

（3）第三代头孢菌素对肠杆菌科细菌有强大活性，但不动杆菌属常耐药，枸橼酸杆菌属、肠杆菌属和沙雷菌属的部分菌株也可耐药。耐甲氧西林金黄葡萄球菌对第三代头孢菌素的敏感性较第一代差。

（4）第四代头孢菌素对革兰阳性球菌及产青霉素酶葡萄球菌的活性较第三代品种为强，但仍较第一代品种差；枸橼酸菌属、肠杆菌属、沙雷菌等对第四代常较敏感，本组品种大多对铜绿假单胞菌和其他假单胞菌属仍具良好作用。

耐甲氧西林葡萄球菌、肠球菌属对头孢菌素类均耐药，李斯特菌属通常耐药。

头孢菌素类的作用机制以及细菌的耐药机制均与青霉素类相同。

2. 临床应用

（1）第一代头孢菌素：注射剂主要适用于甲氧西林敏感葡萄球菌、溶血性链球菌和肺炎链球菌所致的上、下呼吸道感染，皮肤软组织感染，尿路感染，败血症，心内膜炎等；亦可用于流感嗜血杆菌、奇异变形杆菌、大肠埃希菌敏感株所致的尿路感染以及肺炎等。头孢唑林常用于预防手术后切口感染。头孢拉定、头孢氨苄等口服剂的抗菌作用较头孢唑林为差，主要适用于治疗敏感菌所致的轻症病例。

（2）第二代头孢菌素：主要用于治疗甲氧西林敏感葡萄球菌、链球菌属、肺炎链球菌等革兰阳性球菌，以及流感嗜血杆菌、大肠埃希菌、奇异变形杆菌等中的敏感株所致的呼吸道感染、尿路感染、皮肤软组织感染，败血症，骨、关节感染和腹腔、盆腔感染。用于腹腔感染和盆腔感染时需与抗厌氧菌药合用。头孢呋辛尚可用于对磺胺药、青霉素或氨苄西林耐药的脑膜炎球菌、流感嗜血杆菌所致脑膜炎的治疗，也用于手术前预防用药。头孢克洛、头孢呋辛酯、头孢丙烯等口服剂，主要适用于上述感染中的轻症病例。头孢呋辛酯口服尚可用于淋病奈瑟球菌（包括产青霉素酶菌株）所致单纯性淋菌性尿道炎、宫颈炎、直肠肛门感染。

（3）第三代头孢菌素：适用于敏感肠杆菌科细菌等革兰阴性杆菌所致严重感染，如下呼吸道感染、败血症、腹腔感染、肾盂肾炎和复杂性尿路感染、盆腔炎性疾病、骨关节感染、复杂性皮肤软组织感染、中枢神经系统感染等。治疗腹腔、盆腔感染时需与抗厌氧菌药如甲硝唑合用。本类药物对化脓性链球菌、肺炎链球菌、甲氧西林敏感葡萄球菌所致的各种感染亦有效，但并非首选用药。头孢他啶、头孢哌酮尚可用于铜绿假单胞菌所致的各种感染。

（4）第四代头孢菌素：适应证与第三代头孢菌素相同，尚可用于对第三代头孢菌素耐药而对其敏感的产气肠杆菌、阴沟肠杆菌、沙雷菌属等细菌感染，亦可用于中性粒细胞缺乏伴发热患者的经验治疗。

所有头孢菌素类对甲氧西林耐药葡萄球菌和肠球菌属抗菌作用均差，故不宜选用于治疗上述细菌所致感染。

3. 不良反应

头孢菌素类毒性低，不良反应较少，常见者如皮疹、发热等过敏反应，但较青霉素类少见，尤其是过敏性休克。肌内注射可引起局部疼痛，常需与利多卡因混合注射。口服制剂常可引起胃肠道反应，偶可引起 ALT、AST 增高等。①第一代注射用头孢菌素有潜在肾毒性，应避免剂量过大，与其他肾毒性药物联合应用时需注意观察肾功能。②应用头孢哌酮、头孢孟多有时可引起低凝血酶原血症和双硫醒样反应，与其他抗凝血药、水杨酸制剂、非甾体抗炎镇痛剂等合用可增加出血的危险性。合用维生素 K，可防止出血，用药期间不能饮酒。③偶见二重感染和假膜性肠炎，腹泻亦可发生。④约 5% ~ 10% 的青霉素类过敏者采用头孢菌素类亦可发生过敏反应，故此类患者宜避免用头孢菌素或慎用。

4. 注意事项

（1）用药前必须详细询问患者先前有否对头孢菌素类、青霉素类或其他药物的过敏史。有青霉素类、其他 β－内酰胺类及其他药物过敏史的患者，有明确应用指征时应谨慎使用本类药物。在用药过程中一旦发生过敏反应，须立即停药。如发生过敏性休克，须立即就地抢救并予以肾上腺素等相关治疗。

（2）本类药物多数主要经肾脏排泄，中度以上肾功能不全患者应根据肾功能适当调整剂量。中度以上肝功能减退时，头孢哌酮、头孢曲松可能需要调整剂量。

（3）氨基糖苷类和第一代头孢菌素注射剂合用可能加重前者的肾毒性，应注意监测肾功能。

三、单环 β－内酰胺类

氨曲南（Aztreonam）

1. 其他名称　噻肟单酰胺菌素。

2. 药理作用　氨曲南对大多数需氧革兰阴性菌具有高度的抗菌活性，包括大肠埃希菌、克雷伯菌属的肺炎杆菌和奥克西托菌、产气杆菌、阴沟杆菌、变形杆菌属、沙雷菌属、枸橼酸菌属、志贺菌属等肠杆菌科细菌，以及流感嗜血杆菌、淋球菌、脑膜炎双球菌等。其对铜绿假单胞菌也具有良好的抗菌作用，对某些除铜绿假单胞菌以外的假单胞菌属和不动杆菌属的抗菌作用较差。对葡萄球菌属、链球菌属等需氧革兰阳性菌以及厌氧菌无抗菌活性。氨曲南通过与敏感需氧革兰阴性菌细胞膜上青霉素结合蛋白 3（PBP3）高度亲和而抑制细胞壁的合成。与大多数 β－内酰胺类抗生素不同的是它不诱导细菌产生 β－内酰胺酶，同时对细菌产生的大多数 β－内酰胺酶高度稳定。

3. 适应证　适用于治疗敏感需氧革兰阴性菌所致的各种感染，如尿路感染、下呼吸道感染、败血症、腹腔内感染、妇科感染、术后伤口及烧伤、溃疡等皮肤软组织感染等。

4. 用法用量　一般感染：3 ~ 4g/d，分 2 ~ 3 次给予。严重感染：一次 2g，每天 2 ~ 3 次。无其他并发症的尿路感染：只需用 1g，分 1 ~ 2 次给予。患败血症、其他全身严重感染或危及生命的感染应静脉给药，最大剂量每日 8g。

（1）静脉滴注：每 1g 氨曲南至少用注射用水 3mL 溶解，再用适当输液（0.9% 氯化钠注射液、5% 或 10% 葡萄糖注射液或林格注射液）稀释，氨曲南浓度不得超过 2%，滴注时间 20 ~ 60min。

（2）静脉推注：每 1g 用注射用水 6 ~ 10mL 溶解，于 3 ~ 5min 内缓慢注入静脉。

（3）肌内注射：每 1g 用注射用水或 0.9% 氯化钠注射液 3 ~ 4mL 溶解，深部肌内注射。

（4）患者有短暂或持续肾功能减退时：宜根据肾功能情况酌情减量。对肌酐清除率 10 ~ 30m/min 的肾功能损害者，首次用量 1g 或 2g，以后用量减半；对肌酐清除率 <10mL/min，如依靠血液透析的肾功能严重衰竭者，首次用量 0.5g、1g 或 2g，维持量为首次剂量的 1/4，间隔时间为 6h、8h 或 12h；对严重或危及生命的感染者，每次血液透析后，在原有的维持量上增加首次用量的 1/8。

5. 不良反应　不良反应较少见，全身性不良反应发生率为 1% ~ 1.3% 或略低，包括消化道反应，常见为恶心、呕吐、腹泻，及皮肤过敏反应。白细胞计数降低、血小板减少、难辨梭菌腹泻、胃肠出血、剥脱性皮炎、低血压、一过性心电图变化、肝胆系统损害、中枢神经系统反应及肌肉疼痛等较罕见。

6. 禁忌　对氨曲南有过敏史者禁用。

7. 注意事项　具体如下。

（1）过敏体质及对其 β－内酰胺类抗生素（如青霉素、头孢菌素）有过敏反应者慎用。

（2）可与氯霉素磷酸酯、硫酸庆大霉素、硫酸妥布霉素、头孢唑林钠、氨苄西林钠联合使用，但和萘夫西林、头孢拉定、甲硝唑有配伍禁忌。

（3）FDA 对本药的妊娠安全性分级为 B 级。

8. 药物相互作用 与氨基糖苷类（硫酸庆大霉素、硫酸妥布霉素、阿米卡星）联用，对铜绿假单胞菌、不动杆菌、大肠埃希菌、沙雷杆菌等起协同抗菌作用。

9. 规格 注射剂：0.5g。

四、碳青霉烯类抗生素

目前在国内应用的碳青霉烯类抗生素有亚胺培南 / 西司他丁、美罗培南和帕尼培南 / 倍他米隆。碳青霉烯类抗生素对各种革兰阳性球菌、革兰阴性杆菌（包括铜绿假单胞菌）和多数厌氧菌具强大抗菌活性，对多数 β－内酰胺酶高度稳定，但对甲氧西林耐药葡萄球菌和嗜麦芽窄食单胞菌等抗菌作用差。

主要用于多重耐药但对本类药物敏感的需氧革兰阴性杆菌所致严重感染，包括由肺炎克雷伯菌、大肠埃希菌、阴沟肠杆菌、枸橼酸菌属、黏质沙雷菌等肠杆菌科细菌、铜绿假单胞菌、不动杆菌属等细菌所致败血症、下呼吸道感染、肾盂肾炎和复杂性尿路感染、腹腔感染、盆腔感染等；用于铜绿假单胞菌所致感染时，需注意在疗程中某些菌株可出现耐药。

本类药物不宜用于治疗轻症感染，更不可作为预防用药。原有癫痫等中枢神经系统疾病患者避免应用本类药物。中枢神经系统感染的患者有指征应用美罗培南或帕尼培南时，仍需严密观察抽搐等严重不良反应。肾功能不全者及老年患者应用本类药物时应根据肾功能减退程度减量用药。

（一）厄他培南（Ertapenem）

1. 药理作用 厄他培南为碳青霉烯类抗生素，具有极强的抗菌活性，对革兰阴性菌、革兰阳性菌及厌氧菌都有极强的杀菌作用。与西司他丁的配合极大地提高了其生物活性和生物利用度，是目前较为理想的抗菌药。同时西司他丁的加入不仅能够提高厄他培南的药效，又可提高机体免疫力快速修复已被破坏的免疫系统，中和毒素和排出毒素。

2. 适应证 本品适用于治疗成人由下述细菌的敏感菌株引起的下列中至重度感染。

（1）继发性腹腔感染：由大肠埃希菌、梭状芽孢杆菌、迟缓真杆菌、消化链球菌属、脆弱拟杆菌、吉氏拟杆菌、卵形拟杆菌、多形拟杆菌或单形拟杆菌引起者。

（2）复杂性皮肤及附属器官感染：由金黄色葡萄球菌（仅指对甲氧西林敏感菌株）、化脓性链球菌、大肠埃希菌或消化链球菌属引起者。

（3）社区获得性肺炎：由肺炎链球菌（仅指对青霉素敏感的菌株，包括合并菌血症的病例）、流感嗜血杆菌（仅指 β－内酰胺酶阴性菌株）或卡他莫拉球菌引起者。

（4）复杂性尿道感染：由大肠埃希菌或肺炎克雷白杆菌引起者，包括肾盂肾炎。

（5）急性盆腔感染：产后子宫内膜炎、流产感染和妇产科术后感染。

（6）菌血症。

3. 用法用量 静脉输注给药：常用剂量为每次 1g，每日 1 次，最长可使用 14 天。肌内注射给药，最长可使用 7 天。

4. 不良反应

（1）最常见的不良事件：腹泻、输药静脉的并发症、恶心和头痛。

（2）较少见不良反应：头痛、静脉炎、血栓性静脉炎、腹泻、恶心、呕吐。

（3）罕见不良反应：嗜睡、失眠、癫痫发作、精神错乱、低血压、呼吸、呼吸困难、口腔念珠菌病、便秘、反酸等。

5. 禁忌 对本药品中任何成分或对同类的其他药物过敏者禁用。

6. 注意事项

（1）开始本品治疗前，必须向患者仔细询问有关对青霉素、头孢菌素、其他 β－内酰胺类抗生素以及其他过敏源过敏的情况，并做皮试，如果发生对本品的过敏反应，须立即停药。严重的过敏反应需要立即进行急救处理。

（2）与其他抗生素一样，延长本品的使用时间可能会导致非敏感细菌的过量生长。如发生了二重感染，应采取适当的措施。

（3）肌内注射本品时应谨慎，以避免误将药物注射到血管中。盐酸利多卡因是肌内注射本品的稀释液。

（4）FDA 对本药的妊娠安全性分级为 B 级。

7. 药物相互作用

（1）当厄他培南与丙磺舒同时给药时，丙磺舒与厄他培南竞争肾小管主动分泌，从而抑制后者的肾脏排泄。

（2）厄他培南对 β－糖蛋白介导的地高辛或长春碱的转运没有抑制作用，并且厄他培南也不是 β－糖蛋白介导转运的底物。对细胞色素 6 种主要 P450 （CYP）同工酶（IA2、2C9、2C19、2D6、2EI 和 3A4）介导的代谢没有抑制作用。

8. 规格　注射剂：1g。

（二）亚胺培南（Imipenem）

1. 药理作用　亚胺培南对革兰阳性、阴性的需氧和厌氧菌具有抗菌作用。抗菌谱包括链球菌、金黄色葡萄球菌、大肠杆菌、克雷白杆菌、不动杆菌部分菌株、流感嗜血杆菌、变形杆菌、沙雷杆菌、绿脓杆菌等。本品有较好的耐酶性能，与其他 β－内酰胺类药物间较少出现交叉耐药性。亚胺培南单独应用，受肾肽酶的影响而分解，在尿液中只能回吸收少量的原形药物。西拉司丁是肾肽酶抑制剂，保护亚胺培南在肾脏中不受破坏，因此在尿液中回吸收的原形药物可达 70%。且西拉司丁能抑制亚胺培南进入肾小管上皮组织，因而减少亚胺培南的排泄并减轻药物的肾毒性。

2. 适应证　本品用于敏感菌所致的各种感染，特别适用于多种细菌联合感染和需氧菌及厌氧菌的混合感染，如腹膜炎、肝胆感染、腹腔内脓肿、阑尾炎、妇科感染、下呼吸道感染、皮肤软组织感染、尿路感染、骨关节感染以及败血症等。

3. 用法用量　静脉滴注或肌内注射，一次 0.25 ～ 1g，一日 2 ～ 4 次。对中度感染一般可按一次 1g、一日 2 次给予。

对肾功能不全者应按肌酐清除率调整剂量：肌酐清除率为 31 ～ 70mL/min 的患者，每 6 ～ 8 小时用 0.5g，每日最大剂量 1. 5 ～ 2g；肌酐清除率为 21 ～ 30mL/min 者，每 8 ～ 12 小时用 0.5g，每日最大剂量 1 ～ 1.5g；肌酐清除率 6 ～ 20mL/min 者，每 12 小时用 0.25 ～ 0.5g，每日最大剂量 0.5 ～ 1g。肌酐清除率小于或等于 5mL/min 者，不能使用本品，除非患者在 48 小时内进行血液透析。

4. 不良反应

（1）本品静脉使用时速度太快可引起血栓性静脉炎。肌内注射时可引起局部疼痛、红斑、硬结等，宜注意改换注射部位。

（2）肝脏：可有氨基转移酶、血胆红素或碱性磷酸酶升高。

（3）肾脏：可有血肌酐和血尿素氮升高。但儿童用本药时常可发现红色尿，这是由于药物引起的变色，并非血尿。

（4）可有神经系统方面的症状，如肌痉挛、精神障碍等。

（5）本品可引起恶心、呕吐、腹泻等胃肠道症状，偶可引起假膜性肠炎。

（6）可有嗜酸性粒细胞增多、白细胞减少、中性粒细胞减少、血小板减少或增多、血红蛋白减少等，并可致抗人球蛋白（Coombs）试验阳性。

（7）本品也可致过敏反应，如皮肤瘙痒、皮疹、荨麻疹、药热等。

5. 禁忌　对本品过敏者及以往对 β－内酰胺类药物有过敏性休克史者禁用。

6. 注意事项

（1）静脉滴注可选用等渗氯化钠注射液、5% ～ 10% 葡萄糖注射液作溶剂。每 0.5g 药物用 100mL

溶剂，制成 5mg/mL 液体，缓缓滴入。肌内注射用 1% 利多卡因注射液作溶剂，以减轻疼痛。

（2）过敏体质者慎用。

（3）本品应在使用前溶解，用盐水溶解的药液只能在室温存放 10 小时，含葡萄糖的药液只能存放 4 小时。

（4）亚胺培南经常与西拉司丁制成复方制剂，增强亚胺培南的浓度和减少肾毒性。

（5）FDA 对本药的妊娠安全性分级为 B 级。

7. 药物相互作用　本品不可与含乳酸钠的溶液或其他碱性药液相配伍。

8. 规格　注射剂：0.25g，0.5g，1g（以亚胺培南计量，其中含有等量的西拉司丁钠）。

（三）帕尼培南 – 倍他米隆（Panipenem–Betamipron）

1. 其他名称　倍克宁、康彼灵。

2. 药理作用　本品为帕尼培南和倍他米隆的复方制剂。帕尼培南为碳青霉素烯类抗生素，其抗菌谱和作用性质类似美罗培南，具有对 β – 内酰胺酶高度稳定性和酶抑制作用。倍他米隆无抗菌活性，作为有机阴离子转移抑制剂，通过抑制帕尼培南向肾皮质转移，从而减少帕尼培南在肾组织中的蓄积，降低其肾毒性。本品对葡萄球菌作用优于亚胺培南，对肠球菌、消化链球菌、枸橼酸菌属、克雷白菌属、大肠埃希菌、沙雷菌属、变形杆菌属、流感嗜血杆菌、脆弱拟杆菌作用与亚胺培南 – 西司他丁钠相似，对铜绿假单胞菌逊于亚胺培南。对军团菌、沙眼衣原体和肺炎衣原体无效。

3. 适应证　用于上述敏感菌引起的败血症、呼吸道感染、泌尿生殖系统感染、胆囊炎、肝脓肿、腹膜炎、眼球炎及中耳炎等。

4. 用法用量　静滴，成人每日 1g，分 2 次用药，滴注时间 30 分钟，最大剂量每日 2g，滴注时间 60 分钟；小儿每日 30 ~ 60mg/kg，分 3 次用药，滴注时间 30 分钟；重症及难治性感染每日 0.1g/kg，最大剂量每日不超过 2g。

5. 不良反应　偶有腹泻、嗳气、呕吐、皮疹，红细胞、血红蛋白和白细胞减少，嗜酸性细胞增多，Cr、BUN 上升，口腔炎，出血倾向等。

6. 禁忌　对本品过敏者及以往对 β – 内酰胺类药物有过敏性休克史者禁用。

7. 注意事项

（1）用药前应做皮试过敏试验，阳性者禁用。

（2）用药后尿液呈茶色。

（3）帕尼培胺应与倍他米隆联合使用可降低肾毒性。

（4）新生儿、孕妇、老人、肾功能不全、过敏性疾病及营养不良患者慎用。

8. 药物相互作用　丙磺舒可延长帕尼培胺血清半衰期，提高其血药浓度。本品可促进丙戊酸代谢，降低丙戊酸血药浓度而导致癫痫发作，因此本品不宜与丙戊酸合用。

9. 规格　注射剂：0.25g；0.5g。

（四）美罗培南（Meropenem）

1. 其他名称　倍能、美平。

2. 药理作用　罗培南通过其共价键与参与细胞壁合成的青霉素结合蛋白（PBPs）结合，从而抑制细菌细胞壁的合成，起抗菌作用。美罗培南对革兰阳性菌、革兰阴性菌均敏感，尤其对革兰阴性菌有很强的抗菌活性。90% 以上的铜绿假单胞菌菌株对其高度敏感，最小抑菌浓度（MIC）<4mg/L；全部嗜血菌（包括耐氨苄西林菌株）对其高度敏感，最小抑菌浓度（MIC）为 0.06 ~ 1mg/L；淋球菌对美罗培南也高度敏感，其活性强于亚胺培南 15 倍；表皮葡萄球菌、腐生葡萄球菌和其他凝固酶阴性葡萄球菌对美罗培南敏感；粪肠球菌的大多数菌株对美罗培南高度或中度敏感；美罗培南可抑制几乎全部的脆弱拟杆菌；厌氧菌如消化链球菌属、丙酸杆菌属、放线菌属等也对美罗培南敏感。

3. 适应证　临床上主要适用于敏感菌引起的下列感染。

（1）呼吸系统感染：如慢性支气管炎、肺炎、肺脓肿、脓胸等。

（2）腹内感染：如胆囊炎、胆管炎、肝脓肿、腹膜炎等。

（3）泌尿、生殖系统感染：如肾盂肾炎、复杂性膀胱炎、子宫附件炎、子宫内感染、盆腔炎、子宫结缔组织炎等。

（4）骨关节及皮肤软组织感染：如蜂窝组织炎、肛门周围脓肿、骨髓炎、关节炎、外伤创口感染、烧伤创面感染、手术切口感染、颌骨及颌骨周围蜂窝组织炎等。

（5）眼及耳鼻喉感染。

（6）其他严重感染：如脑膜炎、败血症等。

4. 用法用量

（1）成人常规剂量：每 8 小时给药 0.5 ~ 1g。①脑膜炎：每 8 小时给药 2g。②有发热特征的中性粒细胞减少症的癌症患者：每 8 小时给药 1g。③合并腹内感染和敏感菌引起的腹膜炎：每 8 小时给药 1g。④皮肤和软组织感染：每 8 小时给药 0.5g。⑤尿路感染：一次 0.5g，一日 2 次。

（2）肾功能不全时剂量：肌酐清除率为 26 ~ 50mL/min 者，每 12 小时给药 1g；肌酐清除率为 10 ~ 25mL/min 者，每 12 小时给药 0.5g；肌酐清除率小于 10mL/min 者，每 24 小时给药 0.5g。

（3）肝功能不全时剂量：轻度肝功不全患者不需调整剂量。

（4）透析时剂量：透析患者在血液透析时建议增加剂量。

（5）小儿剂量：按体重一次 10 ~ 20mg/kg，一日 3 次。

5. 不良反应

（1）过敏反应：主要有皮疹、瘙痒、药热等过敏反应；偶见过敏性休克。

（2）消化系统：主要有腹泻、恶心、呕吐、便秘等胃肠道症状。

（3）肝脏：偶见肝功异常、胆汁郁积型黄疸等。

（4）肾脏：偶见排尿困难和急性肾衰。

（5）中枢神经系统：偶见失眠、焦虑、意识模糊、眩晕、神经过敏、感觉异常、幻觉、抑郁、痉挛、意识障碍等中枢神经系统症状。国外有报道，用药后偶可诱发癫痫发作。

（6）血液系统：偶见胃肠道出血、鼻出血和腹腔积血等出血症状。

（7）注射给药时可致局部疼痛、红肿、硬结，严重者可致血栓性静脉炎。

6. 禁忌　对本品过敏者禁用。

7. 注意事项

（1）慎用：①对 β-内酰胺抗生素过敏患者。②严重肝、肾功能障碍者。③支气管哮喘、皮疹、荨麻疹等过敏体质患者。④癫痫、潜在神经疾患患者。

（2）药物对检验值或诊断的影响：少数患者用药后可出现丙氨酸氨基转移酶、门冬氨酸氨基转移酶升高。

（3）长期用药时应注意监测肝、肾功能和血常规。

（4）由于本品有广谱抗菌活性，因此在尚未确定致病菌前，本品可单独使用。

（5）本品与齐多夫定、昂丹司琼、多种维生素、多西环素、地西泮、葡萄糖酸钙和阿昔洛韦等药有配伍禁忌。

（6）本品用生理盐水或 5% 葡萄糖注射液溶解，不可用灭菌注射用水。

（7）FDA 对本药的妊娠安全性分级为 B 级。

8. 药物相互作用

（1）丙磺舒和本品联合用药可降低本品的血浆清除率，同时延长本品的半衰期。

（2）本品与伤寒活疫苗同用，可能会干扰伤寒活疫苗的免疫反应。

（3）有报道抗癫痫药与本品合用可使抗癫痫药的血浆浓度降低。

9. 规格　注射剂：0.5g；0.25g。

五、其他 β－内酰胺类

（一）头孢霉素类

国内用于临床者为头孢西丁（cefoxitin）和头孢美唑（cefmetazole），其抗菌谱和抗菌作用特点与头孢菌素类相仿，通常将其归入第二代头孢菌素类。头孢西丁具有以下特点：①对革兰阳性菌和奈瑟菌（脑膜炎奈瑟球菌、淋病奈瑟球菌）的作用较头孢噻吩差；②对多数 β－内酰胺酶稳定，对某些肠杆菌科细菌有良好作用，流感嗜血杆菌、军团菌属对本品敏感，肠杆菌属和铜绿假单胞菌均对之耐药；③多数厌氧菌包括脆弱拟杆菌对之敏感。头孢美唑对革兰阳性球菌和肠杆菌科细菌的作用较头孢西丁强，对脆弱拟杆菌的作用稍差，其余作用与头孢西丁相仿。头孢西丁与头孢美唑主要适用于厌氧菌和需氧菌混合感染，如盆腔炎、腹腔感染、肺脓肿等。

（二）氧头孢烯类

代表药物拉氧头孢（latamoxef），具有以下特点：①抗菌谱和抗菌作用与第三代头孢菌素相仿，尤其对革兰阴性菌的活性强；②对葡萄球菌属的活性较头孢噻肟差；③对多数 β－内酰胺酶稳定；④对各种厌氧菌和脆弱拟杆菌具较强抗菌活性；⑤适用证与第三代头孢菌素同，本品不宜用于铜绿假单胞菌感染，但可适用于需氧菌－厌氧菌混合感染；⑥不良反应与其他头孢菌素类相仿，偶见凝血酶原减少和出血症状，应合用维生素 K_1 防止出血。

（三）β－内酰胺类 / β－内酰胺酶抑制剂

由于酶抑制剂可与细菌产生的 β－内酰胺酶结合并使之失去活性，因此保护了复方制剂中的 β－内酰胺类抗生素，使之免遭酶的水解而保持或增强其抗菌活性。目前，临床应用者有阿莫西林 / 克拉维酸、替卡西林 / 克拉维酸、氨苄西林 / 舒巴坦、头孢哌酮－舒巴坦和哌拉西林－三唑巴坦。

本类药物适用于因产 β 内酰胺酶而对 β 内酰胺类药物耐药的细菌感染，但不推荐用于对复方制剂中抗生素敏感的细菌感染和非产 β－内酰胺酶的耐药菌感染。

阿莫西林 / 克拉维酸适用于产 β－内酰胺酶的流感嗜血杆菌、卡他莫拉菌、大肠埃希菌等肠杆菌科细菌、甲氧西林敏感金葡菌所致鼻窦炎，中耳炎，下呼吸道感染，泌尿生殖系统感染，皮肤、软组织感染，骨、关节感染，腹腔感染，以及败血症等。重症感染者或不能口服者应用本药的注射剂，轻症感染或经静脉给药后病情好转的患者可予口服给药。

氨苄西林 / 舒巴坦静脉给药及其口服制剂舒他西林的适应证与阿莫西林 / 克拉维酸同。

头孢哌酮 / 舒巴坦、替卡西林 / 克拉维酸和哌拉西林 / 三唑巴坦仅供静脉使用，适用于产 β－内酰胺酶的大肠埃希菌、肺炎克雷伯菌等肠杆菌科细菌、铜绿假单胞菌和拟杆菌属等厌氧菌所致的各种严重感染。

注意事项：

（1）应用阿莫西林 / 克拉维酸、替卡西林 / 克拉维酸、氨苄西林 / 舒巴坦和哌拉西林 / 三唑巴坦前必须详细询问药物过敏史并进行青霉素皮肤试验，对青霉素类药物过敏者或青霉素皮试阳性患者禁用。对以上合剂中任一成分有过敏史者禁用该合剂。

（2）有头孢菌素或舒巴坦过敏史者禁用头孢哌酮 / 舒巴坦。有青霉素类过敏史的患者确有应用头孢哌酮 / 舒巴坦的指征时，必须在严密观察下慎用，但有青霉素过敏性休克史的患者，不可选用头孢哌酮 / 舒巴坦。

（3）应用本类药物时如发生过敏反应，须立即停药；一旦发生过敏性休克，应就地抢救，并给予吸氧及注射肾上腺素、肾上腺皮质激素等抗休克治疗。

（4）中度以上肾功能不全患者使用本类药物时应根据肾功能减退程度调整剂量。

（5）本类药物不推荐用于新生儿和早产儿；哌拉西林 / 三唑巴也不推荐在儿童患者中应用。

第三节　大环内酯类

本类药物应用于临床者有14元环大环内酯类中的红霉素（erythromycin）、罗红霉素（roxithromycin）、交沙霉素（josamycin）、克拉霉素（clarithromycin）；15元环阿奇霉素（azithromycin）；16元环品种麦迪霉素（medecamycin）、乙酰螺旋霉素（acetylspiramycin）、柱晶白霉素（kitasamycin）、罗他霉素（rokitamycin）、乙酰麦迪霉素（acetylmedecamycin，米欧卡霉素）等。其中阿奇霉素、克拉霉素、罗红霉素为新大环内酯类，其对流感嗜血杆菌、肺炎支原体或肺炎衣原体等的抗微生物活性增强、口服生物利用度提高、给药剂量减小、不良反应亦较少、临床适应证有所扩大。

1. 药理作用及作用机制

本类药物以红霉素为代表，主要作用于需氧革兰阳性菌如葡萄球菌属、各组链球菌、肺炎链球菌、白喉棒状杆菌等，均具良好抗菌活性，对肠球菌属亦有中度活性。某些革兰阴性菌如脑膜炎奈瑟球菌、淋病奈瑟球菌、流感嗜血杆菌、百日咳杆菌等均对本品敏感；本类药物对脆弱拟杆菌和梭杆菌以外的各种厌氧菌亦具相当作用。此外对军团菌、胎儿弯曲菌、某些螺旋体、肺炎支原体、立克次体属和衣原体同等亦有抑制作用。各种品种中仍以红霉素及其衍生物的抗菌作用为强。

作用机制主要是与核糖核蛋白体的50s亚单位相结合，抑制肽酰基转移酶，影响核糖核蛋白体的移位过程，妨碍肽链增长，抑制细菌蛋白质的合成，系抑菌剂。

2. 临床应用

（1）红霉素（含琥乙红霉素、依托红霉素、乳糖酸红霉素）等沿用大环内酯类。

1）作为青霉素过敏患者的替代药物，用于以下感染：① β 溶血性链球菌、肺炎链球菌中的敏感菌株所致的上、下呼吸道感染；②敏感 β 溶血性链球菌引起的猩红热及蜂窝织炎；③白喉及白喉带菌者；④炭疽、破伤风、气性坏疽、放线菌病；⑤梅毒、李斯特菌病等。

2）军团菌病。

3）衣原体属、支原体属等所致的呼吸道及泌尿生殖系统感染。

4）其他：口腔感染、空肠弯曲菌肠炎、百日咳等。

麦迪霉素、螺旋霉素、乙酰螺旋霉素及交沙霉素，主要用于革兰阳性菌所致呼吸道、皮肤软组织、眼耳鼻喉及口腔等感染的轻症患者。

（2）大环内酯类新品种。除上述适应证外，阿奇霉素可用于军团菌病，阿奇霉素、克拉霉素尚可用于流感嗜血杆菌、卡他莫拉菌所致的社区获得性呼吸道感染，与其他抗菌药物联合用于鸟分枝杆菌复合群感染的治疗及预防。克拉霉素与其他药物联合，可用于幽门螺杆菌感染。

3. 不良反应

本类药物不良反应少而轻微。口服制剂常可引起胃肠道症状，有腹泻、恶心、呕吐、胃绞痛、口舌疼痛、胃纳减退等，发生率、反应与剂量大小有关。以红霉素较突出，可能与药物刺激胃肠道有关。静脉给药常可引起血栓性静脉炎，故红霉素静滴时药物浓度不宜超过1mg/mL。红霉素酯化物可引起肝毒性和肝功能异常。过敏反应有荨麻疹及药物热，表现为药物热、皮疹、嗜酸粒细胞增多等，发生率为0.5% ~ 1%。红霉素醇化物可引起肝毒性和肝功能异常。

4. 注意事项

禁用于对红霉素及其他大环内酯类过敏的患者。红霉素及克拉霉素禁止与特非那丁合用，以免引起心脏不良反应。肝功能损害患者如有指征应用时，需适当减量并定期复查肝功能。肝病患者和妊娠期患者不宜应用红霉素酯化物。妊娠期患者有明确指征用克拉霉素时，应充分权衡利弊，决定是否采用。哺乳期患者用药期间应暂停哺乳。乳糖酸红霉素粉针剂使用时必须首先以注射用水完全溶解，加入生理盐水或5%葡萄糖溶液中，药物浓度不宜超过0.1% ~ 0.5%，缓慢静脉滴注。

（一）红霉素（Erythromycin）

1. 其他名称　新红康。

2. 药理作用 红霉素属大环内酯类抗生素，对葡萄球菌属、各组链球菌和革兰阳性杆菌均具抗菌活性。奈瑟菌属、流感嗜血杆菌、百日咳鲍特菌等也可对本品敏感。本品对除脆弱拟杆菌和梭杆菌属以外的各种厌氧菌亦具抗菌活性；对军团菌属、胎儿弯曲菌、某些螺旋体、肺炎支原体、立克次体属和衣原体属也有抑制作用。本品系抑菌剂，但在高浓度时对某些细菌也具杀菌作用。本品可透过细菌细胞膜，在接近供位（P位）处与细菌核糖体的50S亚基可逆性结合，阻断了转移核糖核酸（t-RNA）结合至P位上，同时也阻断了多肽链自受位（A位）至P位的位移，因而细菌蛋白质合成受抑制。红霉素仅对分裂活跃的细菌有效。

3. 适应证 具体如下。

（1）本品作为对青霉素过敏患者治疗下列感染的替代用药：溶血性链球菌、肺炎链球菌等所致的急性扁桃体炎、急性咽炎、鼻窦炎；溶血性链球菌所致的猩红热、蜂窝织炎；白喉及白喉带菌者；气性坏疽、炭疽、破伤风；放线菌病；梅毒；李斯特菌病等。

（2）军团菌病。

（3）肺炎支原体肺炎。

（4）肺炎衣原体肺炎。

（5）其他衣原体属、支原体属所致泌尿生殖系统感染。

（6）沙眼衣原体结膜炎。

（7）淋球菌感染。

（8）厌氧菌所致口腔感染。

（9）空肠弯曲菌肠炎。

（10）百日咳。

（11）风湿热复发、感染性心内膜炎（风湿性心脏病、先天性心脏病、心脏瓣膜置换术后）、口腔及上呼吸道医疗操作时的预防用药（青霉素的替代用药）。

4. 用法用量 口服，成人一日0.75 ~ 2g，分3 ~ 4次；儿童每日按体重20 ~ 40mg/kg，分3 ~ 4次。治疗军团菌病，成人一次0.5 ~ 1g，一日4次。用作风湿热复发的预防用药时，一次0.25g，一日2次。用作感染性心内膜炎的预防用药时，术前1小时口服1g，术后6小时再服用0.5g。

5. 不良反应 如下所述。

（1）胃肠道反应多见，有腹泻、恶心、呕吐、中上腹痛、口舌疼痛、胃纳减退等，其发生率与剂量大小有关。

（2）肝毒性少见，患者可有乏力、恶心、呕吐、腹痛、发热及肝功能异常，偶见黄疸等。

（3）大剂量（≥ 4g/d）应用时，尤其肝、肾疾病患者或老年患者，可能引起听力减退，主要与血药浓度过高（>12mg/L）有关，停药后大多可恢复。

（4）过敏反应表现为药物热、皮疹、嗜酸性粒细胞增多等，发生率0.5% ~ 1%。

（5）其他：偶有心律失常、口腔或阴道念珠菌感染。

6. 禁忌 对大环内酯类药物过敏者禁用。

7. 注意事项 如下所述。

（1）溶血性链球菌感染用本品治疗时，至少需持续10日，以防止急性风湿热的发生。

（2）为获得较高血药浓度，红霉素需空腹（餐前1小时或餐后3小时）与水同服。

（3）用药期间定期检查肝功能。肾功能减退患者一般无须减少用量。肝病患者和严重肾功能损害者红霉素的剂量应适当减少。

（4）患者对一种红霉素制剂过敏或不能耐受时，对其他红霉素制剂也能可过敏或不能耐受。

（5）对诊断的干扰：本品可干扰Higerty法的荧光测定，使尿儿茶酚胺的测定值出现假性增高。血清碱性磷酸酶、胆红素、丙氨酸氨基转移酶和门冬氨酸氨基转移酶的测定值均可能增高。

（6）因不同细菌对红霉素的敏感性存在一定差异，故应做药敏测定。

（7）FDA对本药的妊娠安全性分级为B级。

8. 药物相互作用　如下所述。

（1）本品可抑制卡马西平和丙戊酸等抗癫痫药的代谢，导致后者的血药浓度增高而发生毒性反应。本品与阿芬太尼合用可抑制后者的代谢，延长其作用时间。本品与阿司咪唑或特非那定等抗组胺药合用可增加心脏毒性，与环孢素合用可使后者血药浓度增加而产生肾毒性。

（2）与氯霉素和林可酰胺类有拮抗作用，不推荐同用。

（3）本品为抑菌剂，可干扰青霉素的杀菌效能，故当需要快速杀菌作用如治疗脑膜炎时，两者不宜同用。

（4）长期服用华法林的患者应用本品时可导致凝血酶原时间延长，从而增加出血的危险性，老年患者尤应注意。两者必须同用时，华法林的剂量宜适当调整，并严密观察凝血酶原时间。

（5）除二羟丙茶碱外，本品与黄嘌呤类合用可使氨茶碱的肝清除减少，导致血清氨茶碱浓度升高和(或)毒性反应增加。这一现象在合用6d后较易发生，氨茶碱清除的减少幅度与红霉素血清峰值成正比。因此在两者合用疗程中和疗程后，黄嘌呤类的剂量应予调整。

（6）与其他肝毒性药物合用可能增强肝毒性。

（7）大剂量红霉素与耳毒性药物合用，尤其在肾功能减退患者可能增加耳毒性。

（8）与洛伐他丁合用时可抑制其代谢而使血药浓度上升，可能引起横纹肌溶解，与咪达唑仑或三唑仑合用时可减少二者的清除而增强其作用。

9. 规格　片剂：0.125g（12.5 万 U）；0.25g（25 万 U）。

（二）罗红霉素（Roxithromycin）

1. 其他名称　罗希红霉素、罗迈新。

2. 药理作用　本品为半合成的 14 元环大环内酯类抗生素。抗菌谱与抗菌作用基本与红霉素相仿，对革兰阳性菌的作用较红霉素略差，对嗜肺军团菌的作用较红霉素强。对肺炎衣原体、肺炎支原体、溶脲支原体的抗微生物作用与红霉素相仿或略强。

3. 适应证　本品适用于化脓性链球菌引起的咽炎及扁桃体炎，敏感菌所致的鼻窦炎、中耳炎、急性支气管炎、慢性支气管炎急性发作，肺炎支原体或肺炎衣原体所致的肺炎，沙眼衣原体引起的尿道炎和宫颈炎，敏感细菌引起的皮肤软组织感染。

4. 用法用量　空腹口服，一般疗程为 5 ～ 12 日。成人一次 150mg，一日 2 次；也可一次 300mg，一日 1 次。儿童一次按体重 2.5 ～ 5mg/kg，一日 2 次。

5. 不良反应　主要不良反应为腹痛、腹泻、恶心、呕吐等胃肠道反应，但发生率明显低于红霉素。偶见皮疹、皮肤瘙痒、头昏、头痛、肝功能异常（ALT 及 AST 升高）、外周血细胞下降等。

6. 禁忌　对本品、红霉素或其他大环内酯类药物过敏者禁用。

7. 注意事项　如下所述。

（1）肝功能不全者慎用。严重肝硬化者的半衰期可延长至正常水平 2 倍以上，如确实需要使用，则一次给药 150mg，一日 1 次。

（2）轻度肾功能不全者不需做剂量调整，严重肾功能不全者给药时间延长 1 倍（一次给药 150mg，一日 1 次）。

（3）本品与红霉素存在交叉耐药性。

（4）食物对本品的吸收有影响，进食后服药会减少吸收，与牛奶同服可增加吸收。

（5）服用本品后可影响驾驶及机械操作能力。

8. 药物相互作用　如下所述。

（1）不与麦角胺、双氢麦角胺、溴隐亭、特非那定、酮康唑及西沙必利配伍。

（2）对氨茶碱的代谢影响小，对卡马西平、华法林、雷尼替丁及其他制酸药基本无影响。

9. 规格　片剂：50mg；75mg；150mg。

（三）克拉霉素（Clarithromycin）

1. 其他名称　甲红霉素、甲氧基红霉素、克拉仙。

2. 药理作用　本品为大环内酯类抗生素，对革兰阳性菌如金黄色葡萄球菌、链球菌、肺炎球菌等，部分革兰阴性菌如流感嗜血杆菌、百日咳杆菌、淋病奈瑟菌、嗜肺军团菌，部分厌氧菌如脆弱拟杆菌、消化链球菌、痤疮丙酸杆菌等及支原体有抑制作用。本品特点为在体外的抗菌活性与红霉素相似，但在体内对部分细菌如金黄色葡萄球菌、链球菌、流感嗜血杆菌等的抗菌活性比红霉素强。本品与红霉素之间有交叉耐药性。本品的作用机制是通过阻碍细胞核蛋白 50S 亚基的联结，抑制蛋白合成而产生抑菌作用。

3. 适应证　适用于敏感菌所引起的下列感染。

（1）鼻咽感染：扁桃体炎、咽炎、鼻窦炎。

（2）下呼吸道感染：急性支气管炎、慢性支气管炎急性发作和肺炎。

（3）皮肤软组织感染：脓疱病、丹毒、毛囊炎、疖和伤口感染。

（4）急性中耳炎、肺炎支原体肺炎、沙眼衣原体引起的尿道炎及宫颈炎等。

（5）也用于军团菌感染，或与其他药物联合用于鸟分枝杆菌感染、幽门螺杆菌感染的治疗。

4. 用法用量　成人口服，常用量一次 250mg，每 12 小时 1 次；重症感染者一次 500mg，每 12 小时 1 次。根据感染的严重程度应连续服用 6 ～ 14 日。

儿童口服，6 个月以上的儿童，按体重一次 7.5mg/kg，每 12 小时 1 次。或按以下方法给药：体重 8 ～ 11kg，一次 62.5mg，每 12 小时 1 次；体重 12 ～ 19kg，一次 125mg，每 12 小时 1 次；体重 20 ～ 29kg，一次 187. 5mg，每 12 小时 1 次；体重 30 ～ 40kg，一次 250mg，每 12 小时 1 次。根据感染的严重程度应连续服用 5 ～ 10 日。

5. 不良反应　具体如下。

（1）主要有口腔异味（3%），腹痛、腹泻、恶心、呕吐等胃肠道反应（2% ～ 3%），头痛（2%），血清氨基转移酶短暂升高。

（2）可能发生过敏反应，轻者为药疹、荨麻疹，重者为过敏及 Stevens–Johnson 综合征。

（3）偶见肝毒性、艰难梭菌引起的假膜性肠炎。

6. 禁忌　具体如下。

（1）对本品或大环内酯类药物过敏者禁用。

（2）某些心脏病（包括心律失常、心动过缓、QT 间期延长、缺血性心脏病、充血性心力衰竭等）患者禁用。

7. 注意事项　如下所述。

（1）肝功能损害、中度至严重肾功能损害者慎用。

（2）肾功能严重损害者（肌酐清除率小于 30mL/min）须做剂量调整。常用量为一次 250mg，一日 1 次；重症感染者首剂 500mg，以后一次 250mg，一日 2 次。

（3）本品与红霉素及其他大环内酯类药物之间有交叉过敏和交叉耐药性。

（4）与别的抗生素一样，可能会出现真菌或耐药细菌导致的严重感染，此时需要中止使用本品，同时采用适当的治疗。

（5）本品可空腹口服，也可与食物或牛奶同服，与食物同服不影响其吸收。

（6）血液或腹膜透析不能降低本品的血药浓度。

（7）FDA 对本药的妊娠安全性分级为 C 级。

8. 药物相互作用　如下所述。

（1）本品与地高辛合用会引起地高辛血药浓度升高，应进行血药浓度监测。

（2）HIV 感染的成年人同时口服本品和齐多夫定时，本品会干扰后者的吸收使其稳态血药浓度下降，应错开服用时间。

（3）与利托那韦合用本品代谢会明显被抑制，故本品每天剂量大于 1g 时，不应与利托那韦合用。

（4）与氟康唑合用会增加本品血药浓度。

（5）其他注意事项参阅红霉素。

9. 规格　片剂：5mg；125mg。颗粒剂：2g；0.125g。

（四）阿奇霉素（Azithromycin）

1. 其他名称　阿奇红霉素、阿红霉素、氮甲红霉素。

2. 药理作用　阿奇霉素系通过阻碍细菌转肽过程，从而抑制细菌蛋白质的合成。本品的抗菌谱与红霉素相近，作用较强，对流感嗜血杆菌、淋球菌的作用比红霉素强 4 倍，对军团菌强 2 倍。对绝大多数革兰阴性菌的 MIC<1μg/mL，对梭状芽孢杆菌的作用也比红霉素强。在应用于金黄色葡萄球菌感染中也比红霉素有效。此外，对弓形体、梅毒螺旋体也有良好的杀灭作用。

3. 适应证　本品适用于敏感细菌所引起的下列感染：中耳炎、鼻窦炎、咽炎、扁桃体炎等上呼吸道感染；支气管炎、肺炎等下呼吸道感染；皮肤和软组织感染；沙眼衣原体所致单纯性生殖器感染；非多重耐药淋球菌所致的单纯性生殖器感染（需排除梅素螺旋体的并发感染）。

4. 用法用量　如下所述。

（1）沙眼衣原体或敏感淋病奈瑟菌所致性传播疾病：仅需单次口服本品 1g。

（2）小儿咽炎、扁桃体炎：一日按体重 12mg/kg 顿服（一日最大剂量不超过 0.5g），连用 5 日。

（3）其他感染：总剂量 1.5g，分 3 次服药，一日 1 次服用本品 0.5g。或总剂量相同，仍为 1.5g，首日服用 0.5g，然后第二至第五日一日 1 次服用本品 0.25g。

5. 不良反应　患者对本品的耐受性良好，不良反应发生率较低，因不良反应而中断治疗者约 0.3%。不良反应中消化道反应占大多数，主要症状包括腹泻（稀便）、上腹部不适（疼痛或痉挛）、恶心、呕吐，偶见腹胀，一般为轻至中度。偶见氨基转移酶可逆性升高，发生率与其他大环内酯类抗生素及青霉素类相似。曾见一过性轻度中性粒细胞减少症。

6. 禁忌　对阿奇毒素或其他任何一种大环内酯类药物过敏者禁用。

7. 注意事项　如下所述。

（1）轻度肾功能不全患者（肌酐清除率 >40mL/min）不需做剂量调整，但阿奇霉素在较严重肾功能不全患者中的使用尚无资料，给这些患者使用阿奇霉素时应慎重。

（2）由于肝胆系统是阿奇霉素排泄的主要途径，肝功能不全者慎用，严重肝病患者不应使用。用药期间定期检查肝功能。

（3）如同其他抗生素制剂一样，在本品疗程中，应对非敏感菌包括真菌所致的二重感染征象进行观察。

（4）用药期间如果发生过敏反应（如血管神经性水肿、皮肤反应、Stevens-Johnson 综合征及毒性表皮坏死等），应立即停药，并采取适当措施。

（5）治疗期间，若患者出现腹泻症状，应考虑假膜性肠炎发生。如果诊断确立，应采取相应治疗措施，包括维持水及电解质平衡、补充蛋白质等。

（6）FDA 对本药的妊娠安全性分级为 B 级。

8. 药物相互作用　如下所述。

（1）不宜与含铝或镁的抗酸药同时服用，后者可降低本品血药峰浓度的 30%，但未见对总生物利用度的影响；必须合用时，本品应在服用上述药物前 1 小时或服后 2 小时给予。

（2）其他药物相互作用参阅红霉素。

9. 规格　片剂：0.125g（12.5 万 U），0.25g（25 万 U）。混悬剂：2g，0.1g（10 万 U）。注射剂：0.25g（25 万 U）。

第四节 四环素类

四环素类抗生素包括四环素（tetracycline）、金霉素（chlortetracycline）、土霉素（tetramycin）及半合成四环素类多西环素（doxycycline，强力霉素）、美他环素（metacycline，甲烯土霉素）和米诺环素（minocycline，二甲胺四环素）。四环素类曾广泛应用于临床，由于常见病原菌对本类药物耐药性普遍升高及其不良反应多见，目前本类药物临床应用已受到很大限制。

1. 药理作用

抗菌谱广，对许多革兰阳性和阴性球菌、革兰阴性杆菌和厌氧菌等均具良好抗菌作用。20 世纪 60 年代四环素曾是国内临床应用最普遍的抗生素，目前葡萄球菌属和肠杆菌科细菌对本类药物已大多耐药；但本类药物对嗜血杆菌属、淋病奈瑟球菌、脑膜炎奈瑟球菌、类鼻疽假单胞菌、耶尔森菌属、军团菌属、胎儿弯曲菌、布鲁菌、霍乱弧菌、立克次体、衣原体、支原体属和多种厌氧菌仍有良好作用。细菌对半合成四环素类较天然四环素类更为敏感。

作用机制为与细菌核糖体 30S 亚单位结合，抑制肽链增长和蛋白质合成。本类药物为速效抑菌剂。细菌对本类药物产生耐药性的机制主要是细菌细胞膜上存在着特殊外排系统，使细菌体内的四环素类药物向外泵出而不能发挥抗菌作用，此种耐药性主要通过耐药质粒传递；亦有的细菌可产生一种特殊的蛋白质，保护核糖体免受药物的作用。

2. 临床应用

（1）四环素作为首选或选用药物可用于下列疾病的治疗：①立克次体病，包括流行性斑疹伤寒、地方性斑疹伤寒、洛矶山热、恙虫病、柯氏立克次体肺炎和 Q 热；②支原体感染如支原体肺炎、解脲脲原体所致的尿道炎等；③衣原体属感染，包括肺炎衣原体肺炎、鹦鹉热、性病淋巴肉芽肿及沙眼衣原体感染等；④回归热螺旋体所致的回归热；⑤布鲁菌病（需与氨基糖苷类联合应用）；⑥霍乱；⑦土拉热杆菌所致的兔热病；⑧耶尔森菌所致的鼠疫。

（2）四环素类亦可用于对青霉素类抗生素过敏的破伤风、气性坏疽、雅司、梅毒、淋病、非淋菌性尿道炎和钩端螺旋体病的治疗。

（3）也可用于炎症反应显著痤疮的治疗。

3. 不良反应

（1）胃肠道症状如恶心、呕吐、上腹不适、腹胀、腹泻等，偶可引起胰腺炎、食管炎和食管溃疡的报道，多发生于服药后立即卧床的患者。

（2）可致肝毒性，通常为脂肪肝变性，妊娠期妇女、原有肾功能损害的患者易发生肝毒性，但肝毒性亦可发生于并无上述情况的患者。四环素所致胰腺炎也可与肝毒性同时发生，患者并不伴有原发肝病。

（3）变态反应：多为斑丘疹和红斑，少数患者可出现荨麻疹、血管神经性水肿、过敏性紫癜、心包炎以及系统性红斑狼疮皮疹加重，表皮剥脱性皮炎并不常见。偶有过敏性休克和哮喘发生。某些用四环素的患者日晒时会有光敏现象。所以，应建议患者服用本品期间不要直接暴露于阳光或紫外线下，一旦皮肤有红斑应立即停药。

（4）血液系统：偶可引起溶血性贫血、血小板减少、中性粒细胞减少和嗜酸粒细胞减少。

（5）中枢神经系统：偶可致良性颅内压增高，可表现为头痛、呕吐、视神经盘水肿等。

（6）肾毒性：原有显著肾功能损害的患者可能发生氮质血症加重、高磷酸血症和酸中毒。

（7）二重感染：长期应用可发生耐药金黄色葡萄球菌、革兰阴性杆菌和真菌等引起的消化道、呼吸道和尿路感染，严重者可致败血症。

（8）四环素类的应用可使人体内正常菌群减少，导致维生素 B 缺乏、真菌繁殖，出现口干、咽炎、口角炎、舌炎、舌苔色暗或变色等。

（9）由于四环素可与牙本质和牙釉质中的磷酸盐结合，因此服用四环素可致牙齿黄染，牙釉质发育不良及龋齿，并可导致骨发育不良。

4. 注意事项

（1）禁用于对四环素类过敏的患者。

（2）牙齿发育期患者（胚胎期至 8 岁）接受四环素类可产生牙齿着色及牙釉质发育不良，故妊娠期和 8 岁以下患者不可使用该类药物。

（3）哺乳期患者应避免应用或用药期间暂停哺乳。

（4）四环素类可加重氮质血症，已有肾功能损害者应避免用四环素，但多西环素及米诺环素仍可谨慎应用。四环素类可致肝损害，原有肝病者不宜应用。

（一）多西环素（Doxycycline）

1. 其他名称 盐酸强力霉素、脱氧土霉素。

2. 药理作用 本品为广谱抑菌剂，高浓度时具杀菌作用。作用机制为药物能特异性与细菌核糖体 30S 亚基的 A 位置结合，抑制肽链的增长和影响细菌蛋白质的合成。许多立克次体属、支原体属、衣原体属、非典型分枝杆菌属、螺旋体也对本品敏感。本品对革兰阳性菌作用优于革兰阴性菌，但肠球菌属对其耐药。其他如放线菌属、炭疽杆菌、单核细胞增多性李斯特菌、梭状芽孢杆菌、奴卡菌属、弧菌、布鲁菌属、弯曲杆菌、耶尔森菌对本品敏感。本品对淋病奈瑟菌具一定抗菌活性，但耐青霉素的淋病奈瑟菌对多西环素也耐药。本品与四环素类抗生素不同品种之间存在交叉耐药。

3. 适应证 如下所述。

（1）本品作为选用药物之一可用于下列疾病：①立克次体病，如流行性斑疹伤寒、地方性斑疹伤寒、洛基山热、恙虫病和 Q 热。②支原体属感染。③衣原体属感染，包括鹦鹉热、性病、淋巴肉芽肿、非特异性尿道炎、输卵管炎、宫颈炎及沙眼。④回归热。⑤布鲁菌病。⑥霍乱。⑦兔热病。⑧鼠疫。⑨软下疳。治疗布鲁菌病和鼠疫时需与氨基糖苷类联合应用。

（2）本品可用于对青霉素类过敏患者的破伤风、气性坏疽、雅司、梅毒、淋病和钩端螺旋体病以及放线菌属、李斯特菌感染。

4. 用法用量 如下所述。

（1）抗菌及抗寄生虫感染：成人，第一日 100mg，每 12 小时 1 次，继以 100 ~ 200mg，一日 1 次，或 50 ~ 100mg，每 12 小时 1 次。

（2）淋病奈瑟菌性尿道炎和宫颈炎：一次 100mg，每 12 小时 1 次，共 7 日。

（3）非淋病奈瑟菌性尿道炎由沙眼衣原体或解脲支原体引起者，以及沙眼衣原体所致的单纯性尿道炎、宫颈炎或直肠感染：均为一次 100mg，一日 2 次，疗程至少 7 日。

（4）梅毒：一次 150mg，每 12 小时 1 次，疗程至少 10 日。8 岁以上小儿第一日按体重 2.2mg/kg，每 12 小时 1 次，继以按体重 2.2 ~ 4.4mg/kg，一日 1 次，或按体重 2.2mg/kg，每 12 小时 1 次。体重超过 45kg 的小儿用量同成人。

（5）预防恶性疟，每周 0.1g；预防钩端螺旋体病，每日 2 次，每次 0.1g。

5. 不良反应 如下所述。

（1）消化系统：本品口服可引起恶心、呕吐、腹痛、腹泻等胃肠道反应。偶有食管炎和食管溃疡的报道，多发生于服药后立即卧床的患者。

（2）肝毒性：脂肪肝患者和妊娠期妇女容易发生，亦可发生于并无上述情况的患者。偶可发生胰腺炎，本品所致胰腺炎也可与肝毒性同时发生，患者并不伴有原发肝病。

（3）过敏反应：多为斑丘疹和红斑，少数患者可有荨麻疹、血管神经性水肿、过敏性紫癜、心包炎以及系统性红斑狼疮皮损加重，表皮剥脱性皮炎并不常见。偶有过敏性休克和哮喘发生。某些用本品的患者日晒可有光敏现象。所以，建议患者服用本品期间不要直接暴露于阳光或紫外线下，一旦皮肤有红斑应立即停药。

（4）血液系统：偶可引起溶血性贫血、血小板减少、中性粒细胞减少和嗜酸性粒细胞减少。

（5）中枢神经系统：偶可致良性颅内压增高，可表现为头痛、呕吐、视神经盘水肿等，停药后可缓解。

（6）二重感染：长期应用本品可发生耐药金黄色葡萄球菌、革兰阴性菌和真菌等引起的消化道、呼吸道和尿路感染，严重者可致败血症。

（7）四环素类的应用：可使人体内正常菌群减少，并致维生素缺乏、真菌繁殖，出现口干、咽炎、口角炎和舌炎等。

6. 禁忌　有四环素类药物过敏史者禁用。

7. 注意事项　如下所述。

（1）应用本品时可能发生耐药菌的过度繁殖。一旦发生二重感染，应停用本品并予以相应治疗。

（2）治疗性病时，如怀疑同时并发梅毒螺旋体感染，用药前须行暗视野显微镜检查及血清学检查，后者每月 1 次，至少 4 次。

（3）长期用药时应定期随访检查血常规以及肝功能。

（4）肾功能减退患者可应用本品，不必调整剂量。应用本品时通常亦不引起血尿素氮的升高。

（5）本品可与食品、牛奶或含碳酸盐饮料同服。

（6）本品可透过胎盘屏障进入胎儿体内，沉积在牙齿和骨的钙质区内，引起胎儿牙齿变色、牙釉质再生不良及抑制胎儿骨骼生长。该类药物在动物实验中有致畸胎作用，因此孕妇不宜应用。本品可自乳汁分泌，乳汁中浓度较高，哺乳期妇女应用时应暂停哺乳。

（7）FDA 对本药的妊娠安全性分级为 D 级。

8. 药物相互作用　如下所述。

（1）本品可抑制血浆凝血酶原的活性，所以接受抗凝治疗的患者需要调整抗凝药的剂量。

（2）巴比妥类、苯妥英钠或卡马西平与本品同用时，上述药物可由于诱导微粒体酶的活性致多西环素血药浓度降低，因此须调整多西环素的剂量。

（3）与碳酸氢钠、钡剂、氢氧化铝、镁盐制剂等含金属离子药物或食物同服，本品吸收减少。

9. 规格　注射剂：0.05g，0.1g。

（二）米诺环素（Minocycline）

1. 其他名称　二甲胺四环素、美满霉素。

2. 药理作用　本品为半合成四环素类广谱抗生素，具高效和长效性，在四环素类抗生素中，本品的抗菌作用最强。抗菌谱与四环素相近。对革兰阳性菌包括耐四环素的金黄色葡萄球菌、链球菌等和革兰阴性菌中的淋病奈瑟菌均有很强的作用；对革兰阴性杆菌的作用一般较弱；对沙眼衣原体和解脲支原体亦有较好的抑制作用。近年来由于滥用四环素类抗生素，大多数常见革兰阳性和阴性菌均对本品耐药。本品的作用机制是与核糖体 30S 亚基的 A 位置结合，阻止肽链的延长，从而抑制细菌或其他病原微生物的蛋白质合成。本品系抑菌药，但在高浓度时，也具有杀菌作用。

3. 适应证　适用于对本品敏感的病原体引起的下列感染：败血症、菌血症；浅表性化脓性感染：毛囊炎、脓皮症、扁桃体炎、泪囊炎、牙龈炎、外阴炎、创伤感染、手术后感染等；深部化脓性疾病：乳腺炎、淋巴管（结）炎、颌下腺炎、骨髓炎、骨炎；急慢性支气管炎、喘息型支气管炎、支气管扩张、支气管肺炎、细菌性肺炎、肺部化脓症；痢疾、肠炎、感染性食物中毒、胆管炎、胆囊炎；腹膜炎；肾盂肾炎、尿道炎、膀胱炎、前列腺炎、附睾炎、宫内感染、淋病；中耳炎、副鼻窦炎、颌下腺炎；梅毒。

4. 用法用量　口服。成人首次剂量为 0.2g，以后每 12 小时服用本品 0.1g，或每 6 小时服用 50mg。

5. 不良反应　如下所述。

（1）菌群失调：本品引起菌群失调较为多见。常可见到由于白色念珠菌和其他耐药菌所引起的二重感染。亦可发生难辨梭菌性假膜性肠炎。

（2）消化道反应：食欲缺乏、恶心、呕吐、腹痛、腹泻、口腔炎、舌炎、肛门周围炎等；偶可发生食管溃疡。

（3）肝损害：偶见恶心、呕吐、黄疸、脂肪肝、血清氨基转移酶升高、呕血和便血等，严重者可昏迷而死亡。

（4）肾损害：可加重肾功能不全者的肾损害，导致血尿素氮和肌酐值升高。

（5）影响牙齿和骨发育：本品可沉积于牙齿和骨中，造成牙齿黄染，并影响胎儿、新生儿和婴幼儿骨骼的正常发育。

（6）过敏反应：主要表现为皮疹、荨麻疹、药物热、光敏性皮炎和哮喘等。罕见全身性红斑狼疮，若出现，应立即停药并做适当处理。

（7）可见眩晕、耳鸣、共济失调伴恶心、呕吐等前庭功能紊乱（呈剂量依赖性，女性比男性多见），常发生于最初几次应用时，一般停药 24 ～ 48 小时后可恢复。

（8）血液系统：偶有溶血性贫血、血小板减少、中性粒细胞减少、嗜酸性粒细胞增多等。

（9）维生素缺乏症：偶有维生素 K 缺乏症状（低凝血酶原症、出血倾向等）、维生素 B 族缺乏症状（舌炎、口腔炎、食欲不振、神经炎等）等。

（10）颅内压升高：偶见呕吐、头痛、复视、视神经盘水肿、前囟膨隆等颅内压升高症状，应立即停药。

（11）休克：偶有休克现象发生，须注意观察，如发现有不适感、口内异常感、哮喘、便意、耳鸣等症状时，应立即停药，并做适当处理。

（12）皮肤：斑丘疹、红斑样皮疹等；偶见剥脱性皮炎、混合性药疹、多形性红斑和 Stevens-Johnson 综合征。长期服用本品，偶有指甲、皮肤、黏膜处色素沉着现象发生。

（13）其他：偶有头晕、倦怠感等。长期服用本品，可使甲状腺变为棕黑色，甲状腺功能异常少见。罕见听力受损。

6. 禁忌　如下所述。

（1）对本品及其他四环素类过敏者禁用。

（2）由于本品可引起牙齿永久性变色，牙釉质发育不良，并抑制骨骼的发育生长，故 8 岁以下小儿禁用。

7. 注意事项　如下所述。

（1）肝肾功能不全者、食管通过障碍者、老年人、口服吸收不良或不能进食者及全身状态恶化患者（因易引发维生素 K 缺乏症）慎用。

（2）由于具有前庭毒性，本品已不作为脑膜炎奈瑟菌带菌者和脑膜炎奈瑟菌感染的治疗药物。

（3）对本品过敏者有可能对其他四环素类也过敏。

（4）由于可致头晕、倦怠等，汽车驾驶员、从事危险性较大的机器操作及高空作业者应避免服用本品。

（5）本品滞留于食管并崩解时，会引起食管溃疡，故应多饮水，尤其临睡前服用时。

（6）急性淋病奈瑟菌性尿道炎患者疑有初期或二期梅毒时，通常应进行暗视野检查，疑有其他类型梅毒时，每月应进行血清学检查，并至少进行 4 个月。

（7）严重肾功能不全患者的剂量应低于常用剂量，如需长期治疗，应监测血药浓度。

（8）用药期间应定期检查肝、肾功能。

（9）本品较易引起光敏性皮炎，故用药后应避免日晒。

（10）对实验室检查指标的干扰：①测定尿邻苯二酚胺（Hingerty 法）浓度时，由于本品对荧光的干扰，可能使测定结果偏高。②可能使碱性磷酸酶、血清淀粉酶、血清胆红素、血清氨基转移酶（AST、ALT）的测定值升高。

（11）本品可与食品、牛奶或含碳酸盐饮料同服。

（12）FDA 对本药的妊娠安全性分级为 D 级。

8. 药物相互作用　如下所述。

（1）由于本品能降低凝血酶原的活性，故本品与抗凝血药合用时，应降低抗凝血药的剂量。

（2）由于制酸药（如碳酸氢钠）可使本品的吸收减少、活性降低，故本品与制酸药应避免同时服用。

（3）本品与含铝、钙、镁、铁离子的药物合用时，可形成不溶性络合物，使本品的吸收减少。

（4）降血脂药物考来烯胺或考来替泊与本品合用时，可能影响本品的吸收。

（5）由于巴比妥类、苯妥英钠或卡马西平可诱导微粒体酶的活性致使本品血药浓度降低，故合用时须调整本品的剂量。

（6）全麻药甲氧氟烷与本品合用可导致致命性的肾毒性。

（7）由于本品能干扰青霉素的杀菌活性，所以应避免本品与青霉素类合用。

（8）本品与强利尿药（如呋塞米等）合用可加重肾损害。

（9）本品与其他肝毒性药物（如抗肿瘤化疗药物）合用可加重肝损害。

（10）本品与口服避孕药合用，能降低口服避孕药的效果。

9. 规格　注射剂：50mg（5 万 U）；100mg（10 万 U）。

（三）替加环素（Tigecycline）

1. 其他名称　Tygacil。

2. 药理作用　替加环素的作用机制与四环素类抗生素相似，都是通过与细菌 30S 核糖体结合，使得氨基酸无法结合成肽链，最终起到阻断细菌蛋白质合成，限制细菌生长的作用。但替加环素与核糖体的结合能力是其他四环素类药物的 5 倍，说明本品抗细菌耐药性的能力优于其他四环素类药物。替加环素的抗菌谱包括革兰阳性菌、革兰阴性菌和厌氧菌。体外实验和临床试验显示，替加环素对部分需氧革兰阴性菌（如弗氏枸橼酸杆菌、阴沟肠杆菌、大肠埃希菌、产酸克雷白菌和肺炎克雷白菌、鲍曼不动杆菌、嗜水气单胞菌、克氏枸橼酸杆菌、产气肠杆菌、出血败血性巴斯德菌、黏质沙雷菌和嗜麦芽寡养单胞菌等）敏感。铜绿假单胞菌对替加环素耐药。

3. 适应证　本品适用于 18 岁以上患者在下列情况下由特定细菌的敏感菌株所致感染的治疗：①复杂性皮肤软组织感染：大肠埃希菌、粪肠球菌（仅限于万古霉素敏感菌株）、金黄色葡萄球菌（甲氧西林敏感及耐药菌株）、无乳链球菌、咽峡炎链球菌族（包括咽峡炎链球菌、中间型链球菌和 S. constellatus）、化脓性链球菌和脆弱拟杆菌等所致者。②复杂性腹腔内感染：弗劳地柠檬酸杆菌、阴沟肠杆菌、大肠埃希菌、产酸克雷白菌、肺炎克雷白菌、粪肠球菌（仅限于万古霉素敏感菌株）、金黄色葡萄球菌（仅限于甲氧西林敏感菌株）、咽峡炎链球菌族（包括咽峡炎链球菌、中间型链球菌和 S. constellatus）、脆弱拟杆菌、多形拟杆菌、单形拟杆菌、普通拟杆菌、产气荚膜梭菌和微小消化链球菌等所致者。

为了分离、鉴定病原菌并明确其对替加环素的敏感性，应该留取合适标本进行细菌学检测。在尚未获知这些试验结果之前，可采用本品作为经验性单药治疗。

为了减少耐药细菌的出现并维持本品及其他抗菌药物的有效性，本品应该仅用于治疗确诊或高度怀疑细菌所致的感染。一旦获知培养及药敏试验结果，应该据之选择或调整抗菌药物治疗。缺乏此类资料时，可根据当地流行病学和敏感性模式选用经验性治疗药物。

4. 用法用量　具体如下。

（1）替加环素的推荐给药方案为首剂 100mg，然后每 12 小时 50mg。替加环素的静脉输注时间应该每 12 小时给药一次，每次 30 ~ 60min。本品治疗复杂性皮肤软组织感染或复杂性腹腔内感染的推荐疗程为 5 ~ 14 天。治疗疗程应该根据感染的严重程度及部位、患者的临床表现和细菌学进展情况而定。本品无须根据年龄、性别或种族调整剂量。

（2）药品配制与处理：每瓶本品采用 5.3mL 0.9% 氯化钠注射液或 5% 葡萄糖注射液溶解，轻晃药瓶直至药物溶解。溶解后的替加环素溶液浓度为 10mg/mL（注意：每瓶超量 6%，因此 5mL 溶液相当于 50mg 药物）。立刻从药瓶中抽取 5mL 溶液加入含 100mL 液体的静脉输液瓶中（100mg 剂量溶解 2 瓶，50mg 剂量溶解 1 瓶）。静脉输液瓶中药物的最大浓度为 1mg/mL。溶解后的溶液呈黄色或橙色，颜色变化的溶液应丢弃不用。注射用药物在给药之前应该肉眼检查是否存在颗粒物和变色（如绿色或黑色）。

本品可以在注射溶液瓶中室温保存 6 小时，或 2 ~ 8℃冷藏 24 小时。本品应该经专用输液管线或 Y

形管线静脉给药。如果同一输液管线继续用于输注多种药物，应该在输注本品前后应用 0.9% 氯化钠注射液或 5% 葡萄糖注射液冲洗管线。经此普通管线给药应该采用与替加环素及其他任何药物相容的注射溶液。

5. 不良反应　主要不良反应包括：活化部分凝血活酶时间延长（aPPT），凝血酶原时间延长（PT）；胆红素血症，血尿素氮升高；头晕；静脉炎；恶心、呕吐、腹泻；厌食、腹痛、消化不良；皮肤瘙痒、皮疹等。

6. 禁忌　禁用于已知对替加环素过敏的患者。

7. 注意事项　具体如下。

（1）甘氨酰环素类抗菌药物在结构上与四环素类抗菌药物相似，可能存在相似的不良事件。因此，四环素类抗菌药物过敏的患者应慎用替加环素。

（2）妊娠妇女应用本品时可导致胎儿受到伤害。如果患者在应用替加环素期间妊娠，应该告知患者其对胎儿的潜在危害。动物实验研究结果提示，替加环素可透过胎盘在胎儿组织中被发现。替加环素可致胎鼠和胎兔体重减轻（并发相应的骨化延迟）、家兔死胎。

（3）在牙齿形成期间（妊娠后半期、婴儿期以及 8 岁以下儿童期）使用本品可导致牙齿永久性变色（黄色、灰色、棕色）。研究结果显示，大鼠应用本品后出现骨骼变色。因此，此时不可使用本品，除非其他药物无效或禁忌使用。

（4）几乎所有抗菌药物使用过程中均有假膜性结肠炎报道，严重程度从轻度到危及生命。因此，应用任何抗菌药物后出现腹泻的患者均应考虑此诊断。

（5）替加环素可引起头晕，这会对驾车、操纵机器造成影响。

（6）肝功能损伤患者用药：轻至中度肝功能损伤（Child. Pugh 分级 A 和 B 级）患者无须调整剂量。重度肝功能损伤（Child Pugh 分级 C 级）患者应该慎用本品，治疗过程中应监测其治疗反应。

8. 规格　注射剂：50mg。

第四章
抗病毒药物

人类传染病约75%是由病毒引起的，其中严重危害人类健康者有流感、艾滋病、病毒性脊髓灰质炎、乙型脑炎、肝炎、麻疹、非典型肺炎、天花、狂犬病等。医学史上曾成功地用疫苗接种的方法预防严重危害人类健康的流行性病毒感染性疾病如天花、麻疹、脊髓灰质炎等。目前临床所用的抗病毒化学药物大多毒性较大，且临床疗效有待提高；生物制剂如疫苗、免疫球蛋白、一些细胞因子如干扰素和干扰素诱导剂等在病毒感染性疾病的治疗与预防方面仍然占有极其重要的位置。

第一节　抗病毒药概述

一、病毒简介

病毒无完整细胞结构，属于非细胞型微生物，仅由单链或双链核酸（RNA 或 DNA）的核心和外面的蛋白外壳（衣壳，capsid）组成，有些病毒具有脂蛋白包膜。病毒体（virion）指完整成熟的病毒颗粒，是其独立存在的形式，具有典型的形态结构和感染性。病毒核酸携带有病毒的全部遗传信息。病毒蛋白质分为结构蛋白和非结构蛋白。结构蛋白指参与病毒体结构构成的蛋白质，包括病毒的衣壳蛋白、包膜蛋白和基质蛋白，它们一般具有良好的抗原性。非结构蛋白是指由病毒基因组编码，但不参与病毒体的结构构成的蛋白或多肽，例如蛋白水解酶、DNA 多聚酶、核苷激酶和逆转录酶等，它们可存在于病毒体，也可以仅存在于宿主细胞中。

病毒体微小，可通过滤菌器。人类目前发现的病毒有4 000多种，各种病毒有很大差异，分类有多种。可按病毒大小、形态结构特点、核酸类型、所致疾病、宿主细胞类型等进行分类。

病毒没有自己的代谢系统，只能寄生于其他细胞内，利用宿主细胞的酶进行代谢、复制。病毒的增殖不是二分裂，而是以其基因组（DNA 或 RNA）为模板，通过转录和（或）逆转录、翻译等复杂的生化过程，复制 DNA 或 RNA，合成蛋白质，通过组装产生更多的病毒颗粒。病毒体从吸附穿透侵入宿主细胞内到最后从宿主细胞释放出更多的病毒体主要经历以下过程：①吸附、穿透侵入易感细胞；②脱壳；③合成核酸多聚酶；④合成核酸；⑤合成蛋白质及翻译后修饰；⑥各部分组装成病毒颗粒；⑦从宿主细胞释放出更多的病毒体。

二、抗病毒药的作用机制和分类

理论上讲病毒复制周期中的每个环节都可以成为药物作用的靶点，目前临床疗效较好的抗病毒药的靶点大多为嘌呤或嘧啶代谢、逆转录酶、蛋白酶和神经酰胺酶等。但由于病毒的寄生特点，干扰病毒复制，抑制或杀伤病毒的药物常影响人体细胞的复制机制，或通过其他机制损伤人体细胞而产生毒性。研究选择性抗病毒药仍是目前人类所面临的一大挑战。

抗病毒药的分类方法有多种。①按病毒种类分类：广谱抗病毒药、抗 RNA 病毒药和抗 DNA 病毒药。②按病毒所致疾病分类：抗疱疹病毒药、抗艾滋病病毒药、抗流感病毒药、抗肝炎病毒药等。③按药物来源和化学结构与性质分类：化学合成药物、生物制剂。④按作用机制或靶点分类：阻止吸附穿透药（抗体）、干扰脱壳药（金刚烷胺）、抑制核酸合成药（嘌呤或嘧啶核苷类似药、逆转录酶抑制药）、抑制蛋白质合成药（干酪素）、干扰蛋白质合成后修饰药（蛋白酶抑制药）、干扰组装药（干扰素、金刚烷胺）、抑制病毒释放药（神经酰胺酶抑制药）等。

第二节　广谱抗病毒药

广谱抗病毒药主要有嘌呤或嘧啶核苷类似药和生物制剂类药物。化学结构上属于此类的抗病毒药有利巴韦林、大部分抗疱疹病毒药（阿昔洛韦、伐昔洛韦、阿糖腺苷、碘苷等）、主要用于抗艾滋病病毒的核苷类逆转录酶抑制药、主要用于治疗慢性病毒性肝炎的拉米夫定、泛昔洛韦和喷昔洛韦等。生物制剂有干扰素、胸腺肽 α_1、转移因子等。

一、利巴韦林（ribavirin，三氮唑核苷）

（一）药理作用

利巴韦林又名病毒唑（virazole），是人工合成的鸟嘌呤类似物，为广谱抗病毒药，对多种 RNA 和 DNA 病毒有抑制作用。对呼吸道合胞病毒、流行性出血热病毒、甲型肝炎病毒、麻疹病毒、乙型脑炎病毒、腺病毒、带状疱疹病毒和各种流感病毒均有抑制作用。最小抗病毒浓度为 0.05 ~ 2.5μg/mL。本药在细胞内先后磷酸化为一、二和三磷酸利巴韦林，其中三磷酸利巴韦林为其细胞内主要形式，占 80%，其细胞内 $t_{1/2}$<2h，其抗病毒机制尚未完全明了，其中一磷酸利巴韦林竞争性抑制一磷酸肌苷脱氢酶，进而干扰三磷酸鸟苷的合成；三磷酸利巴韦林竞争性抑制病毒 RNA 聚合酶，阻碍 mRNA 的转录过程。此外，利巴韦林在细胞内可能有多个作用靶点，其相互间可表现出协同抗病毒作用。

（二）体内过程

不同给药途径、不同剂型、不同剂量、不同给药间隔，其药物代谢动力学各参数有很大差异。血药浓度可达 0.2μg/mL（气雾剂吸入）~ 17.6μg/mL（静脉注射）。V_d 约为 10L/kg。单次用药其血浆 $t_{1/2}$ 为 30 ~ 40h，多次给药达稳态血药浓度的 $t_{1/2}$ 可达 200 ~ 300h。

（三）临床应用

①口服用于甲型肝炎、单纯疱疹、麻疹、呼吸道病毒感染；②气雾剂喷雾用于呼吸道病毒引起的鼻炎、咽炎等；③感染早期静脉滴注治疗流感、副流感病毒性肺炎、小儿腺病毒肺炎、拉萨热和病毒性出血热等；④滴鼻治疗甲、乙型流感；⑤乳膏剂治疗带状疱疹和生殖器疱疹；⑥滴眼剂治疗流行性结膜炎、单纯疱疹病毒性角膜炎等。

（四）不良反应

少数用药者可出现腹泻、乏力、白细胞减少、可逆性贫血等。动物实验表明本药有致畸作用，孕妇忌用。

（五）用法用量

口服 0.8 ~ 1g/d，分 3 ~ 4 次服用。肌内注射或静脉滴注 10 ~ 15mg/（kg·d），分 2 次。缓慢静脉滴注用于早期出血热，1g/d，加入输液 500 ~ 1 000mL 中静滴，连续应用 3 ~ 5d。滴鼻用于防治流感，用 0.5% 溶液（以等渗氯化钠溶液配制），每小时 1 次。滴眼治疗疱疹感染，浓度 0.1%，1 日数次。

二、干扰素（interferons，IFNs）

干扰素为一类强有力的细胞因子，它们性质为蛋白质，具有抗病毒、免疫调节和抗增生作用。目前已被证明有抗病毒作用的IFNs有三种，即IFN α、IFN β 和IFN γ。几乎所有细胞均能在病毒感染及多种其他刺激下产生IFN α 和IFN β，而IFN γ 的产生仅限于T淋巴细胞和自然杀伤细胞。IFN α 和IFN β 具有抗病毒和抗增生作用，可刺激淋巴细胞、自然杀伤细胞和巨噬细胞的细胞毒作用。IFN γ 的抗病毒和抗增生作用较弱，但免疫调节作用较强。IFNs为广谱抗病毒药，它们可抑制绝大多数动物病毒，RNA病毒对IFNs较为敏感，而DNA病毒敏感性较低。IFNs对病毒穿透细胞膜过程、脱壳、mRNA合成、蛋白翻译后修饰、病毒颗粒组装和释放均可产生抑制作用。对不同病毒，IFNs的主要作用环节有所不同，不同病毒对IFNs的敏感性差异较大。IFNs与细胞内特异性受体结合，进而影响相关基因，导致抗病毒蛋白的合成。已知IFNs诱导的酶有三种。①蛋白激酶：导致延长因子2磷酸化，抑制病毒肽链启动。②寡腺苷酸合成酶：激活RNA酶，降解病毒mRNA。③磷酸二酯酶：降解tRNA末端核苷，抑制病毒肽链延长。IFNs通过抗病毒作用和免疫调节作用而发挥抗病毒感染效应。目前临床所用的IFNs有重组型、自然型和蛋白改性（长效）型。临床用于多种病毒感染性疾病，如慢性肝炎、单纯疱疹病毒性角膜炎、带状疱疹等，另外还广泛用于肿瘤治疗。

三、胸腺肽 α_1（Thymosin α_1）

胸腺肽 α_1 为一组免疫活性肽，可诱导T细胞分化成熟，并调节其功能。临床用于慢性肝炎、艾滋病、其他病毒性感染和肿瘤的治疗或辅助治疗。

四、转移因子（transfer factor）

转移因子是从健康人白细胞提取出的一种核苷肽，无抗原性。可以将供体细胞的免疫信息转移给未致敏的受体细胞，从而使受体细胞获得供体样的特异性和非特异性细胞免疫功能，其作用可以持续6个月。本药还可起到佐剂作用。临床用于先天性和获得性免疫缺陷病、病毒感染、霉菌感染和肿瘤等的辅助治疗。

第三节　抗人免疫缺陷病毒药

人免疫缺陷病毒（HIV）属于逆转录病毒。目前发现可引起人类患获得性免疫缺陷综合征（AIDS，简称艾滋病）的病毒有HIV-1和HIV-2两种。目前所知，HIV复制周期中起着重要作用的酶主要有逆转录酶、蛋白酶、整合酶等。这些酶都是研究开发和筛选抗HIV新药的靶点，而目前体外筛选抗HIV药物的靶酶主要是HIV逆转录酶和HIV蛋白酶。HIV逆转录酶为多功能酶蛋白，其功能有三：①催化以HIV RNA为模板负链合成DNA；②降解RNA-DNA杂交链中的RNA模板；③催化以负链DNA为模板合成正链DNA，即病毒前DNA。然后病毒前DNA掺入宿主细胞染色体中。因此，抑制逆转录酶可抑制HIV早期复制过程。HIV蛋白酶具有催化HIV蛋白前体裂解为成熟蛋白质（包括逆转录酶、蛋白酶、整合酶和结构蛋白质）的作用。因此，HIV蛋白酶对HIV的感染性是至关重要的。抑制HIV蛋白酶导致病毒停留在不成熟无感染性的病毒颗粒状态。目前已批准临床用于抗HIV的药物有三类：核苷类逆转录酶抑制药、非核苷类逆转录酶抑制药和HIV病毒蛋白酶抑制药。

一、核苷类逆转录酶抑制药

核苷酸或核苷类逆转录酶抑制药（nucleoside reverse transcriptase inhibitors，NRTIs）为嘧啶或嘌呤类似物。此类药物一般须先在宿主细胞浆内的某些激酶的作用下发生磷酸化而形成活性药物——三磷酸核苷类似物。继而活性药物作为酶的底物竞争（与相应的核苷酸）性抑制病毒逆转录酶，或者掺入病毒DNA链中，终止病毒DNA链的延长。在逆转录酶的作用下NRTIs可被掺入病毒DNA链中，由于NRTI缺乏3'羟基，结果DNA链无法延长。由于逆转录过程是病毒复制的早期关键环节，因而NRTIs对防止高危和易感细胞的感染效果较突出。齐多夫定（ZDV）为本类第一个（1987年）被美国FDA批准上市的药物，2000年又批准了5个核苷类逆转录酶抑制药，它们分别是地丹诺辛（didanosine，DDI，双脱氧肌苷）、拉米夫定、司他夫定（stavudine）、扎西他滨（zalcitabine，双脱氧胞苷）和阿巴卡韦（abacavir）。属于此类药物的还有替诺福韦（tenofovir）和恩曲他滨（emtricitabine）。此类药物中ZDV和司他夫定在活化细胞内的抗HIV作用较强，而拉米夫定、DDI和扎西他滨在静止细胞中抗病毒作用较强，因而ZDV（或司他夫定）+DDI（或拉米夫定）联合用药可起到协同抗HIV作用。

齐多夫定（zidovudine，ZDV）

1. 药理作用　又称叠氮胸苷（azidothymidine，AZT），为胸苷类似物，对多种逆转录病毒有抑制作用。ZDV进入宿主细胞内，在宿主细胞胸苷激酶的作用下生成一磷酸ZDV，进而在胸苷激酶作用下生成二磷酸ZDV，最后在核苷二磷酸激酶的作用下生成三磷酸ZDV。三磷酸ZDV具有两方面的作用：①竞争性抑制三磷酸胸苷掺入病毒DNA链；②终止DNA链延长。因此，ZDV抑制HIV逆转录过程，使病毒复制受阻而产生抗病毒作用。ZDV在细胞内抑制HIV-1和HIV-2复制的IC_{50}（抑制病毒生长50%的药物浓度）分别为0.013μg/mL和0.015μg/mL，对人骨髓细胞和人淋巴细胞生长的IC_{50}分别为0.5μg/mL和5μg/mL；对其他人细胞生长的IC_{50}大多>50μg/mL。胸苷激酶是细胞周期中DNA合成期的特异酶，因此，ZDV在活化细胞内的抗HIV作用强于在静止细胞内。病毒可通过逆转录酶密码子突变而产生抗药性。

2. 体内过程　口服吸收率为65%，成人口服200mg，血药峰值浓度为0.63～1.47μg/mL，达峰时间为0.5～1.5h。体内分布广泛，V_d为1.6L/kg。ZDV主要在肝脏代谢，约18%的原形药物和约74%的代谢物经尿排出，血浆$t_{1/2}$约为1h。三磷酸ZDV在细胞内的$t_{1/2}$为3h。

3. 临床应用　ZDV为治疗HIV感染的首选药，可减轻或缓解AIDS相关症状，减缓疾病进展，延长AIDS患者生存期。为增强疗效、防止或延缓耐药性产生，临床上须与其他抗HIV药合用。ZDV还可用于预防母子传播和预防接触后传染。

4. 不良反应　可引起骨髓抑制，表现为白细胞或红细胞减少、贫血，发生率与用药剂量和疗程有关，多发生在连续用药6～8周。其骨髓抑制作用可能与一磷酸ZDV竞争性抑制细胞胸苷激酶有关。

ZDV还有一定骨骼肌和心肌毒性，表现为肌痛、肌无力、心电图异常，停药可恢复。其他不良反应有恶心、头痛、发热、疲乏等。因此，使用本药时应定期查血常规和心电图。

5. 药物相互作用　美沙酮、氟康唑、丙戊酸、苯妥英钠等可增高ZDV血药浓度；氟胞嘧啶、更昔洛韦、氨苯砜、抗癌药物可增强ZDV对骨髓的抑制，故应尽量避免与其他有骨髓抑制作用的药物合用。

6. 用法用量　成人常用量每次200mg，每隔4小时给药一次。有贫血的患者可按每次100mg用药。

二、非核苷类逆转录酶抑制药

非核苷类逆转录酶抑制药（non-nucleoside reverse transcriptase inhibitors，NNRTIs）有奈韦拉平、地拉夫定（delavirdine）和依法韦仑（efavirenz）。它们为人工合成化合物，其化学结构迥然不同。它们与HIV-1逆转录酶结合，但结合点在活性区域以外的一个疏水的位置上，通过改变该酶构象而抑制其活性。本类药物的作用机制相似，有关毒性作用和耐药性产生方面也相近，大多数药物尚在临床试验观察阶段。本类药物的特点有：①不需要磷酸化；②仅对HIV-1有效，对HIV-2无效；③均被细胞色素P450代谢，对肝药酶有抑制作用，易引起药物相互作用；④病毒对本类药物易产生耐药性，并且本类药物间有交叉耐药现象。

奈韦拉平（nevirapine）

1. 药理作用　特异性抑制HIV-1逆转录酶，对HIV-2逆转录酶和动物细胞DNA聚合酶无抑制作用。体外抑制 HIV-1 复制的 IC_{50} 为 0.002 ~ 0.27 μg/mL。极易产生耐药毒株，但与 ZDV 无交叉耐药现象。

2. 体内过程　口服吸收率 >90%，口服单剂 200mg，血药浓度 4h 达峰值，为（2.0+0.4）μg/mL。V_d 为 1. 21L/kg。经肝代谢，可诱导肝 P450 酶（CYP3 A4）。代谢物主要经肾排出，单次和多次给药的 $t_{1/2}$ 分别为 45h 和 25 ~ 30h。

3. 临床应用　常与其他抗逆转录病毒药物联合用于治疗 HIV-1 成人和儿童患者。最近一项研究表明，用奈韦拉平、ZDV 和 DDI 三药合用治疗 HIV-1 成年患者，52% 的患者血浆 HIV-1 RNA 低于每毫升 400 个拷贝。

4. 不良反应　最常见的有药疹（发生率 >16%）、发热、疲劳、头痛、失眠和恶心等。用药后患者肝转氨酶增高发生率约为 14%。

5. 药物相互作用　本药可显著性降低血浆乙炔基雌二醇和炔诺酮水平，也可降低 HIV 蛋白酶抑制药的浓度。

6. 用法用量　成人患者在最初 14 天，每日 1 片（200mg）。然后每日 2 次，每次 200mg，并同时使用至少两种以上的其他抗逆转录病毒药物。

三、HIV 蛋白酶抑制药

HIV 蛋白酶抑制药通过竞争性抑制病毒天冬氨酰蛋白酶，而阻滞病毒蛋白质的裂解，使其结构蛋白质和酶蛋白质无法进行翻译后修饰。此类药物有沙奎那韦（saquinavir）、利托那韦（ritonavir）、奈非那韦（nelfinavir）、茚地那韦（indinavir）、安泼那韦（amprenavir）、洛匹那韦（lopinavir）等。它们的共同特点：①选择性抑制 HIV 蛋白酶，对 HIV-1 病毒复制均有很强的抑制作用，单药治疗 4 ~ 12 周可使患者血浆 HIV-1 RNA 水平下降 100 ~ 1 000 倍。前 4 药选择性抑制 HIV-1 蛋白酶，后两者对 HIV-1 和 HIV-2 蛋白酶均有抑制作用。它们对人细胞蛋白酶的亲和力很弱。②干扰病毒复制的晚期，与 NRTI 合用可产生协同作用。③病毒易产生耐药性，但比 NNRTIs 慢。④均被细胞色素 P450（CYP3 A4 或 CYP3A）代谢。它们大多可抑制肝药酶，其中利托那韦的肝药酶抑制作用最强。利托那韦、奈非那韦和安泼那韦还有中度的肝药酶诱导作用。因此，本类药物可使很多药物的血药浓度明显增高或降低，因而易引起明显而复杂的药物相互作用。⑤不良反应有身体脂肪重新分布（出现水牛背、躯干肥胖、面部和外周萎缩）、胰岛素抵抗、高血脂、恶心、呕吐、腹泻和感觉异常等。

四、AIDS 治疗的有关问题

1. 及时治疗　一般认为开始治疗时间为血浆 HIV RNA ≥每毫升 2 万个拷贝，或血浆 CD4 细胞≤每毫升 350 个。

2. 联合用药　临床研究表明，大多抗 HIV 药物单用时效果不佳，病毒易产生耐药性。目前很多抗 HIV 药物的临床研究是在多个抗 HIV 药物合用的情况下进行的。要尽可能彻底地、长时间地抑制病毒复制而又避免不良反应和延缓耐药性产生，必须治疗一开始就采用多个药物同时联合用药。1995 年以后先后提出了所谓“鸡尾酒疗法（cocktail therapy）”和“高效抗逆转录靶点疗法（HARRT）”，目前强调至少 3 个抗 HIV 药物合用治疗 AIDS。逆转录酶抑制药和蛋白酶抑制药分别干扰 HIV 复制的早期和晚期，因此，两类药物合用可双重干扰 HIV 复制而产生协同作用；由于 ZDV 和司他夫定等在活化细胞内的抗 HIV 活性强，而地丹诺辛、扎西他滨和拉米夫定等在静止细胞内的抗 HIV 活性较强，此两类合用也可产生协同作用。临床联合用药常采用：活化细胞内作用强的 NRTI+ 在静止细胞内活性强的 NRTI+ 蛋白酶抑制药。抗 HIV 疗效较好的联合用药方案为：ZDV（或司他夫定）+ 地丹诺辛（或拉米夫定或扎西他滨）+ 茚地那韦（或奈非那韦，或沙奎那韦，或利托那韦）。

3. 监控血液 HIV RNA 水平，确保疗效　抗 HIV 药可抑制 HIV 复制增殖，延缓艾滋病进展，提高患者生活质量，延长生存期，但最终挽救不了患者生命。抗 HIV 药物的临床疗效是以血浆 HIV RNA 受抑制的程度和持续时间来衡量的。开始治疗后 2 ~ 4 周测量血浆 HIV RNA 水平，然后每 3 ~ 4 月测量一次，通过动态监测确保血浆 HIV RNA 有理想的下降。

4. 坚持持续治疗　许多 AIDS 患者难以坚持多药物合用疗法，不能严格坚持这种治疗是治疗失败和死亡的主要原因。

第四节　抗流感病毒药

一、金刚烷胺（amantadine）和金刚乙胺（rimantadine）

（一）抗病毒作用

金刚烷胺和金刚乙胺的抗病毒机制可能有两方面：①作用于具有离子通道作用的 M2 蛋白而影响病毒脱壳和复制；②也可通过影响血凝素（hemagglutinin）而干扰病毒组装。此两药仅对亚洲甲型流感病毒有效，金刚烷胺抗病毒浓度为 0.03 ～ 1.0μg/mL，金刚乙胺的抗病毒作用比金刚烷胺强 4 ～ 10 倍。

（二）体内过程

此两药口服均易吸收，体内分布广泛。金刚烷胺和金刚乙胺常规口服量血药浓度在 0.3 ～ 0.8μg/mL。

金刚烷胺绝大部分以原形从尿中排出，血浆 $t_{1/2}$ 为 12 ～ 18h，老年人和肾功能低下者血浆 $t_{1/2}$ 延长。金刚乙胺代谢物 60% ～ 90% 从尿中排出，血浆 $t_{1/2}$ 为 24 ～ 36h。

（三）临床应用

此两药仅用于亚洲甲型流感病毒感染的预防和治疗。预防有效率为 70% ～ 90%；发病 48h 内治疗用药可改善症状，缩短病程 1 ～ 2 天，并可加速患者功能恢复。另外，金刚烷胺还用于震颤麻痹症。

（四）不良反应

两药的不良反应一般有轻微胃肠症状（食欲下降、恶心）和中枢神经症状（如神经过敏、注意力不集中、头昏）。金刚乙胺不良反应较轻。大剂量或金刚烷胺血药浓度为 1.0 ～ 5.0μg/mL 时可引起严重的神经毒性作用，可出现精神错乱、幻觉、癫痫发作甚至昏迷和心律失常。在老年人，抗组胺药、向神经药物或抗胆碱药可增强金刚烷胺引起神经毒性的可能性。有研究表明，金刚烷胺对大鼠有胎毒作用和致畸作用，孕妇和哺乳期妇女慎用。

（五）用法用量

金刚烷胺：抗震颤麻痹，成人每次口服 100mg，每日 1 ～ 2 次，每日最大量为 400mg。肾功能障碍者应减量。抗病毒，成人每日口服用药 1 次，每次 200mg。肾功能障碍者，应减少剂量。

金刚乙胺：成人及 10 岁以上儿童每日口服 200mg，可 1 次或分 2 次给药。

二、扎那米韦（zanamivir）

（一）抗病毒作用

为治疗流感病毒 A 和流感病毒 B 感染的新药，体外实验表明，扎那米韦对金刚烷胺和金刚乙胺耐药病毒仍有抑制作用。其抗病毒机制为抑制病毒神经酰胺酶（neuraminidase），该酶裂解末端唾液酸残基，破坏病毒血凝素可识别的受体。神经酰胺酶所引发的这种酶反应是病毒从感染细胞释放关键过程。因而扎那米韦抑制病毒从感染细胞的释放，从而阻止病毒在呼吸道扩散。本药对流感病毒 A 和流感病毒 B 的神经酰胺酶有很强的选择性抑制作用，在 0.2 ～ 3ng/mL 即可竞争性抑制该酶，但在高于此浓度的 106 倍时才可影响其他病原体和哺乳类细胞的该酶。

（二）体内过程

口服吸收率低（约 5%），故口服无效。临床一般采用鼻内用药或干粉吸入用药。干粉吸入滞留在口咽部和下呼吸道的量分别约为 80% 和 15%。吸入用药的吸收率 <20%，吸入 10mg 后血浆药物浓度约

为 35 ~ 100ng/mL。约 90% 的代谢物从尿中排出体外。口吸入和静脉注射的 $t_{1/2}$ 分别为 2.5 ~ 5h 和 1.7h。

（三）临床应用

用于流感的治疗和预防。越早使用疗效越好。早期治疗可降低疾病的严重性，可使流感感染病程缩短 1 ~ 3d；可使下呼吸道并发症发生危险性降低 40%。

（四）不良反应

局部使用一般患者耐受良好。曾有报道，扎那米韦可引起喘鸣、支气管痉挛，患有哮喘或气道慢性阻塞性疾病的患者可出现肺功能状态恶化。临床前研究未发现本药有致突变、致畸和致癌作用。

（五）用法用量

本品可用于成年患者和 12 岁以上的青少年患者，每日两次，间隔约 12h。每次 10mg，分两次吸入，连用 5d。

三、奥塞米韦（oseltamivir）

与扎那米韦的作用、作用机制和临床应用相似。

第五章
抗寄生虫病药

第一节　抗阿米巴病药

一、双碘喹啉

1. 其他名称　双碘方，双碘喹，双碘羟喹，Diodoquin，Iodoquinol。

2. 药理学　本药具有广谱抗微生物作用，其疗效可能与抑制肠内共生性细菌的间接作用有关。因阿米巴的生长繁殖得益于与肠内细菌共生，而本药抑制了肠内共生细菌，从而使肠内阿米巴的生长繁殖出现障碍。本药只对阿米巴滋养体有作用，对包囊无杀灭作用。

口服仅小部分经肠黏膜吸收，绝大部分直接由粪便排出，在肠腔内可达到较高浓度，而且对感染部位产生较强的抗阿米巴作用。但在组织器官中分布较少，进入血液中的药物大部分以原形经尿排泄，小部分分解释放出碘。

3. 适应证　用于治疗轻型或无明显症状的阿米巴痢疾。与依米丁、甲硝唑合用，治疗急性阿米巴痢疾及较顽固病例。对肠外阿米巴如肝脓肿无效。

4. 用法和用量　成人常规剂量：口服给药一次 400 ~ 600mg，一日 3 次，连服 14 ~ 21d。儿童常规剂量：口服给药一次 5 ~ 10mg/kg，用法同成人。重复治疗需间隔 15 ~ 20d。

5. 不良反应　本药在治疗剂量上是较安全的。主要的不良反应为腹泻，但不常见，一般在治疗第 2、3 日开始，不需停药，数日后即可自行消失。还可出现恶心、呕吐。大剂量可致肝功能减退。可见瘙痒、皮疹、甲状腺肿大（与药物中含碘有关）；也可见发热、寒战、头痛和眩晕。

6. 禁忌证　对碘过敏者、甲状腺肿大患者和严重肝、肾疾病患者禁用。

7. 注意　肝、肾功能不全者慎用；药物对妊娠和哺乳的影响尚不明确，故妊娠及哺乳期妇女应慎用。治疗期间可使蛋白结合碘的水平增高，故能干扰某些甲状腺功能试验。

8. 制剂　双碘喹啉片：每片 200mg。

二、依米丁

1. 其他名称　吐根碱。

2. 性状　常用其盐酸盐，为白色或类白色的结晶性粉末，易溶于水和氯仿，溶解于乙醇（90%），几乎不溶于乙醚。水溶液呈中性或弱酸性反应。无臭，味苦。熔点 235 ~ 255℃（分解）。

3. 药理学　本品能干扰溶组织阿米巴滋养体的分裂与繁殖，故能将其杀灭。但治疗浓度对包囊无杀灭作用，故不能消除其传播感染能力。

本品口服后常引起恶心、呕吐，故一般采用深部皮下注射，吸收良好，大部分集中于肝脏，肺、肾、脾及肠壁、脑等分布较少。主要由肾脏排出，通常注射后 20 ~ 40min 即可出现于尿中。在体内有蓄积性，当治疗完毕后 40 ~ 60d 尿中仍有微量排出。本品在肝脏中的浓度远远超过肠壁中的浓度，可能是对阿米巴肝炎或肝脓肿疗效高于阿米巴痢疾的原因。

4. 适应证 适用于急性阿米巴痢疾急需控制症状者。肠外阿米巴病因其毒性大已少用。由于消除急性症状效力较好而根治作用低，故不适用于症状轻微的慢性阿米巴痢及无症状的带包囊者。此外本品还可用于蝎子蜇伤。

5. 用法和用量

（1）治阿米巴痢：体重 60kg 以下按每日 1mg/kg 计（60kg 以上者，剂量仍按 60kg 计），每日 1 次或分 2 次作深部皮下注射，连用 6 ~ 10d 为 1 疗程。如未愈，30d 后再用第 2 疗程。

（2）治蝎子蜇伤：以本品 3% ~ 6% 注射液少许注入蜇孔内即可。

6. 不良反应 用药后期多出现不良反应，常见的有恶心、呕吐、腹痛、腹泻、肌无力等，偶见周围神经炎（注射前静脉注射 10% 葡萄糖酸钙 10mL 可减轻不良反应）。对心肌损害可表现为血压下降、心前区痛、脉细弱、心律失常、心力衰竭等，如有心电图变化，应立即停药，否则易致急性心肌炎而引起死亡。

7. 禁忌证 重症心脏病、高度贫血、肝肾功能明显减退者，即将手术的患者、老弱患者、妊娠期妇女与幼婴儿均禁用。

8. 注意

（1）本品排泄缓慢，易蓄积中毒，不宜长期连续使用。对人的致死量为 10 ~ 20mg/kg。

（2）使用本品期间禁酒及刺激性食品。

（3）注射前、后 2h 必须卧床休息，检查心脏与血压有无改变。

（4）本品不可由静脉给药，也不能口服或作肌内注射（可引起肌肉疼痛和坏死）。注射部位可出现蜂窝织炎。

9. 制剂 注射液：每支 30mg（1mL）；60mg（1mL）。

第二节 抗滴虫病药

一、甲硝唑

1. 其他名称 甲硝基羟乙唑，灭滴灵，灭滴唑，FLAGYL。

2. 性状 为白色或微黄色结晶或结晶性粉末；有微臭，味苦而略咸。在乙醇中略溶，在水和氯仿中微溶，在乙醚中极微溶解。熔点 159 ~ 163℃。

3. 药理学 本品及硝咪唑类的替硝唑和奥硝唑有强大的杀灭滴虫作用和抗厌氧菌作用，为治疗阴道滴虫病的首选药物，此外对肠道及组织内阿米巴原虫也有杀灭作用。其优点是毒性小、疗效高、口服方便、适应范围广。

本品口服吸收良好，生物利用度可达 90% ~ 100%，t_{max} 为 1 ~ 2h，V_d 为 0.6 ~ 0.7L/kg，血浆蛋白结合率为 10% ~ 20%。有效血药浓度可维持 12h，药物可以原形由尿排出，亦由阴道分泌液、乳汁、唾液中排出。$t_{1/2}$ 为 8 ~ 14h。

4. 适应证 用于治疗厌氧杆菌引起的产后盆腔炎、败血症、牙周炎等。还可用于治疗贾第鞭毛虫病、酒糟鼻。用于阑尾、结肠手术、妇产科手术，可降低或避免手术感染。也可用于治疗阿米巴痢和阿米巴肝脓肿，疗效与依米丁相仿。

5. 用法和用量

（1）治滴虫病：成人 1 日 3 次，每次服 200mg，另每晚以 200mg 栓剂放入阴道内，连用 7 ~ 10d。

为保证疗效，须男女同治。

（2）治阿米巴病：成人 1 日 3 次，每次 400 ～ 800mg（大剂量宜慎用），5 ～ 7d 为 1 疗程。

（3）治贾第鞭毛虫病：常用量每次 400mg，1 日 3 次口服，疗程 5 ～ 7d。

（4）治疗由厌氧菌引起的产后盆腔感染、败血症、骨髓炎等：一般口服 200 ～ 400mg，1 日 600 ～ 1 200mg；也可静脉滴注。

（5）治酒糟鼻：口服 200mg，1 日 2 ～ 3 次。配合 2% 甲硝唑霜外搽，1 日 3 次。1 疗程 3 周。

6. 不良反应　可有食欲不振、恶心、呕吐等反应，少数有腹泻，此外可偶见头痛、失眠、皮疹、白细胞减少等。少数病例有膀胱炎、排尿困难、肢体麻木及感觉异常，停药后可迅速恢复。

7. 禁忌证　哺乳期妇女及妊娠 3 个月以内的妇女、中枢神经疾病和血液病患者禁用。

8. 注意

（1）出现运动失调及其他中枢神经症状时应停药。

（2）服药期间应每日更换内裤，注意洗涤用具的消毒，防止重复感染。

（3）对某些细菌有诱变性，但一般认为对人的致癌、致畸的危险很小。

9. 制剂　片剂：每片 200mg。阴道泡腾片：每片 200mg。栓剂：每个 0.5g；1g。注射液：50mg（10mL），100mg（20mL），500mg（100mL），1.25g（250mg），500mg（250mL）。甲硝唑葡萄糖注射液：甲硝唑 0.5g + 葡萄糖 12.5g（250mL）。

二、哌硝噻唑

1. 性状　为黄色结晶，难溶于水、丙酮、乙醚，可溶于热乙醇及热稀醋酸中。熔点 189 ～ 193℃。

2. 药理学　本品为 5- 硝基噻唑类抗原虫药物，对阴道滴虫和阿米巴原虫均有抑制和杀灭作用，口服有效，不良反应较少。

3. 适应证　用于阴道滴虫病，肠道滴虫病，急、慢性阿米巴痢疾及阿米巴肝脓肿等。

4. 用法和用量　口服每次 0.1g，每日 3 次，7 ～ 10d 为一疗程。如原虫检查尚未全部阴转，可连服 2 个疗程，直至治愈。为避免重复感染，须男女同治。

5. 不良反应

（1）一般无不良反应，但肝功能异常者，服药后可使氨基转移酶增高，并有肝区疼痛，须注意。

（2）用药后个别患者发生全身性紫癜及白细胞、血小板下降现象。停药并给予升血药等，可迅速恢复正常。

6. 制剂　片剂：每片 0.1g。主要用于口服，也可用于阴道。

三、塞克硝唑

1. 其他名称　沙巴克，信爽，西尼迪，赛他乐，明捷，优克欣，可尼。

2. 药理学　本品化学结构与甲硝唑相似，体外试验显示其抗脆弱类杆菌、阴道滴虫的活性亦与甲硝唑基本相同，平均 MIC 值分别为 0.48mg/L 和 0.70mg/L。本品抗阿米巴的 IC_{50} 为 0.013mg/L，抑制贾第鞭毛虫的 IC_{50} 为 0.15mg/L，均比甲硝唑低 10 倍。

本品口服吸收好，生物利用度接近 100%。健康志愿者口服本品单剂 2g 后，C_{max} 为 36 ～ 46mg/L，t_{max} 为 1.5 ～ 3h；服药后 24h 血药浓度为 17.8 ～ 20.8mg/L，48h 为 8.7 ～ 9.4mg/L，72h 为 3.9 ～ 4.8mg/L。表观分布容积为 49.2L，在牙龈组织中浓度高，1h 和 72h 浓度分别为同期血药浓度的 72% 和 91%。本品可以穿透胎盘，亦可经乳汁分泌。血浆蛋白结合率为 15%。塞克硝唑主要在肝内经氧化代谢，代谢产物没有抗微生物活性。10% ～ 50% 的药物以原形和代谢产物经肾清除，总体清除率为 1.7L/h。$t_{1/2}$ 较甲硝唑长，男性为 17 ～ 29h，女性为 14h。虽然女性 $t_{1/2}$ 短于男性，但临床应用时无须调整剂量。

3. 适应证　由阴道毛滴虫引起的尿道炎和阴道炎、肠阿米巴病、肝阿米巴病和贾第鞭毛虫病。

4. 用法和用量　用法：餐前口服。

（1）由阴道毛滴虫引起的尿道炎和阴道炎：成人，2g，单次服用。配偶应同时服用。

（2）肠阿米巴病：有症状的急性阿米巴病：成人，2g，单次服用；儿童，30mg/kg，单次服用。无症状的急性阿米巴病：成人，一次 2g（一日 1 次，连服 3d）；12 岁以上儿童：一次 30mg/kg，一日 1 次，连服 3d。

（3）肝阿米巴病：成人：一日 1.5g，一次或分次口服，连服 5d；12 岁以上儿童：一次 30mg/kg，一次或分次口服，连服 5d。

（4）贾第鞭毛虫病：成人，2g，单次服用；12 岁以上儿童 30mg/kg，单次服用。

5. 不良反应　消化系统：恶心、呕吐、厌食、舌炎、上腹痛和口腔金属味或苦味，发生率为 2% ~ 29%，多为轻度，无须停药。血液系统：偶有嗜酸性粒细胞计数增多、白细胞减低的报道，但尚无粒细胞缺乏的报道。中枢神经系统：头疼、头晕和眩晕等，发生率为 2% ~ 12%。罕有感觉异常或共济失调的报道。泌尿生殖系统：尿素氮增高。皮肤软组织：红斑、瘙痒、眼睑水肿等，偶见荨麻疹。

6. 禁忌证　妊娠前 3 个月以内妇女及哺乳期妇女禁用。

7. 注意

（1）因本品与甲硝唑、奥硝唑等存在交叉过敏的可能，对其他硝基咪唑类抗菌药物有严重过敏史须慎用本品。

（2）原有中枢神经系统异常者慎用。

（3）肝、肾功能减退者可能需要调整剂量，但目前缺乏相应的药代动力学研究。

（4）本品类似甲硝唑，可能会引起血液系统异常，所以血液系统疾病恶病质患者慎用。

（5）服药期间应每日更换内裤，注意洗涤用具的消毒，防止重复感染。

8. 药物相互作用

（1）本品可抑制华法林的代谢，增强其抗凝血作用，合用时应检测凝血酶原时间。

（2）与双硫醒同时应用，有引发妄想和迷乱的可能，应避免。

（3）用药期间饮含酒精的饮料，可能会引起双硫醒样的反应，因此服药 24h 内须避免饮酒。

9. 制剂　片剂、分散片或胶囊剂，每粒 0.25g 或 0.5g。

第三节　抗血吸虫病药

一、吡喹酮

1. 其他名称　环吡异喹酮。

2. 性状　为白色或类白色结晶性粉末，味苦。在氯仿中易溶，在乙醇中溶解，在乙醚或水中不溶。熔点 136 ~ 141℃。

3. 药理学　本品为一广谱抗寄生虫药，是治疗血吸虫病的首选药物。动物实验证明，对日本血吸虫病以及绦虫病、华支睾吸虫病，肺吸虫病等均有效。低浓度的吡喹酮（5ng/mL）可刺激血吸虫使其活动加强，较高浓度（1μg/mL）时虫体即挛缩。本品对虫的糖代谢有明显的抑制作用，影响虫对葡萄糖的摄入，促进虫体内糖原的分解，使糖原明显减少或消失。此外，吡喹酮对虫体皮层有迅速而明显的损害作用，引起合胞体外皮肿胀，出现空泡，形成大疱，突触体表，最终表皮糜烂溃破，分泌体消失，环肌与纵肌亦迅速先后溶解，影响虫体的吸收与排泄功能。更重要的是其体表抗原暴露，从而容易遭受宿主的免疫攻击，大量嗜酸性粒细胞附着皮损处并侵入，促使虫体死亡。

口服后约 80% 自消化道迅速吸收，t_{max} 为 0.5 ~ 1h。吡喹酮首关效应明显，形成多种无活性的羟基代谢物，仅极少量未代谢的原药进入体循环，故其生物利用度较低。体内分布以肝、肾、脂肪组织含量最高，门静脉血中药物浓度较周围静脉血药浓度高 10 倍以上。脑脊液中浓度为血药浓度的 15% ~ 20%。

乳汁中药物浓度约为血药浓度的25%。$t_{1/2}$为1 ~ 1.5h。主要由肾脏以代谢物形式排出，72%于24h内排出，80%于4d内排出。

4. 适应证　主要用于治疗血吸虫病。其特点为：剂量小（约为现用一般药物剂量的1/10）、疗程短（从现用药物的20d或10d缩短为1 ~ 2d）、不良反应轻、有较高的近期疗效。血吸虫病患者经本品治疗后半年粪检虫卵转阴率为97.7% ~ 99.4%。由于本品对尾蚴、毛蚴也有杀灭效力，故也用于预防血吸虫感染。也有以本品治疗脑囊虫病。

5. 用法和用量　口服，治疗血吸虫病，一次10mg/kg，一日3次；急性血吸虫病，连服4d；慢性血吸虫病，连服2d。皮肤涂擦0.1%浓度吡喹酮，12h内对血吸虫尾蚴有可靠的防护作用。治脑囊虫病，每日20mg/kg，体重>60kg者，以60kg计量，分3次服，9d为1疗程，总量180mg/kg，疗程间隔3 ~ 4个月。

6. 不良反应

（1）在服首剂1h后可出现头昏、头痛、乏力、腹痛、关节酸痛、腰酸、腹胀、恶心、腹泻、失眠、多汗、肌束震颤、期前收缩等，一般不需处理，于停药数小时至一二天内即消失。

（2）成年患者服药后大多心率减慢，儿童则多数心率增快。

（3）偶见心电图改变（房性或室性期前收缩、T波压低等），血清氨基转移酶升高，中毒性肝炎等。并可诱发精神失常及消化道出血；脑疝、过敏反应（皮疹、哮喘）等亦有所见。

7. 注意　严重心、肝、肾病患者及有精神病史者慎用。

8. 制剂　片剂：每片0.2g。缓释片：每片0.2g。

二、硝硫氰胺

1. 其他名称　硝硫苯胺。

2. 性状　黄色结晶粉末，不溶于水，微溶于苯、氯仿。熔点198 ~ 201℃。

3. 药理学　本品为近年合成的一种抗血吸虫病新药，对成虫有杀灭作用（可能由于虫体三羧循环代谢受到干扰，虫体缺乏能量供应，最后导致死亡），给药后第2日可见虫体全部“肝移”。对童虫的作用较对成虫为弱，较大剂量才能阻止其发育为成虫。

4. 适应证　用于各型血吸虫病。对急性血吸虫病患者，退热较快，有确实疗效。对慢性血吸虫病效果也好，6个月后阴转率为80% ~ 35.4%。对有并发症的患者也可应用。此外，对钩虫病、姜片虫病也有效。

5. 用法和用量　微粉胶囊：口服量6 ~ 7mg/kg，总量不超过350mg，分3次服，每日1次。固体分散片剂：总剂量125 ~ 175mg，分3次服，3d内服完。治钩虫病：125mg，每次服时间隔2 ~ 4h，1d内服完。

6. 不良反应　不良反应主要有腹胀、腹痛、食欲减退、恶心、呕吐、肝区压痛、头痛、头晕、失眠、多梦、神经衰弱综合征、肌无力、共济失调、自主神经功能紊乱等（停药后可恢复）。偶出现黄疸（可用一般利胆药及护肝药，多能较快恢复）。

7. 禁忌证　精神病患者绝对禁用，妊娠、哺乳期妇女禁用；有功能眩晕史者（如癔症、神经衰弱）列为相对禁忌。

8. 注意　肝炎患者，氨基转移酶升高，大便多次孵化阴性者不宜用。

9. 制剂　胶囊剂：每粒25mg；50mg。片剂：每片25mg。

第四节　驱蛔虫药及广谱驱虫药

一、哌嗪

1. 其他名称　哌哔嗪，驱蛔灵。

2. 性状　2010年版《中国药典》收载的是枸橼酸哌嗪和磷酸哌嗪。枸橼酸哌嗪为白色结晶性粉末或半透明结晶性颗粒；无臭，味酸；微有引湿性。在水中易溶，在甲醇中极微溶解，在乙醇、氯仿、苯、乙醚或石油醚中不溶。磷酸哌嗪为白色鳞片状结晶或结晶性粉末；无臭，味微酸带涩。在沸水中溶解，在水中略溶，在乙醇、氯仿或乙醚中不溶。

3. 药理学　本品具有麻痹蛔虫肌肉的作用，其机制可能是哌嗪阻断了乙酰胆碱对蛔虫肌肉的兴奋作用，或改变虫体肌肉细胞膜对离子的通透性，影响自发冲动的传播，亦可抑制琥珀酸盐的产生，减少能量的供应，从而阻断神经肌肉冲动的传递，使蛔虫不能附着在宿主肠壁，随粪便排出体外。蛔虫在麻痹前不表现兴奋作用，故使用本品较安全。

口服后胃肠道吸收迅速，一部分在体内代谢，其余部分由尿排出。两种盐的体内过程相似，但排泄率个体差异较大。

4. 适应证　用于肠蛔虫病，蛔虫所致的不全性肠梗阻和胆道蛔虫病绞痛的缓解期。此外亦可用于驱蛲虫。

5. 用法和用量

（1）枸橼酸哌嗪：驱蛔虫，成人3 ~ 3.5g，睡前一次服，连服2d。小儿每日100 ~ 160mg/kg，1d量不得超过3g。连服2d。一般不必服泻药。驱蛲虫，成人每次1 ~ 1.2g，1日2 ~ 2.5g，连服7 ~ 10d；小儿1日60mg/kg，分两次服，每日总量不超过2g，连服7 ~ 10d。

（2）磷酸哌嗪：驱蛔虫，1日2.5 ~ 3g，睡前1次服，连服2d；小儿，80 ~ 130mg/kg，1日量不超过2.5g，连服2d。驱蛲虫，1次0.8 ~ 1g，1日1.5 ~ 2g，连服7 ~ 10d；小儿每日50mg/kg，分2次服，1日量不超过2g，连服7 ~ 10d。

6. 不良反应　本品毒性低，但用量大时亦可引起头晕、头痛、恶心、呕吐等，少数病例可出现荨麻疹、乏力、胃肠功能紊乱、共济失调等反应。便秘者可加服泻药。

7. 禁忌证　有肝、肾功能不全，神经系统疾患及癫痫史的患者禁用。

8. 制剂　枸橼酸哌嗪片：每片0.25g；0.5g。枸橼酸哌嗪糖浆：每100mL含本品16g。磷酸哌嗪片：每片0.2g；0.5g。

二、噻嘧啶

1. 其他名称　抗虫灵，ANTIMINTH。

2. 性状　2010年版《中国药典》收载的是双羟萘酸噻嘧啶（pyrantel pamoate），为淡黄色粉末；无臭，无味。在二甲替甲酰胺中略溶，在乙醇中极微溶解，在水中几乎不溶。熔点262 ~ 266℃（分解）。

3. 药理学　本品是去极化神经肌肉阻滞剂，有明显的烟碱样活性，能使蛔虫产生痉挛；同时能持久抑制胆碱酯酶，对寄生虫的神经肌产生阻滞作用，其作用相当于1%乙酰胆碱。另外，本品可使虫体细胞去极化，增加峰电位频率，使虫体肌张力增加而不能自主活动。噻嘧啶作用迅速，先使虫体肌肉显著收缩，其后麻痹虫体使之止动，安全排出体外，不致引起胆道梗阻或肠梗阻。本品口服很少吸收，大约7%以原形或代谢物自尿中排出，一半以上的药物自粪便排泄。

口服吸收不好，t_{max}为1 ~ 3h，一次服用11mg/kg时，C_{max}为0.05 ~ 0.13μg/mL。50% ~ 75%以上以原形从粪便排出，约7%以原形从尿中排出。

由于口服后很少吸收，故全身毒性很低。对蛔虫、蛲虫或钩虫感染的疗效，比哌嗪、恩波吡维铵、苄酚宁等好，对鞭虫也有一定疗效，为一种广谱高效驱肠虫药。对家畜多种胃肠虫线虫亦有效。

4. 适应证　用于驱蛔虫（虫卵阴转率 80% ~ 95%）、钩虫、蛲虫（虫卵阴转率达 90% 以上）或混合感染。

5. 用法和用量

（1）成人常用量：①蛔虫病：一次按体重 10mg/kg（一般为 500mg），顿服，疗程 1 ~ 2d。②钩虫感染：剂量同上，连服 3d。③蛲虫感染：一日按体重 5 ~ 10mg/kg，连服 7d。

（2）儿童常用量：①蛔虫病：一次按体重 10mg/kg，睡前顿服，连服 2d。②钩虫病：剂量同上，连服 3d。③蛲虫病：一日按体重 5 ~ 10mg/kg，睡前顿服，连服 7d。

6. 不良反应　服后有轻度恶心、眩晕、腹痛，偶有呕吐、腹泻、畏寒等，一般不需处理。

7. 注意　急性肝炎或肾炎，严重心脏病、发热患者应暂缓给药。妊娠期妇女、冠心病及有严重溃疡病史者慎用。

8. 制剂　双羟萘酸噻嘧啶片：每片 0.3g（相当盐基 0.104g）。双羟萘酸噻嘧啶颗粒剂：每克含双羟萘酸噻嘧啶 0.15g。

抗蛲灵肛用软膏：为肛门内驱蛲虫剂。含双羟萘酸噻嘧啶 3%。用法：软膏管拧上塑料注入管，每晚睡前以温水洗净肛门周围，先挤出软膏少许涂于肛门周围，再轻插入肛内挤出软膏 1 ~ 1.5g 即可。连用药 7d 一般可愈。用药 2 周不愈者应换他药。

三、左旋咪唑

1. 其他名称　左咪唑，Levamisole。

2. 性状　常用其盐酸盐，为白色或类白色针状结晶或结晶性粉末；无臭，味苦。在水中极易溶解，在乙醇中易溶，在氯仿中微溶，在丙酮中极微溶解。在碱性溶液中易分解变质。熔点 225 ~ 230℃。

3. 药理学　本品为四咪唑（驱虫净）的左旋体，是一种广谱驱肠虫药。实验证明本品可选择性地抑制虫体肌肉中的琥珀酸脱氢酶，使延胡索酸不能还原为琥珀酸，从而影响虫体肌肉的无氧代谢，减少能量的产生。虫体肌肉麻痹后，虫随粪便排出体外。其活性为四咪唑（消旋体）的 1 ~ 2 倍，毒性及不良反应则较低。驱蛔作用较好，口服单剂量的抗蛔疗效可达 90% ~ 100%。对钩、蛲虫也有明显作用。此外对丝虫成虫及微丝蚴也有一定的抗虫作用。本品还是一种免疫调节剂，可使细胞免疫力原来较低者得到恢复。

本品口服后迅速吸收，人口服单剂量 20mg/kg 后 30min，血药浓度可达峰值，半衰期约为 4h。本品主要在肝脏代谢，代谢产物可自尿、粪便及呼吸道迅速排除，乳汁中也可测得。

4. 适应证　主要用于驱蛔虫及钩虫。由于本品单剂量有效率较高，故适于集体治疗。可与噻嘧啶合用治疗严重钩虫感染，与噻苯唑或恩波吡维铵合用治疗肠线虫混合感染，与枸橼酸乙胺嗪先后序贯应用于抗丝虫感染。

5. 用法和用量

（1）驱蛔虫：口服，成人 1.5 ~ 2.5mg/kg，空腹或睡前顿服；小儿剂量为 2 ~ 3mg/kg。

（2）驱钩虫：口服，1.5 ~ 2.5mg/kg，每晚一次，连服 3d。

（3）治疗丝虫病：4 ~ 6mg/kg，分 3 次服，连服 3d。

6. 不良反应　可引起脑炎综合征，多为迟发反应。其他不良反应有头晕、恶心、呕吐、腹痛、疲乏、味觉障碍、神志不清等，多数在数小时后自行恢复。偶见流感样症状，如头痛、肌肉酸痛、血压降低、皮疹、光敏性皮炎、脉管炎、全身不适等。个别患者可有白细胞减少症、剥脱性皮炎及肝功能损伤。

7. 禁忌证　肝炎活动期禁用。

8. 注意　妊娠早期，肝功能异常及肾功能减退的患者慎用。

9. 制剂　片剂：每片 25mg，50mg。肠溶片：每片 25mg，50mg。颗粒剂：每 1g 含盐酸左旋咪唑 5mg。糖浆：0.8g（100mL），4g（500mL），16g（2 000mL）。

搽剂：为左旋咪唑的 0.7% 二甲亚砜溶液或其硼酸酒精溶液，用于治疗早期钩虫感染，有较好疗效。

用法：每日搽药 3 次，连用 2d。用药量根据皮炎范围大小而定，每次 0.5 ~ 1mL。

四、甲苯咪唑

1. 其他名称 甲苯达唑，二苯酮咪胺酯，安乐士，VERMOX，ANTIOX，MEBENDACIN，NOVERME，TELMIN，VERMIRAX。

2. 性状 为白色、类白色或微黄色结晶性粉末；无臭。在丙酮或氯仿中极微溶解，在水中不溶，在甲酸中易溶，在冰醋酸中略溶。

3. 药理学 本品为一种广谱驱肠虫药，具有显著的杀灭幼虫、抑制虫卵发育的作用。体内或体外试验均证明能直接抑制线虫对葡萄糖的摄入，导致糖源耗竭，使虫体三磷酸腺苷形成减少，使它无法生存，但并不影响人体内血糖水平。超微结构观察到，虫体被膜细胞及肠细胞胞浆中微管变性，使高尔基体内分泌颗粒聚集，产生运输堵塞，胞浆溶解、吸收，细胞完全变性，虫体死亡。

口服吸收量为 5% ~ 10%，进食尤其是进食脂肪性食物可增加吸收。在肝脏分布较多，口服后 2 ~ 5h 血药浓度达峰值，但不到服药量的 0.3%。一日服用 200mg，三日后血药浓度不超过 0.3μg/mL。健康人半衰期为 2.5 ~ 5.5h，但肝功能不全患者可长达 35h。口服后 24h 内以原形或 2- 氨基代谢物形式随粪便排出，5% ~ 10% 自尿中排出。

4. 适应证 用于防治钩虫、蛔虫、蛲虫、鞭虫、粪类圆线虫等肠道寄生虫病。

5. 用法和用量

（1）成人常用量：①治疗蛔虫、蛲虫病：采用 200mg 顿服。②治疗钩虫、鞭虫病：一次 200mg，一日 2 次，连服 3d；第一次治疗鞭虫及钩虫病未见效者，可于 2 周后再给予第 2 疗程。③治疗粪类圆线虫病：一次 200mg，一日 2 次，连服 3d。

（2）小儿：4 岁以上的儿童应用成人剂量，4 岁以下者剂量减半。

6. 不良反应

（1）可引起脑炎综合征，多为迟发反应。

（2）本品吸收少，排泄快，故不良反应较少。少数病例可出现轻微头昏、腹泻、腹部不适等，尚可出现乏力、皮疹；偶见剥脱性皮炎、全身性脱毛症、粒细胞或血小板减少，多可自行恢复。偶有蛔虫游走造成腹痛或吐蛔现象（与小剂量噻嘧啶合并应用后可避免发生），但均不影响治疗。

（3）严重的不良反应多发生于剂量过大、用药时间过长、间隔时间过短或合用肾上腺皮质激素的病例，应引起注意。

7. 禁忌证 动物试验表明本品可致畸胎，故妊娠期妇女和哺乳期妇女禁用。肝肾功能不全患者及 2 岁以下小儿禁用。

8. 注意 除习惯性便秘者外，不需服泻药。

9. 制剂 片剂或胶囊：每片（粒）50mg，100mg。

复方甲苯咪唑片（速效肠虫净片）：每片含甲苯咪唑 100mg 和左旋咪唑 25mg。驱蛲虫：1 片顿服。驱蛔虫：2 片顿服。驱钩虫或蛔、钩、鞭虫混合感染：每日 2 次，1 次 1 片，连服 3d。成人及 4 岁以上儿童按上述剂量，4 岁以下遵医嘱。服药期间不服泻药，不忌饮食。妊娠期妇女忌用。

复方甲苯咪唑丸：每丸含甲苯咪唑 5mg，盐酸左旋咪唑 1.25mg。驱蛲虫：20 粒顿服，用药 2 周和 4 周后各重复用药 1 次。驱蛔虫：40 粒顿服。驱鞭虫、钩虫或蛔虫、鞭虫、钩虫混合感染：1 次 20 粒，1 日 2 次，连服 3d。

复方甲苯咪唑乳膏（海蜜克）：每支 1g，含甲苯咪唑 0.15g，盐酸左旋咪唑 0.1g。驱蛔虫、蛲虫，6 岁以上儿童及成人 1 支，2 ~ 6 岁儿童 1/2 支，1 次性涂于腹部或大腿内侧皮肤上，涂药面积为 20cm × 20cm。第 3 天重复使用 1 次。

五、奥苯达唑

1. 其他名称　丙氧咪唑。

2. 药理学　本品为广谱驱肠虫药。对蛔虫、钩虫和鞭虫均有明显作用。与其他驱钩虫药比较，本品不但对十二指肠钩虫疗效较好，而且对美洲钩虫也有较好疗效，第 2 天和 3 天疗法的虫卵转阴率可达 56% ~ 100%。一般驱虫药物对鞭虫疗效较差，奥克太尔驱鞭虫时虫卵转阴率虽可达 70%，但对钩虫和蛔虫无效，而本品不仅对钩虫和蛔虫有效，驱鞭虫的疗效也可达 70% 左右。

3. 适应证　主要用于驱除蛔虫、钩虫和鞭虫。

4. 用法和用量　驱蛔虫、钩虫、鞭虫，1 日 10mg/kg，半空腹 1 次口服，连用 3d。

5. 不良反应　不良反应多为乏力、头昏、程度轻微，持续时间短暂，一般无须处理。

6. 制剂　片（胶囊）剂：每片（粒）100mg。

第六章
抗肿瘤药物

第一节　烷化剂

烷化剂是一类可以与核酸、蛋白质及许多小分子物质相结合的化合物。烷化剂的亲电子基团在体内产生带正电的极性分子，这些极性分子可与大多数细胞的富含电子区域产生相互作用，而烷化剂的细胞毒作用正是其亲电子基团与DNA相互作用产生替代性反应、交链反应、链断裂反应，导致DNA分子编码发生改变，最终导致突变或细胞死亡。因此，烷化剂在抗肿瘤同时有诱发产生畸形和致癌的潜在危险。烷化剂属细胞周期非特异性药物，对G_0期细胞也有杀伤作用，但在G_1、S期更有效。烷化剂之间、烷化剂与非烷化剂之间的交叉耐药较少。

一、氮芥（Chlormethine）

1. 别名　恩比兴、双氯乙基甲胺盐酸盐、盐酸氮芥、Nitrogen Mustard、Mustin、Mustargen，简称HN2、NM。化学名为2，2'-二氯-N-甲基二乙胺。

2. 药理作用　氮芥在体内迅速转变成缺电子、具有高度活性的中间产物乙撑亚胺离子，后者与生物大分子中富含电子的基团共价结合，即烷化反应。最重要的反应是与鸟嘌呤（G）第7位氮原子（N7）发生共价结合，产生DNA的双链内交叉联结或DNA的同链内不同碱基的交叉联结，抑制DNA复制，并且对RNA和蛋白质合成也有抑制作用。G_1期和M期肿瘤细胞对氮芥最为敏感，G_1期进入S期明显延迟。大剂量时对各期细胞均有杀伤作用，属于周期非特异性药物。

氮芥进入血后迅速水解或与细胞的某些成分结合，0.5 ~ 1分钟内即清除90%以上，迅速分布到肺、小肠、肝、脾、肾及肌肉等组织中，脑中含量最少。氮芥的半衰期很短，给药后6小时与24小时血中及组织中含量很低，药物代谢物中20%以二氧化碳形式经呼吸道排出（多在6小时内），多种代谢产物从尿中排出，原形物从尿中排出不到0.01%。大鼠、小鼠口服氮芥吸收不规则，剂量较大时可引起特有的药物反应，故不能用于口服。氮芥易从皮肤吸收，故可外用。

3. 适应证　①恶性淋巴瘤：对霍奇金淋巴瘤的客观有效率为70%，缓解期1 ~ 6个月；对非霍奇金淋巴瘤的单药有效率为20% ~ 70%；对蕈样真菌病可静脉给药，也可皮肤外涂。②小细胞肺癌：30% ~ 40%有效。③癌性胸腔积液、腹腔积液及心包积液：尤其对恶性淋巴瘤、小细胞肺癌、乳腺癌、卵巢癌所致的恶性积液疗效更好。④恶性肿瘤所致上腔静脉综合征：常可迅速缓解症状。⑤目前很少用于其他肿瘤，但对慢性淋巴细胞白血病、卵巢癌、精原细胞瘤、鼻咽癌、乳腺癌、前列腺癌等有一定疗效。

4. 用法　①静脉注射：先以5%葡萄糖液或生理盐水静脉滴注，确认针头在静脉内、液体滴注正常后再配制氮芥。每次3 ~ 6mg/m^2（体表面积）（一般给5mg），溶于生理盐水10mL，用皮内针头从输液器胶管接近针头处穿刺推注，并用5%葡萄糖液或生理盐水冲洗血管，减轻药物对静脉的刺激，减少静脉炎的发生。每周1次，连用2次，休息1～2周重复。②动脉注射：每次5～10mg，每日或隔日1次，共2～3次，间隔2～3周。③腔内给药：每次5～10mg，溶于生理盐水20mL中，在抽液后及时腔内注入。④局部皮肤涂抹：用氮芥5mg溶于生理盐水50mL中，每日1～2次。治疗皮肤蕈样肉芽肿。

5. 不良反应　①骨髓抑制：为剂量限制性毒性，主要是白细胞、血小板减少，严重时全血细胞减少。注射本品第7～10天后白细胞下降到最低值，停药1～2周多可恢复。②胃肠道反应：恶心、呕吐常出现在注射后3～6小时，可持续24小时。③其他反应：脱发、乏力、头晕。④局部反应：药物刺激静脉可发生栓塞性静脉炎。若药物漏出血管外，可导致局部组织坏死。⑤生殖功能影响：睾丸萎缩、精子减少、精子活动能力降低、不育，妇女可致月经紊乱、闭经。⑥致畸、致癌作用：早孕妇女应用可致畸，长期应用可致第二原发肿瘤。⑦局部涂抹可产生迟发性皮肤过敏反应。

6. 注意事项　①全身用药目前只用于霍奇金淋巴瘤。②氮芥水溶液极易分散，故药物开封后应在10分钟内注入体内。③因可导致局部组织坏死，故严禁口服、皮下及肌内注射。腔内给药时务必确定注入腔内，谨防注入组织间。④药物一旦漏出血管外，应即刻停用药物，并立即用5%～10%硫代硫酸钠注射液或生理盐水局部皮下注射，冰袋局部冷敷6～12小时。及时、正确处理可减轻皮下组织损伤。⑤剂量限制性毒性为骨髓抑制，应密切监测血象变化，每周查血象1～2次。

7. 规格　注射剂：5mg（1mL），10mg（2mL）。

8. 贮存　密封、避光、阴凉处保存。

二、环磷酰胺（Cyclophosphamide）

1. 别名　环磷氮芥、癌得星、安道生、Endoxan、Cytoxan、Procytox、Neosar、Sendoxan，简称CTX、CYT、CAP。化学名为N，N–双–（2–氯乙基）N'–丙撑基–磷酸酯二胺。

2. 药理作用　环磷酰胺体外无抗癌活性，进入体内后在肝经微粒体酶P450水解，转变为具有烷化活性的磷酰胺氮芥而发挥细胞毒作用，是第一个所谓“潜伏化”广谱抗肿瘤药物。其作用机制与氮芥相同，主要作用于DNA，属氮芥类烷化剂以及细胞周期非特异性药物。环磷酰胺可由脱氢酶转变为羧磷酰胺而失活，或以丙烯醛的形式排出，导致泌尿道毒性。

环磷酰胺可口服或静脉注射。口服后易被吸收，生物利用度为74%～97%。约1小时后达血浆峰浓度，血浆半衰期为4～6.5小时，48小时内可由肾排出50%～70%，大部分为代谢物，仅10%为原形。环磷酰胺大部分不能透过血脑屏障，脑脊液中的浓度仅为血浆的20%。

3. 适应证　①恶性淋巴瘤：单药有效率为60%，对蕈样肉芽肿有一定疗效。②急性、慢性淋巴细胞白血病。③乳腺癌：单药有效率为35%～40%。可与其他药物联合作为术后辅助治疗或晚期乳腺癌化疗。④多发骨髓瘤：单药有效率为29%，VBMCP方案有效率为72%。⑤肺癌：小细胞肺癌单药有效率为40%，是小细胞肺癌的常用药物。对非小细胞肺癌也有一定疗效（有效率为10%～15%）。⑥骨和软组织肿瘤：单药有效率在15%左右，但对尤文肉瘤和横纹肌肉瘤疗效更为突出，有效率在50%以上。⑦神经母细胞瘤：单药有效率为59%。⑧卵巢上皮癌：单药有效率为43%，与顺铂合用，疗效增加。⑨子宫颈癌：单药有效率为15%。⑩其他：对头颈部肿瘤、前列腺癌、睾丸肿瘤和膀胱癌也有较好疗效。

4. 用法　①静脉给药：单一用药，每次15～20mg/kg，加生理盐水30～40mL从输液器滴管冲入，或加5%葡萄糖液200mL静脉滴注，每周1次。联合化疗，每次500～600mg/m^2，加生理盐水30mL静脉冲入，每周1次，连用2次，休息1～2周重复。②口服：每日2～4mg/kg，分2～3次服用，连用10～14日，休息1～2周重复。

5. 不良反应　①骨髓抑制：白细胞减少最常见，最低值在用药后1～2周，多在2～3周后恢复。对血小板影响较小。严重时全血细胞减少。②胃肠道反应：食欲减退、恶心、呕吐，一般停药1～3天即可消失。③脱发：常为可逆性，皮肤色素沉着，指甲可能变黑。④中毒性肝炎。⑤出血性膀胱炎：大剂量CTX静脉注射且缺乏有效预防措施时，可致出血性膀胱炎，表现为膀胱刺激症状、少尿、血尿和蛋白尿，系其代谢产物丙烯醛刺激膀胱所致。常规剂量应用时，其发生率较低。长期严重刺激可致膀胱纤维化。⑥其他：超大剂量应用（>120mg/kg）可致心肌炎、肾毒性。长期应用可致月经紊乱、无精子、不育、肺纤维化、垂体功能低下、免疫抑制、第二原发肿瘤发生。

6. 注意事项 ① CTX 水溶液不稳定，最好现配现用。②有骨髓抑制、肝肾功能损害、恶病质者慎用或禁用。③大剂量应用时应水化、利尿，同时应用特异性尿路保护剂美司钠（Mesna），预防出血性膀胱炎。

7. 规格 注射用粉针剂：100mg，200mg。片剂：每片 50mg。

8. 贮存 避光、避高温（32℃以下）保存。

三、异环磷酰胺（Ifosfamide）

1. 别名 匹服平、和乐生、宜佛斯酰胺、Holoxan、Isophosphamide、Mitoxana，简称 IFO、ISP。化学名为 3-（a- 氯乙基）-2-[（2- 氯乙基）氨基] 四氢 -2H-1，3，2- 恶吖磷 -2 氧化物。

2. 药理作用 本药是 CTX 的同分异构体，与之结构上的区别在于一个氯乙基移至环上的 N 原子上，使其溶解度增加，代谢活性增强，也较稳定。IFO 与 CTX 一样，也是一种“潜伏化”药物，体外无抗肿瘤活性，进入体内需经肝酶活化，生成异磷酰胺氮芥发挥抗肿瘤作用。IFO 有双功能烷化基团，主要作用于 DNA 鸟氨酸 N7 位置，通过与 DNA 和 RNA 交联干扰二者功能，从而发挥细胞毒作用，也具有抑制蛋白质合成作用。属氮芥类烷化剂以及细胞周期非特异性药物。

IFO 抗癌效果与在一定浓度下所持续的时间有关。一次给予大剂量 3.8 ~ 5.0g/m^2，半衰期为 15 小时，80% 从尿中排出，其中 50% ~ 55% 为原形。常规一次给药 1.6 ~ 2.4g/m^2，连用 3 ~ 5 天，半衰期约 7 小时，55% ~ 60% 从尿中排出，其中 15% 以原形排出。可见，分次给药可获得更好的生物效应，并且加快清除、减低毒性。体内 IFO 的活性代谢物仅少量可透过血脑屏障。

3. 适应证 ①各种软组织肉瘤和骨肉瘤：单药有效率为 30%，与 ADM、DDP 合用的有效率为 40% ~ 60%。②复发与转移性睾丸肿瘤：治疗睾丸肿瘤（多为非精原细胞瘤）单药有效率为 21% ~ 70%，与 DDP、VP-16 合用的有效率超过 90%，近 70% 达完全缓解（CR）。③恶性淋巴瘤：多用于一线化疗失败的患者，ICE（IFO + CBP + VP - 16）、MINE（IFO + MIT + VP - 16）是常用解救方案。④乳腺癌：单药有效率为 48%，与 EPI 或 MIT、5-FU 合用，有效率达 80%。⑤妇科肿瘤：卵巢癌单药有效率为 52.2%，子宫颈癌有效率为 35%，与 DDP 或 CBP 合用，疗效可进一步提高。⑥肺癌：对小细胞肺癌的单药有效率为 67%，对一线化疗（多为 CAV）失败的小细胞肺癌应用 IFO + VP - 16，有效率可达 60% ~ 70%，其中 CR 31%。对非小细胞肺癌也较有效，单药有效率为 20% ~ 30%，与 DDP 和 VP-16 或 MMC 合用，有效率可达 40% ~ 70%。⑦对头颈部肿瘤也相当有效，单药有效率为 53%，IFO + DDP 有效率达 60% ~ 70%。

4. 用法 每次 1.2 ~ 2.0g/m^2，溶于林格液或生理盐水 1 000mL，静脉滴注 3 ~ 4 小时，每天 1 次，连用 3 ~ 5 天。每 3 ~ 4 周重复。给予 IFO 的同时必须给予尿路保护剂美司钠（Mesna），一日用量为 IFO 的 60%（常用量 1 200mg），分 3 次，在开始输注 IFO 的 0、4、8 小时静脉冲入。同时注意水化、利尿。

5. 不良反应 ①骨髓抑制：白细胞下降常出现于给药后第 8 ~ 12 天，多在 3 周可恢复正常。大剂量治疗可能出现血小板减少。②出血性膀胱炎：在缺乏有效的尿路保护剂美司钠时，18% ~ 40% 会出现血尿。随着美司钠、水化、利尿及分次剂量应用，出血性膀胱炎显著减轻或消失。美司钠通过与 IFO 毒性代谢产物丙烯醛结合，发挥尿路保护作用，且不影响 IFO 疗效。③中枢神经系统毒性：嗜睡、昏睡、淡漠、焦躁不安、精神错乱，少见癫痫发作，甚至昏迷。与剂量相关，停药消失。一般认为是异环磷酰胺去氯乙基形成的氯乙醛引起。④胃肠道反应：食欲减退、恶心、呕吐。⑤少见一过性无症状肝肾功能异常，高剂量给药可因肾毒性发生代谢性酸中毒。儿童长期应用 IFO 可引起 Fanconi 综合征。心脏和肺毒性罕见。⑥有脱发，注射部位静脉炎。⑦长期应用可致不育症、垂体功能低下、免疫抑制、第二原发肿瘤发生。

6. 注意事项 ①缺乏有效的尿路保护剂时，泌尿道毒性是剂量限制性毒性。应用美司钠，同时水化、利尿，可减轻或预防出血性膀胱炎。②肝肾功能不良或只有一个肾脏的患者应慎用或禁用。③尽可能减少镇静药、镇痛药、抗组胺药及麻醉药与 IFO 同时应用，可减少中枢神经系统毒性。

7. 规格 注射剂：每支 0.5g，1.0g，2.0g。

8. 贮存 避光、阴凉处（25℃以下）保存。

四、美法仑（Melphalan）

1. 别名 苯丙氨酸氮芥、左旋苯丙氨酸氮芥、左旋溶肉瘤素、左旋溶血瘤素、米尔法兰、马尔法兰、爱克兰、癌克安、L–Sarcolysin、Alkeran、Phenylalanine mustard，简称 L–PAM、MEL。化学名为 L–3{ 对 [双（2– 氯乙基）氨基] 苯基 } 丙氨酸。

2. 药理作用 其作用机制与氮芥相同，直接与 DNA 结合导致细胞死亡，亦为细胞周期非特异性药物。口服吸收充分，服药后 2 小时达到最高血浆浓度，在血浆中保持活性大约 6 小时。药物在血浆中呈双向清除，$t_{1/2\alpha}$70 分钟，$t_{1/2\beta}$160 分钟，服药 24 小时内 50% 的药物经尿排泄，其中 10% ~ 15% 为原形，代谢产物为一羟衍生物及二羟衍生物。药物与血浆蛋白结合率约 60%。脑脊液浓度不及血浆浓度的 10%。

3. 适应证 ①多发性骨髓瘤：单药有效率为 42%，联合用药 VBMCP（M2 方案，VCR + BCNU + MEL + CTX + PDN）有效率达 72%，5 年生存率为 26%。MP 方案（MEL + PDN）有效率为 51%，5 年生存率为 19%。②精原细胞瘤：单药有效率为 50%。③卵巢癌：单药有效率为 47%。④乳腺癌：单药有效率为 25%。⑤神经母细胞瘤：单药有效率为 15%。⑥对恶性淋巴瘤、慢性白血病、真红细胞增多症也有较好疗效。⑦动脉灌注对恶性黑色素瘤、软组织肉瘤和骨肉瘤有一定疗效。

4. 用法 口服：每日 0.25mg/kg，连用 4 日，或每日 0.1mg/kg，连用 7 日，间隔 3 ~ 6 周重复给药。动脉灌注：20 ~ 40mg 加生理盐水。

5. 不良反应 ①骨髓抑制：为剂量限制性毒性，主要表现为白细胞、血小板减少及贫血，白细胞减少可在首次用药后的第 2 ~ 3 周出现；有时老年患者骨髓抑制可延续 5 ~ 6 周。②胃肠道反应：大剂量一次用药可出现恶心、呕吐，小剂量持续给药则不明显。③长期持续给药，可引起脱皮、皮炎及肺纤维化。④静脉大剂量使用可致腹泻和口腔黏膜炎。

6. 注意事项 ①孕妇、哺乳期妇女禁用。②肾功能不良者慎用。

7. 规格 片剂：每片 2mg。注射剂：每支 2mg。

8. 贮存 避光、阴凉、干燥处保存（建议在 2 ~ 8℃环境下保存）。

五、N– 甲酰溶肉瘤素（N–Forylsarcolysin）

1. 别名 Formylmerphalan，简称氮甲、N– 甲、NF。化学名为 N– 甲酰基 – 对 –[双（2– 氯乙基）氨基]– 苯丙氨酸。

2. 药理作用 本药为我国自行研制的一种烷化剂，是美法仑的衍生物，亦属细胞周期非特异性药物，能抑制肿瘤细胞 DNA、RNA 及蛋白质合成。其特点是在对肿瘤细胞的核酸及蛋白质生物合成有显著抑制的情况下，对小肠、淋巴组织、骨髓的核酸及蛋白质合成的影响轻微，与美法仑比较，作用强而毒性小。试验结果表明，对大鼠吉田肉瘤腹腔积液型、瓦克癌肉瘤 256 和小鼠网状细胞肉瘤 L2 等有明显抑制作用，在组织培养中亦能抑制吉田腹腔积液肉瘤细胞的生长。

本药口服吸收迅速，30 ~ 60 分钟即可吸收入血，1 ~ 2 小时后血浆浓度达高峰，3 ~ 4 小时逐渐消失。给动物静脉注射本药后血中药物迅速消失，家兔生物半衰期为 15 分钟。在体内以肾脏含量最高，肝脏次之，而心、肺及脾中含量甚微。口服后 30 分钟可在尿中出现，1 ~ 2 小时最多，8 小时后即不能测出。24 小时内由尿中排出量占服用量的 10%，尿中代谢产物主要为羟基水解产物。

3. 适应证 ①精原细胞瘤：对睾丸精原细胞瘤的疗效最突出，近期有效率可达 91%，5 年生存率为 65%。②多发性骨髓瘤：有效率为 57% ~ 86%，骨痛好转率达 97%，5 年生存率为 33%。③恶性淋巴瘤：单药有效率为 38% ~ 63%，但显效较慢。

4. 用法 口服：成人每日 150 ~ 200mg，或 3 ~ 4mg/kg，分 3 ~ 4 次给予，或睡前一次口服，总量 6 ~ 8g 为 1 个疗程，每次用药同服小苏打 1g。

5. 不良反应 ①骨髓抑制：白细胞下降较明显，多在开始用药后 2 ~ 3 周出现，大多数病例在停药后 2 ~ 4 周即可恢复。对血小板的影响较轻。对血红蛋白的影响不大。②胃肠道反应：食欲不振、恶心，少数患者有呕吐和腹泻。③其他反应：乏力、头晕、脱发等，但多数较轻。

6. 注意事项 ①睡前一次口服时，与镇静剂、止吐药同服，可减轻不良反应。②本药可致突变、致畸，孕妇禁用。③以前曾接受过化疗或放疗、严重感染、骨髓抑制等患者慎用。④用药期间应定期复查血象，测定血清尿酸水平。

7. 规格 片剂：每片 50mg。

8. 贮存 室温下，避光干燥处保存。

六、甘磷酰芥（Glyfostin）

1. 别名 磷酰胺氮芥双甘氨酸乙酯、双甘氨酸乙酯磷酰胺氮芥、Glyciphosphoramide、Glyfosfin，简称 M-25。化学名为 N，N- 双（B- 氯乙基）-N′- N″-2-（乙氧羧甲基）- 磷三酰胺。

2. 药理作用 M-25 为我国学者根据用天然代谢产物为载体的设想合成的非环状甘氨酸乙酯磷酰氮芥，为环磷酰胺的衍生物，但不需要活化，可直接起烷化作用，并且本品还有代谢拮抗作用，是细胞周期非特异性药物。以 ^{14}C- 甘磷酰芥给大鼠灌胃，8 小时后血药浓度达高峰，至 48 小时仍维持一定浓度。在体内分布较广，以肝、肾含量最高，肿瘤组织中的含量也相当高。口服 24 小时，从呼吸及粪、尿中排出给药量的 39%，96 小时体内总回收量可达给药量的 55.4%，因此，本品在体内潴留时间较长，排泄较缓慢。

3. 适应证 ①恶性淋巴瘤：对霍奇金淋巴瘤有效率为 42%，对非霍奇金淋巴瘤有效率为 52%。②乳腺癌：有效率为 42%。③小细胞肺癌：有效率为 36%。④局部外用：对乳腺癌、子宫颈癌引起的癌性溃疡有较好疗效。

4. 用法 口服：每次 500mg，每日 2 次，连服 4 日，休息 3 日，总量 20g 左右为 1 个疗程；或每次 500mg，每日 2 次，连续服用，总量 15g 为 1 个疗程。外用：以 20%M-25 二甲亚砜溶液或 2%M-25 软膏外涂于肿瘤溃疡表面，每日 2 次，连用 20 ~ 30 日为 1 个疗程。

5. 不良反应 ①骨髓抑制：于给药后期，可出现明显的骨髓抑制，表现为白细胞与血小板减少。②食欲下降、恶心、呕吐、头晕、乏力，个别患者有转氨酶升高。

6. 注意事项 因骨髓抑制发生较迟，故停药后需密切观察血象变化。此药在二甲亚砜溶液内容易破坏，故外用制剂需在用前新鲜配制。

7. 规格 片剂：每片 100mg，250mg。

8. 贮存 密闭、避光保存。

七、硝卡芥（Nitrocaphane）

1. 别名 邻丙氨酸硝卡芥、消瘤芥，简称 AT-1258。化学名为 2-[双（β - 氯乙基）胺甲基]-5- 硝基苯丙氨酸。

2. 药理作用 本药为甲基氮芥衍生物，作用于 DNA，是一种细胞周期非特异性药物，对癌细胞分裂各期均有影响，其中以前期及中期的分裂象下降最为明显。抑制 DNA 及 RNA 的合成，对 DNA 的合成更为显著。

注射后在血中维持时间较长，24 小时后减少 54%。分布以胆囊和肾中最多，瘤内、肝、肺次之，脑中最少。主要通过肾脏排泄，24 小时后排出 53%。作用较快。可透过血脑屏障，口服吸收好。

3. 适应证 对癌性胸腔积液、腹腔积液、恶性淋巴瘤、小细胞肺癌、精原细胞瘤、子宫颈癌、多发性骨髓瘤、鼻咽癌及食管癌有效。

4. 用法 ①静脉注射或静脉滴注：每次 20 ~ 40mg，加入生理盐水或 5% 葡萄糖液 40mL 静脉注射，或溶于 5% 葡萄糖液 250mL 静脉滴注，每周 1 ~ 2 次、连续 2 周、休息 1 ~ 2 周为 1 个周期。②动脉注射：剂量与静脉注射相同。③腔内注射：每次 80 ~ 100mg 溶于生理盐水 30mL 中，每周 1 次，根据血象、肝肾功能及病情控制程度决定给药次数。④口服：每次 20mg，每日 3 次，10 ~ 14 日为 1 个疗程。⑤局部外用：用 70% 二甲亚砜溶液将硝卡芥溶解为 20 ~ 30mg/mL，肿瘤局部外敷，每日 1 ~ 2 次。

5. 不良反应 ①胃肠道反应为主要表现，如恶心、呕吐、食欲减退等。②骨髓抑制，多数病例有白细胞及血小板减少，少数较严重。③少见脱发、乏力、皮疹等，偶有血栓性静脉炎。

6. 注意事项 用药期间应密切随访血常规和血小板。应新鲜配制使用。一般给予静脉注射，也可用于动脉注射、腔内注射及外敷。腔内注射应尽可能抽尽积液后注射，效果较好。下列情况应慎用：骨髓抑制、严重感染、肿瘤细胞浸润骨髓、以前曾接受过化疗或放射治疗。

7. 规格 片剂：每片 5mg，10mg。注射剂：每支 20mg，40mg。

8. 贮存 密闭避光，阴凉处保存。

八、苯丁酸氮芥（Chlorambucil）

1. 别名 瘤可宁、留可然、流可伦、苯丁酰氮、氯氨布西、Leukeran、Chloraminophene、Amboclorin、Linfolysin，简称 CB-1348、CLB。化学名为 4- 对 -[双（2- 氯乙基）氨基] 苯丁酸。

2. 药理作用 本药为芳香族氮芥类衍生物，具有双功能烷化剂作用，可形成不稳定的乙撑亚胺，从而发挥细胞毒作用，能与 DNA 发生交叉联结，干扰 DNA 及 RNA 的功能。本药进入体内后，其丙酸侧链在 β 位氧化成苯乙酸氮芥，虽苯乙酸氮芥的抗肿瘤作用低于苯丁酸氮芥，但脱氯乙基作用缓慢，故作用时间较长。本药为细胞周期非特异性药物，但对 M 期及 G_1 期作用最强。对淋巴细胞有一定的选择性抑制作用。CLB 口服吸收完全，生物利用度大于 70%。用药后 2 ~ 4 小时代谢物苯乙酸氮芥在血浆内达峰值。

CLB 的半衰期为 92 分钟，而苯乙酸氮芥则为 145 分钟，作用缓慢而持久。口服 ^{14}C 标记的 CLB，24 小时内约 50% 从尿中排出，其中 90% 以上是 CLB 和苯乙酸氮芥的单羟基和双羟基水解产物。

3. 适应证 ①对慢性淋巴细胞白血病有良好效果，缓解率在 60% 以上，为目前治疗本病的首选药之一。②对霍奇金淋巴瘤有较好疗效，有效率可达 70%。非霍奇金淋巴瘤单药有效率为 20% ~ 60%。③卵巢癌：单药有效率为 51%。④乳腺癌：有效率为 20%。⑤对多发性骨髓瘤有一定疗效。

4. 用法 口服：成人每日 0.1 ~ 0.2mg/kg（一般 6 ~ 10mg），1 次顿服，或分 3 ~ 4 次服，连用 3 ~ 6 周，1 个疗程总量为 300 ~ 500mg。疗程结束后，可给维持量每次 0.4mg/kg，每 2 周 1 次。

5. 不良反应 ①骨髓抑制：淋巴细胞下降明显，粒细胞与血小板减少较轻，对红细胞影响较小，大剂量可引起全血下降；血象变化较缓慢，通常在治疗 3 周后出现。②胃肠道反应：可见恶心，食欲下降，少有呕吐。③其他：少数有脱发、皮疹、肝毒性；长期应用可致精子缺乏、不育、月经紊乱；少见肺纤维化、中枢神经系统毒性；有致癌作用。

6. 注意事项 ①长期服用有蓄积作用，应注意检查血常规，适时减量或停药。注意肝、肾功能及血清尿酸水平。②若发生高尿酸血症，可采用大量补液、碱化尿液或给予别嘌呤醇处理。③有痛风病史、尿路结石、骨髓抑制、感染及曾接受放化疗者慎用。④有致突变、致畸胎作用，妊娠早期妇女禁用。

7. 规格 片剂：每片 2mg。

8. 贮存 室温下避光保存。

九、卡莫司汀（Carmustine）

1. 别名 卡氮芥、氯乙亚硝脲、双氯乙基亚硝脲、亚硝脲氮芥，简称 BCNU。化学名为 1，3- 双（a-

氯乙基）-1- 亚硝基脲。

2. 药理作用 属亚硝脲类烷化剂，虽然其结构上有一个氯乙基，但化学反应与氮芥不同。在体内能与 DNA 起烷化作用，阻止 DNA 修复，改变 RNA 和蛋白质结构。为细胞周期非特异性药物，与一般烷化剂无完全的交叉耐药。本药注射后在血中的半衰期为 1.5 小时，注射后 48 小时有 60% 以降解产物形式由尿中排出。该药脂溶性高，静脉注射后有相当部分进入脑脊液中，能透过血脑屏障。

3. 适应证 ①脑胶质瘤：有效率约 25%。②霍奇金淋巴瘤：有效率为 47%。③小细胞肺癌：单药有效率为 26%。④恶性黑色素瘤：尤其是配合干细胞移植部分患者有效。⑤脑转移瘤和中枢神经系统白血病：部分患者有效。

4. 用法 静脉注射：每次 100mg/m^2（一般给 125mg），每日 1 次，连用 2 ~ 3 日；或 200mg/m^2，用 1 次，每 6 ~ 8 周重复。溶入 5% 葡萄糖液或生理盐水 100mL 中快速静脉滴注，半小时内滴完。

5. 不良反应 ①骨髓抑制：一次静脉注射后，骨髓抑制经常发生在用药后 4 ~ 6 周。白细胞最低值见于 5 ~ 6 周，在 6 ~ 7 周逐渐恢复。但多次用药，可延迟至 10 ~ 12 周恢复。一次静脉注射后，血小板最低值见于 4 ~ 5 周，在 6 ~ 7 周逐渐恢复，血小板下降常比白细胞严重。②胃肠道反应：恶心、呕吐、食欲不振和腹泻。③静脉注射部位可产生血栓性静脉炎。④长期应用可产生间质肺炎或肺纤维化，有时甚至 1 ~ 2 个疗程后即出现肺并发症，部分患者不能恢复。⑤大剂量对肝、肾有毒性。⑥可抑制睾丸或卵巢功能，引起精子缺乏或闭经。⑦本药有继发白血病的报道。

6. 注意事项 ①勿与皮肤接触，以免引起皮炎及色素沉着。②老年人易伴肾功能减退，可影响排泄，应慎用。③对诊断的干扰：本药可引起肝肾功能异常。④用药期间应注意检查血常规、血小板、肝肾功能、肺功能。⑤本药可抑制身体免疫机制，使疫苗接种不能激发身体抗体产生。化疗结束后 3 个月内不宜接种活疫苗。⑥既往对本药过敏的患者，妊娠及哺乳期妇女禁用。

7. 规格 注射剂：本药为卡莫司汀的聚乙二醇灭菌溶液，每支 125mg（2mL）。

8. 贮存 遮光、密闭、冷处（2 ~ 8℃）保存。

十、洛莫司汀（Lomustine）

1. 别名 罗氮芥、环己亚硝脲、氯乙环己亚硝脲，简称 CCNU。化学名为 N-（2- 氯乙基）-N′ - 环己基 -N- 亚硝基脲。

2. 药理作用 本药为细胞周期非特异性药，对处于 $G_1 \rightarrow S$ 边界或 S 早期的细胞最敏感，对 G_2 期抑制作用强于 BCNU。动物实验表明其药理机制与 BCNU 相似。本品进入人体后，其分子从氨甲酰胺键处断裂为两部分：一为氯乙胺部分，将氯解离，形成乙烯碳正离子，发挥烃化作用，致使 DNA 链断裂，RNA 及蛋白质受到烃化，这些主要与抗瘤作用有关；另一为氨甲酰基部分变为异氰酸酯，或再转化为氨甲酸，以发挥氨甲酰化作用，主要与蛋白质，特别是与其中的赖氨酸末端氨基等反应。考虑这主要与骨髓毒性作用有关，氨甲酰化作用还可破坏一些酶蛋白，使 DNA 受烃化破坏后较难修复，有助于抗癌作用。本品虽具烷化剂作用，但与一般烷化剂无交叉耐药性，与长春新碱、甲基苄肼及抗代谢药物亦无交叉耐药性，但与 BCNU 有交叉耐药。

口服易吸收，在体内迅速变为代谢产物，血浆蛋白结合率为 50%（代谢物）。CCNU 的半衰期（$t_{1/2}$）为 15 分钟，但代谢产物的半衰期（$t_{1/2}$）为 16 ~ 18 小时，其持久存在可能引起迟发性骨髓抑制。

在肝内代谢完全，胆道排泄。有肝肠循环，故药效持久。经生物转运后，药物主要经肾排泄。该药脂溶性强，口服能迅速透过血脑屏障，数分钟后脑脊液中药物浓度为血浆浓度的 50%。

3. 适应证 ①脑胶质瘤：单药有效率约 50%；与 PCB、VCR 联合用药对初治的恶性脑胶质细胞瘤有效率为 84%。②霍奇金淋巴瘤：有效率为 69%。③小细胞肺癌：有效率为 14%。④脑转移瘤、恶性黑色素瘤：有一定疗效。

4. 用法 每日 100 ~ 130mg/m^2（一般 200mg），顿服，每 6 ~ 8 周 1 次，3 次为 1 个疗程。

5. 不良反应 ①骨髓抑制：服药后 3 ~ 5 周可见血小板减少，白细胞降低可出现在服药后第 1 周及第4周，第6 ~ 8周才恢复；但骨髓抑制有累积性。②胃肠道反应：口服后6小时内可发生恶心、呕吐，可持续2 ~ 3天，预先用镇静药或甲氧氯普胺并空腹服药可减轻。③肝功能轻度损害：表现为转氨酶和碱性磷酸酶轻度升高。④偶见全身皮疹。⑤有致畸胎的可能。⑥亦可能抑制睾丸或卵巢功能，引起精子缺乏或闭经。

6. 注意事项　本药有胃肠道反应，患者可预先服用止吐药、安眠药，或于睡前服用，可防呕吐。本药宜空腹服药，用药当天不能饮酒。有溃疡病、食管静脉曲张者慎用。

7. 规格　胶囊剂：每粒40mg，50mg，100mg。

8. 贮存　密闭，避光，2 ~ 8℃保存。

十一、司莫司汀（Semustine）

1. 别名　赛氮芥、甲环亚硝脲、甲基氯乙环己亚硝脲、甲基罗氮芥、甲基-CCNU、Methyl-CCNU，简称Me-CCNU。化学名为1-（2-氯乙基）-3-（4-甲基环己基）-1-亚硝基脲。

2. 药理作用　Me-CCNU是CCNU的衍生物，为亚硝脲类抗瘤谱较广的药物，其作用机制与CCNU相似；动物实验疗效优于BCNU及CCNU，而毒性较后两者低。本品可使DNA链断裂，RNA及蛋白质烃化，还可破坏某些酶蛋白，使DNA受烃化破坏后难以修复，从而起到抗癌作用。本品亦为细胞周期非特异性药物，但对G_1晚期、S早期的细胞有较大杀伤力。Me-CCNU与一般烷化剂无交叉耐药性。

本药口服吸收迅速，服用^{14}C标记的本药，可在胃中迅速分解进入血液，并分解为氯乙基及4-甲基环己基两部分，用药后10分钟，血浆中即可出现这两种物质，1 ~ 3小时环己基部分达最高峰，6小时氯乙基部分达最高峰。本药分子量小、脂溶性强，易透过血脑屏障。体内分布以肝、胃、肠、肺、肾中浓度最大，血浆、尿中测不出药物原形，代谢产物主要经肾排泄。有活性的代谢产物明显聚集于脑中。用量大于1 500mg/m^{2}者，慢性肾衰竭发生率很高。

3. 适应证　①脑瘤：单药有效率为23%。②胃癌、肠癌：单药有效率分别为8%和18%；联合化疗的有效率约为43%。③对恶性黑色素瘤、恶性淋巴瘤、肝癌和脑转移瘤有一定疗效。

4. 用法　单药每次100 ~ 200mg/m^2，或联合用药每次75 ~ 200mg/m^2，每6 ~ 8周1次，连用2 ~ 3次为1个疗程。

5. 不良反应　①骨髓抑制：为剂量限制性毒性，呈迟发性，有累积毒性（总量>900mg）。白细胞和血小板减少最低点出现在4 ~ 6周，持续5 ~ 10日，个别可延续数周，6 ~ 8周后可恢复。②胃肠道反应：服药24小时内出现食欲减退、恶心、呕吐，一般患者均能耐受。③其他：乏力、轻度脱发，偶见肾功能受损。

6. 注意事项　以下情况慎用：孕妇及哺乳期妇女、肝肾功能不全者、骨髓抑制、感染者。用药期间应注意随访检查血常规、肝肾功能。

7. 规格　胶囊剂：每粒10mg，50mg。

8. 贮存　密闭，避光，冷处（2 ~ 8℃）保存。

十二、尼莫司汀（Nimustine）

1. 别名　尼氮芥、嘧啶亚硝脲、宁得朗、里莫斯定、Nidran，简称ACNU。化学名为1-（4-氨基-2-甲基-5-嘧啶）甲基-3-（2-氯乙基）-3-亚硝脲。

2. 药理作用　本药为亚硝脲类烷化剂，能使DNA分子烷化，抑制DNA和RNA的合成，从而发挥抗肿瘤作用。对小鼠L1210、髓性白血病C-1498、浆细胞瘤X-6563、艾氏癌、乳腺肿瘤MM-102和FM3A、脑膜肉瘤MS-147、淋巴瘤LS-1、大鼠肝癌腹腔积液型AH130和AH44有明显抗肿瘤作用。

本药为水溶性，可供静脉或动脉用药。在机体内变成适度的脂溶性游离碱并透过血脑屏障。动物实验显示，静脉注入ACNU后有7% ~ 16%进入脑脊液，最高可达30%。脑肿瘤患者静脉注射ACNU100 ~ 150mg，迅速分布于全身，肿瘤组织内分布也良好，于给药30分钟后脑脊液内药物浓度达高峰，约为血中浓度的30%。一项研究于开颅手术后，从颈动脉注入ACNU，迅速测定脑皮质、脑白质及肿瘤内药物浓度，结果显示肿瘤组织内药物浓度最高，而针对其他亚硝脲类抗肿瘤药物的相同实验发现，脑组织内与脑肿瘤内的药物浓度相同。

3. 适应证　治疗脑瘤单药有效率为38% ~ 54%；对肺癌、恶性淋巴瘤有效率为12%；对恶性黑色素瘤也有一定疗效。

4. 用法　每次2 ~ 3mg/kg（100 ~ 200mg），溶于注射用水（配制浓度5mg/mL），静脉注射；或溶于生理盐水或5%葡萄糖液250mL，静脉滴注，6周后重复给药；或每次2mg/kg（100mg），每周1次，连用2 ~ 3次，疗程总剂量300 ~ 500mg。本药还可以胸腹腔注射、动脉注射、膀胱内给药。

5. 不良反应　①迟发性骨髓抑制：主要是白细胞和血小板减少，分别于4 ~ 6周和3 ~ 6周达最低值，2 ~ 3周后恢复，治疗中根据血象情况调整用药剂量。②消化道反应：食欲不振、恶心、呕吐。③对肝功能有一定影响，用药后1 ~ 3周转氨酶可升高，2 ~ 3周恢复，少有肾功能损害。④其他：皮疹、脱发、乏力、发热。

6. 注意事项　骨髓抑制出现迟缓，故应密切观察血象调整用药，用药6周后方可再次用药。

7. 规格　注射剂：每支25mg，50mg。

8. 贮存　密闭、避光、常温保存。

十三、福莫司汀（Fotemustine）

1. 别名　福泰氮芥、武活龙、Muphoran，简称FTM。化学名为（R，S）-2-乙基{1-[3-（2-氯乙基）-3-亚硝基脲基]乙基}磷酸酯。

2. 药理作用　福莫司汀为亚硝基脲类抗有丝分裂的细胞抑制剂，具有烷化和氨甲酰基化作用，动物实验显示其有广谱抗肿瘤活性。其化学结构中含有一个丙氨酸的生物等配物（1-氨乙基磷酸），易于穿透细胞和透过血脑屏障。在亚硝脲类药物中，其穿透力最强，但体内清除较其他药物慢。实验研究表明，福莫司汀对小鼠P388及L1210白血病、结肠癌26、Lewis肺癌、肉瘤M5076及B16黑色素瘤等均有活性。

人体静脉输注后，血浆消除动力学呈单指数或双指数消除，终末半衰期短，血浆原药浓度迅速下降，药物分子几乎完全被代谢。血浆蛋白结合率低（25% ~ 30%）。

3. 适应证　主要用于恶性黑色素瘤或同时伴有脑转移者。对恶性黑色素瘤，单一用药客观缓解率为24%，联合用药有效率为33%。对伴脑转移者，单药有效率为25%，联合用药有效率为25%。非小细胞肺癌有效率为13%。

4. 用法　每次100mg/m^2，加入5%葡萄糖液250mL，静脉缓慢滴注（1小时以上）。依此法制备药液，输液时应避光。每周1次，连续用药3 ~ 4周，休息4 ~ 5周。若有效或病情稳定，可维持治疗：每3周1次，每次100mg/m^2，直到病情好转。

5. 不良反应　①血液学毒性：表现为血小板减少（40.3%）和白细胞减少（46.3%），发生时间较晚，最低水平分别在首剂诱导治疗后的4 ~ 5周和5 ~ 6周出现。若在注射用福莫司汀治疗前，进行过化学治疗和（或）本药与其他可以诱导造血毒性的药物联合应用时，会增加血液系统的不良反应。②胃肠道反应：常见中度恶心及呕吐（46.7%），多出现在注射后2小时内。③可见氨基转移酶、碱性磷酸酶和血胆红素中度的、暂时性、可逆性增高（29.5%）。④少见的不良反应有发热、注射部位静脉炎、腹泻、腹痛、尿素暂时性增加、瘙痒以及暂时性、可逆性的神经功能障碍（如意识障碍、感觉异常、失味症）等。⑤与达卡巴嗪联合应用时，观察到有极少发生的肺毒性（急性成人呼吸窘迫综合征）。

6. 注意事项　不推荐将本药用于过去4周内接受过化疗（或6周内用过亚硝基脲类药物治疗）的患者。妊娠及哺乳期妇女禁用。

7. 规格　注射剂：每支200mg（4mL）。

8. 贮存　避光，2 ~ 8℃保存。

十四、雌莫司汀（Estramustine）

1. 别名　雌二醇氮芥、雌甾氮芥、磷雌氮芥、磷酸雌莫司汀、Emcyt，简称 ETM。商品名为癌腺治、Emecyt、艾去适、依立适、Estracvt。化学名为雌甾二醇 3- 双（2- 氯乙基）氨甲酸酯。

2. 药理作用　本药是以雌二醇 17 磷酸酯为载体的一种氮芥类烷化剂，具有烷化剂及雌激素的双重作用。该药进入体内后迅速脱磷酸，形成具有细胞毒活性的代谢物雌二醇氮芥（E_2M），进而氧化成雌酮氮芥（E_1M），发挥细胞毒作用。E_2M 和 E_1M 可通过前列腺癌细胞中雌二醇结合蛋白（EMBP）特异性地将药物导入前列腺组织，阻止前列腺癌细胞的有丝分裂，裂解已形成的微管，并阻止微管的再形成，同时 E_2M 促使前列腺癌细胞中谷胱甘肽的排空，增加其抗有丝分裂的作用。另外，该药还有微弱的雌激素作用和明显抗促性腺激素作用，可以减少睾酮的产生和分泌。由于本药选择性进入雌激素依赖性的癌细胞、癌组织，故可提高疗效，减轻不良反应。

给药后，本药迅速脱磷氧基成为 E_2M（口服时，脱磷氧基作用在胃肠道进行），大部分再被氧化为 E_1M（血浆半衰期为 10 ~ 12 小时）。部分活性代谢产物蓄积在脂肪组织内，经过进一步代谢而消除。代谢产物大部分从胆道排泄，少量从肾排泄。

3. 适应证　主要用于晚期前列腺癌，特别是激素治疗无效的患者。晚期前列腺癌用 ETM 治疗的客观有效率为 84%，对激素耐药的前列腺癌患者，ETM 治疗的客观有效率为 37%。

4. 用法　口服给药，每次 280 ~ 420mg，每日 2 次，饭前 1 小时或饭后 2 小时服用。连服 3 ~ 4 周后若无效，则应停药；如病情好转，应按原剂量继续服用 3 ~ 4 个月。必要时应根据疗程、疗效和不良反应等适当调整剂量。静脉滴注用于治疗的开始阶段，每次 300mg，溶于 5% 葡萄糖液 250mL 静脉滴注不超过 3 小时，每日 1 次，3 周后改为口服给药，每次 280 ~ 420mg，每日 2 次，也可继续静脉滴注（每次 300mg，每周 2 次）。

5. 不良反应　可出现暂时性恶心，偶有呕吐，罕见腹泻。少数患者出现白细胞和血小板减少、肝功能损害，减量或停药可完全恢复。少数患者出现皮疹、水肿、咽痛、血压升高及血栓栓塞。男性可出现乳房增大、性欲减退。

6. 注意事项　①服用本药时，不得同时服用其他含钙药物，也不得进食其他含钙食物、奶制品，以免降低本药血药浓度。②静脉注射应使用细针缓慢注射，避免外漏。③配制注射液时，予 8mL 稀释液（不可用氯化钠注射液）缓缓注入本药包装瓶内，不能振荡，以防产生泡沫。④对雌二醇或氮芥类药物过敏者、严重肝脏或心脏疾病患者、活动性血栓性静脉炎或血栓栓塞性疾病患者禁用。⑤心、脑血管疾病患者、消化性溃疡患者慎用。

7. 规格　胶囊剂：每粒 140mg。注射剂：每支 150mg，300mg，配有稀释液。

8. 贮存　25℃以下密闭保存。

十五、泼尼莫司汀（Prednimustine）

1. 别名　泼尼氮芥、松龙苯芥，简称 PM。

2. 药理作用　它是苯丁酸氮芥的泼尼松龙酯。体外研究显示，其对 V79 中国大鼠细胞和 MCF7 人乳腺癌细胞的抗肿瘤作用明显强于苯丁酸氮芥加泼尼松龙。体内研究显示，对多种鼠的植入肿瘤，如大鼠乳腺癌、13762 乳腺癌及 Yoshida 腹腔积液肉瘤细胞有杀伤作用。由于肿瘤组织含有大量糖皮质激素受体，故 PM 较苯丁酸氮芥更易与肿瘤组织结合而发挥作用。口服 PM 后，胃肠吸收率为 40% ~ 60%，进入人体后迅速分解，在动物或人血浆中检测不到完整的 PM，其苯丁酸氮芥部分较泼尼松龙部分排泄更慢、更少。

3. 适应证　晚期乳腺癌，单药治疗有效率为 25%，联合化疗为 43%。对于难治性非霍奇金淋巴瘤的有效率在 30%。

4. 用法　每日 60 ~ 100mg/m^2，口服，连用 3 ~ 5 日，每 2 周重复。

5. 不良反应　轻度骨髓抑制，主要为白细胞和血小板减少。部分患者有轻、中度胃肠道反应，表现为恶心、呕吐和食欲减退。部分患者有脱发及黏膜炎。

6. 规格 片剂：每片 4mg，10mg。

7. 贮存 避光，常温下保存。

十六、替莫唑胺（Temozolomide）

1. 别名 Methazolastone，商品名为泰道、蒂清（国产）、Temoclal，简称 TMZ。化学名为 8– 氨基甲酰基 –3– 甲基咪唑 [5，1–d] 并 –1，2，3，5– 四氮嗪 –4–（3H）– 酮。

2. 药理作用 TMZ 是一种第二代口服烷化剂，为咪唑四嗪类衍生物。TMZ 不直接发挥作用，在生理 pH 下，经非酶途径快速转化为活性化合物 5–（3– 甲基三氮烯 –1– 基）咪唑 –4– 酰胺（MTIC）。吸收迅速可穿透中枢神经系统在内的全身所有组织。研究认为，活性代谢物 MTIC 的细胞毒性主要为 DNA 烷化作用，也是一种 DNA 烷化剂，对诱导突变和药物细胞毒有重要作用，最终诱导细胞凋亡。动物实验显示，小鼠腹腔接种 L1210 白血病细胞，每日腹腔注射 TMZ 100mg/kg，连用 5 日，其生命延长率为 74%。皮下接种 M5076 实体瘤小鼠，给予 TMZ 10mg/kg，连用 7 日，其抑瘤率为 92%。

口服后吸收完全，生物利用度近 100%。食物可降低此药吸收速率和程度。进改良高脂早餐后服此药时，平均血浆峰浓度和 AUC 值分别减少 32% 和 9%。在 0.33 ~ 2.5 小时血浆浓度达最大值。排泄较快，消除半衰期为 1.7 ~ 1.9 小时。多次连续口服后，药物在血浆中不蓄积。替莫唑胺 24 小时尿中回收率为 4.8% ~ 9.6%，大部分在 0 ~ 4 小时内排泄。1998 年在欧洲上市。1999 年美国 FDA 批准上市，用于多形性成胶质细胞瘤和退行性星形细胞瘤等神经胶质细胞瘤的二线治疗。2004 年国产蒂清上市。

3. 适应证 用于复发的神经胶质瘤，如神经胶质母细胞瘤和间变性星形细胞瘤，以及转移性恶性黑色素瘤，也用于非小细胞肺癌和小细胞肺癌脑转移。

4. 用法 未接受过化疗患者，每次 200mg/kg，空腹或饭前 1 小时服用，每日 1 次，连用 5 天，28 天为 1 周期。对接受过化疗患者，第 1 周期，每日 150mg/m^2，于第 2 周期前中性粒细胞绝对值 ≥ 1.5 × 10^9/L，血小板计数 ≥ 100 × 10^9/L 时，则第 2 周期，每次 200mg/m^2 口服，每日 1 次，连用 5 天，28 天为 1 周期。替莫唑胺胶囊不可咀嚼服用。

5. 不良反应 常见有恶心（43%）、呕吐（36%），多为轻、中度，严重恶心呕吐者占 4%。其他不良反应包括疲乏（22%）、便秘（17%）、头痛（14%）、厌食（11%）、腹泻（8%）、皮疹（5%）、发热（5%）、嗜睡（5%）等。剂量限制性毒性为血小板减少（19% ~ 20%）和中性粒细胞减少（17% ~ 22%），于第 3 ~ 4 周最低，停药后 1 ~ 2 周恢复正常。罕见有过敏反应。治疗中如中性粒细胞绝对值 <1.0 × 10^9/L，或血小板计数 <50 × 10^9/L 时应减量。

6. 规格 每粒胶囊 50mg，7 粒 / 盒；每粒 100mg，5 粒 / 盒。

7. 贮存 避光，密封，在冷处（10 ~ 20℃）保存。

8. 临床应用 如下所述。

（1）神经胶质瘤：

1）替莫唑胺单药治疗：① Yung WKA 等报道用替莫唑胺治疗多形性神经胶质母细胞瘤 162 例，给予替莫唑胺每日 150 ~ 200mg/m^2，口服，连用 5 天，4 周重复。有效率为 35%，6 个月无进展生存率为 46%。② Newlands ES 等用替莫唑胺治疗 75 例星形细胞瘤，组织学分级分别为：Ⅱ级 1 例（1%）、Ⅲ级 14 例（19%）、Ⅳ级 58 例（78%）和Ⅲ / Ⅳ级混合 2 例（3%）。以 CT 和 MRI 评价疗效，75 例中，48 例为既往放疗复发后患者，有效 12 例（25%），无改变 18 例（38%），进展 14 例（29%），未评价 3 例（6%），早期死亡 1 例（2%）；27 例为既往脑照射手术后病例，有效 8 例（30%），无改变 13 例（48%），进展 2 例（7%），未评价 4 例（15%）。75 例中总的客观有效率为 20 例（27%）。显示替莫唑胺对既往放疗和放疗后复发的高分级的神经胶质瘤有明显疗效。③王增光等对 68 例恶性胶质瘤（Ⅲ、Ⅳ级）随机分为替莫唑胺（TMZ）组和卡氮芥（BCNU）组。TMZ 每日 200、150 或 100mg/m^2，口服连用 5 天，28 天为 1 周期，用 2 ~ 6 周期。BCNU 每日 125 mg/m^2 静脉注射。结果：两组的有效率为 44.12% 和 20.59%（P<0.01），在第 6 周期末的无进展生存率为 47.06% 和 23.53%（P<0.05）。显示 TMZ 组的有效率和无进展生存率均较 BCNU 组为好。④孙健等进行的 15 家医院多中心研究，将复发性多形性胶质母细胞瘤和间变性星形细胞瘤可分析病例 144 例，随机分为替莫唑胺组 79 例和司莫司汀（Me-CCNU）组 65 例。TMZ 每日 200mg/m^2（未用过化疗者），或 150mg/m^2（用过化疗者），口服连用 5 天，28 天为 1 周期；Me-CCNU 每日 150mg/m^2，第 1 天口服，28 天为 1 周期。两组均用药 2 ~ 6 个月，观察半年。结果：两组完全缓解（CR）为 19.4% 和 6.3%，部分缓解（PR）为 26.4% 和 14.9%，6 个月后的无进展生存期（PFS）为 78.9 个月和 55.9 个月（P<0.05），6 个月后的总生存率为 96.9% 和 97.3%。显示 TMZ 组的有效率和无进展生存率均优于 Me-CCNU 组，但生存期无差别。

2）替莫唑胺联合化疗：①替莫唑胺联合顺铂：Branrdes AA Ⅱ期研究，用 TMZ 联合 DDP 治疗复发性多形性胶质母细胞瘤。用法：DDP 75mg/m^2 静脉滴注，第 1 天；TMZ 130mg/m^2 第 2 天口服，70mg/m^2 每日 2 次，第 3 ~ 5 天口服，28 天为 1 周期。结果：CR 2%（1/49），PR 18.4%（9/49），有效率为 20.4%，6 个月无进展生存率为 34%（17/50）。②替莫唑胺联合伊立替康：Gruber ML 等对复发性恶性胶质瘤用常规 TMZ 联合 IRI 治疗，IRI 用法：125mg/m^2 静脉滴注，第 6、13、20 天，或 350mg/m^2 静脉滴注，于第 6 天给药。结果：18 例胶质母细胞瘤的 CR 为 11%（2 例），PR 为 17%（3 例），6 个月的无进展生存率为 39%（7 例），中位无进展生存期为 5.5 个月；14 例间变性胶质瘤的 CR 为 21%（3 例），PR 为 14%（2 例），6 个月的无进展生存率为 71%（10 例），中位无进展生存期为 7.25 个月。认为 TMZ 与 IRT 联合化疗优于同期 TMZ 或 IRI 单药化疗的疗效，不良反应较少。

3）放疗加替莫唑胺：① Stupp R 等前瞻性随机Ⅲ期试验，治疗 573 例神经胶质瘤，分为两组，TMZ 加放疗组（同步放疗加 TMZ 最长 6 周期）和单放组（标准放疗），TMZ 每日 75mg/m^2 口服，同步放疗至放疗结束，在放疗结束 4 周后再开始后续 6 周期 TMZ 辅助化疗。中位随诊时间为 28 个月。结果：放疗加 TMZ 组与单放疗组相比，病死率降低 37%，放疗加 TMZ 和单放组的中位无进展生存时间分别为 7.2 个月和 5.0 个月，中位生存期分别为 14.6 个月和 12.1 个月，1 年生存率为 61% 和 51%，2 年生存率为 26.5% 和 10.4%。说明 TMZ 加放疗可延长生存期。②邓万凯等将患者随机分为两组，TMZ 同步放疗组 22 例和单用放疗组 16 例，常规分割放疗 DT60G y/30f/6 周。于放疗前 1 ~ 2 小时单次口服 TMZ75mg/m^2，28 天为 1 周期，进行 4 周期放化疗后给予 6 周期的辅助化疗，于每周期的第 1 ~ 5 天和第 15 ~ 19 天，每日 1 次，TMZ 口服 150mg/m^2。结果：两组的肿瘤进展时间为（10.9 ± 6.14）个月和（6.2 ± 3.68）个月（P<0.05），总生存期为（14.9 ± 10.08）个月和（8.3 ± 4.8）个月（P<0.05），试验结束时生存时间分别为 30.5 个月和 18.6 个月，提示替莫唑胺同步放疗治疗间质瘤的疗效好于单纯放疗。

（2）脑转移瘤：

1）恶性黑色素瘤脑转移：Ceresoli GL 等进行的Ⅱ期研究显示，未治的恶性黑色素瘤脑转移 151 例，其中 25% 患者的脑转移灶在 4 个以上，用单药 TMZ 治疗。结果：有效率为 7%，疾病控制率为 36%，中位生存期为 3.5 个月。

2）肺癌脑转移：①非小细胞肺癌：Giorgio CG 等进行的用替莫唑胺治疗非小细胞肺的Ⅱ期研究，治疗全脑放疗后和至少一线化疗的脑转移复发或进展后的患者 30 例。替莫唑胺用法同上。结果：客观有效 3 例（10%），CR 2 例，PR 1 例，SD 3 例（10%）和进展 24 例（80%）。3 例为长期生存病例（生存 12 个月以上）：2 例有效，1 例脑病变稳定。显示对既往全脑放疗和化疗后复发的非小细胞肺癌脑转移患者是有效和安全的。②小细胞肺癌：Pietanza MC 等用替莫唑胺治疗 25 例，其中 13 例有脑转移。结果：PR 3 例，SD 6 例，有效率为 12%。其中 5 例脑转移病灶缩小（有效率为 38.5%），说明替莫唑胺对小细胞肺癌脑转移有效。

十七、塞替派（Thiotepa）

1. 别名　三胺硫磷、三乙烯硫代磷酰胺、乙硫磷胺、硫替派、Thiophosphoramide、Triethylene、TESPAMIN，简称 TSPA。化学名为 1，1'，1 " - 硫次膦基三氮丙啶。

2. 药理作用 该药是乙撑亚胺类烷化剂，能和参与细胞内 DNA 组成的核碱基如鸟嘌呤结合，影响核酸合成，从而改变 DNA 的功能，抑制癌细胞分裂。为细胞周期非特异性药物，对多种动物肿瘤有效。

本药在酸中不稳定，故不能口服，静脉注射后各组织均有分布，1 ~ 4 小时内血浆浓度降低 90%，24 小时内大部分随尿排出。

3. 适应证 乳腺癌单药有效率为 30%。卵巢癌单药有效率为 40% ~ 60%。霍奇金淋巴瘤单药有效率为 53%，非霍奇金淋巴瘤单药有效率为 29%。慢性淋巴细胞白血病单药有效率为 30%。膀胱癌行膀胱内灌注治疗，约 1/3 可达 CR。也可用于癌性体腔积液的腔内注射。

4. 用法 静脉注射或肌内注射：每次 $6mg/m^2$ 或 0.2mg/kg，成人一般每次 10mg，每日 1 次，连用 5 天后改为每周 3 次。目前多采用每次 20 ~ 30mg，每 1 ~ 2 周注射 1 次。总量 200 ~ 300mg 为 1 个疗程，最多可给 400mg。配制时，TSPA 加生理盐水 4mL 溶解后肌内注射；或将 TSPA 溶解在 2mL 注射用水中，再稀释在 500mL 生理盐水中，或 5% 葡萄糖液或林格液中静脉滴注。

腔内注射：每次 10 ~ 50mg，每周 1 ~ 2 次。注射前应尽量抽出积液。

动脉注射：每次 10 ~ 20mg，用法同静脉注射。

膀胱内注射：每次 30 ~ 60mg，溶于生理盐水或注射用水 30 ~ 60mL 中，将尿排空后经导尿管注入，变换体位，保留 2 小时，每周 1 次，4 周后改为每月 1 次，共 10 次。

5. 不良反应 ①骨髓抑制：可引起白细胞及血小板下降，多在用药后 1 ~ 6 周发生，有些患者在疗程结束时开始下降，多数患者在停药后可自行恢量，但也有少数患者抑制时间较久，需给以适当措施。用药期间应检查血象。②胃肠道反应：一般较轻，可有食欲减退，少数有恶心、呕吐，个别患者有腹泻。少数伴发热、皮疹。

6. 注意事项 本药可引起无精子、无月经。临用前用灭菌注射用水稀释后使用，稀释后如发现混浊，即不得使用。

7. 规格 注射剂：每支 5mg，10mg。

8. 贮存 避光，干燥，12℃以下贮存。

十八、白消安（Busuffan）

1. 别名 马利兰、马礼冷、马利南、买勒兰、麦里浪、白消妥、白血福恩、米埃罗生、二甲磺酸丁酯、Myleran、Mysulban、Busulphan，简称 BSF、BUS。化学名为 1，4- 丁二醇二甲磺酸酯。

2. 药理作用 属于甲烷磺酸类烷化剂，在体内可解离出甲烷磺酸基团，而余下的丁烷基团联结到 DNA 的鸟嘌呤上，例如，生成 7- 羟丁基鸟嘌呤及 1，4- 双嘌呤基丁烷，说明本药可与 DNA 双开链形成交叉联结，是细胞周期非特异性药物，主要作用于 G_1 期及 G_0 期细胞，对非增殖细胞也有效。BUS 对多种动物肿瘤有抑制作用，在较低剂量时主要影响骨髓粒细胞的生成，对淋巴细胞几乎无影响。如增大剂量，也可引起全血细胞抑制。

口服吸收良好，可迅速分布到各组织中，$t_{1/2}$ 为 2 ~ 3 小时。BUS 主要随尿排出，2 小时内可排出 1/3，主要为甲烷磺酸盐。

3. 适应证 对慢性粒细胞白血病有选择性作用，疗效显著，缓解率为 80% ~ 90%。对急性白血病和慢性粒细胞白血病急变无效。对 ^{32}p 抗药的真性红细胞增多症也有较好疗效。

4. 用法 成人常用量：①慢性粒细胞白血病，开始每日 2 ~ 4mg，连用 3 日后改为每日 6 ~ 8mg，早饭前 1 次服或分 3 次服，直至白细胞降至（10 ~ 20）$\times 10^9/L$ 后停药；或改为维持量每次 1 ~ 3mg，每日 1 次，或每周 2 次。如服药 3 周，白细胞计数仍不见下降，可适当增加剂量。②真性红细胞增多症，每日 4 ~ 6mg，分 3 次服，150 ~ 250mg 为 1 个疗程。

小儿常用量：每日 0.05mg/kg 口服。

5. 不良反应 ①骨髓抑制：常见粒细胞缺乏、血小板减少，长期用药或剂量过大可致骨髓再生障碍。胃肠道反应较轻。②其他：色素沉着，伴有进行性呼吸困难与持续性干咳的广泛性肺部纤维化，脱发，男性乳房女性化，女性闭经，肾上腺皮质功能低下。

6. 注意事项　慢性粒细胞白血病有急性变时应停用。急性白血病和再生障碍性贫血或其他出血性疾病患者忌用。肾上腺皮质功能不全患者慎用。毒性反应明显以及有出血倾向者应立即停药，观察处理。

7. 规格　片剂：每片 0.5mg，2mg。

8. 贮存　避光、密闭、室温保存。

十九、二溴卫矛醇（Mitolactol）

1. 别名　二溴去氧己六醇、Dibromodulcitol、D- galactitol，简称 DBD。化学名为 1，6- 二溴 -1，6- 二脱氧卫矛醇。

2. 药理作用　本药为二溴甘露醇的异构体，虽然通常被认为是烷化剂，但其作用不能完全用烷化理论来解释，考虑可能是在体内变成双氢化合物而起抗癌作用。其对 DNA 合成抑制较 RNA 合成抑制强，为细胞周期非特异性药物。药物在体内半衰期 4 ～ 5 小时，能进入脑脊液，6 ～ 8 小时达高峰浓度。

3. 适应证　①对慢性粒细胞白血病疗效显著，缓解率为 80%。②对真性红细胞增多症，可获得 60% 的缓解率。

4. 用法　口服：每次 250mg，每日 1 次，以后减为每次 125mg，每日 1 次；或 18mg/kg，每周 1 次。

5. 不良反应　①骨髓抑制：为剂量限制性毒性，表现为白细胞、血小板减少，可持续 3 ～ 4 周。②胃肠道反应：食欲减退、恶心、呕吐。③其他：呼吸困难、肝功能异常、眩晕、瘙痒、脱发、无尿、出血、肿瘤局部疼痛。

6. 注意事项　肾功能不全及出血体质者忌用。该药骨髓抑制明显，用药过程中白细胞及血小板两者均下降者约占 60%，用药期间，应密切监测血象及肝肾功能。

7. 规格　片剂：每片 125mg，250mg。

8. 贮存　避光，阴凉处保存。

二十、去水卫矛醇（Dianhydrodulcitol）

1. 别名　二乙酰环氧乳醇、卫康醇，简称 DAG。化学名为 1，2，5，6- 二脱水半乳糖醇。

2. 药理作用　DAG 为抗肿瘤药物二溴卫矛醇的转化产物，对多种动物肿瘤有效，能抑制 DNA 合成并易与 DNA 形成交联，具有阻止细胞增殖的作用。DAG 易溶于水，抗肿瘤活性高，能透过血脑屏障，疗效出现快，对心、肝、肾等脏器无明显损害。

3. 适应证　①对慢性粒细胞白血病有较好的近期疗效，缓解率为 86%，与白消安相似而略高于靛玉红，但完全缓解率较白消安低，与靛玉红相近。显效快，降低白细胞、缩小脾脏以及出现最佳疗效的时间均较白消安、靛玉红早，且与白消安无交叉耐药。②对肺癌、多发性骨髓瘤、头颈部肿瘤、乳腺癌、卵巢癌及子宫颈癌等有一定疗效。

4. 用法　静脉注射或静脉滴注：用生理盐水 20mL 溶解后缓慢静脉注射，或溶于 5% 葡萄糖液 250 ～ 500mL 中静脉滴注。慢性白血病，成人每次 50mg，小儿每次 0.6 ～ 1mg/kg，连用 5 ～ 7 天为 1 周期，间隔 2 周后重复下一周期；病情缓解后，每月连用 5 天维持治疗，维持时间 6 个月以上，成人剂量每日 20 ～ 50mg，小儿每日 0.3 ～ 0.5mg/kg。其他实体瘤，剂量同上。

5. 不良反应　①骨髓抑制：主要为白细胞与血小板减少。②胃肠道反应：食欲下降、恶心、呕吐、稀便。③全身反应：头昏、乏力，一般停药后可自行消失。

第二节 抗代谢药

一、甲氨蝶呤（Methotrexate）

1. 别名 氨甲蝶呤、氨甲基叶酸，简称 MTX。

2. 药理作用 化学合成的抗叶酸类抗肿瘤药物。甲氨蝶呤能与二氢叶酸还原酶结合，使二氢叶酸还原成四氢叶酸受阻，导致嘌呤和胸腺嘧啶核苷酸合成障碍，干扰和抑制脱氧核糖核酸、核糖核酸和蛋白质合成。主要作用于细胞周期的核酸合成期，属于细胞周期特异性药物。高剂量对非增殖细胞也有细胞毒作用。

口服吸收好，高剂量（>30mg/m^2）时吸收不完全。肌内或静脉注射血浓度与药物剂量相关。甲氨蝶呤与血浆蛋白结合率在 50% ~ 60%，药物代谢半衰期为 3.5 小时，以肝代谢为主，绝大多数在给药后 48 小时内以原形从肾排泄，少量从粪便排出。可少量透过血脑屏障，高剂量时，脑脊液浓度明显增加。甲氨蝶呤在胸、腹腔积液中可存留数周，应注意蓄积毒性。

3. 适应证 骨肉瘤、急性白血病、中枢神经系统白血病（作为鞘内注射）、非霍奇金淋巴瘤、伯基特淋巴瘤、蕈样肉芽肿、绒毛膜上皮癌、恶性葡萄胎、小细胞肺癌、乳腺癌、头颈部癌、消化道癌。

4. 用法 甲氨蝶呤的剂量、用法及疗程多种多样。低剂量用法：每次 20mg/m^2，口服，每周 2 次，连用 5 周，治疗淋巴母细胞淋巴瘤或急性淋巴细胞白血病；或每次 20mg/m^2，加生理盐水 3 ~ 5mL，肌内注射，每周 2 次；或每次 30 ~ 40mg/m^2，加 5% 葡萄糖液 250mL，静脉滴注，每周 1 次，连用 2 周或每 3 周 1 次，治疗乳腺癌。高剂量用法：1 ~ 12g/m^2，静脉滴注，加亚叶酸钙解救，每 1 ~ 3 周 1 次；鞘内注射（成人急性白细胞治疗），5 ~ 10mg/m^2（一次最多 15mg），每 3 ~ 7 天重复，共 4 ~ 6 次，此后，每隔 4 ~ 6 周重复 1 次。

5. 不良反应 口腔黏膜炎、口腔溃疡、骨髓抑制是最常见的不良反应，也是其使用的剂量限制性毒性。临床上可出现不同程度的白细胞和（或）血小板减少、口腔黏膜炎或口腔溃疡、腹泻、胃肠道溃疡（严重时可导致出血或穿孔）、皮肤红斑、药物性肝炎甚至肝硬化。长期用药可致骨质疏松、肺纤维化，尤其是既往放疗野内出现。高剂量可引起肾功能损伤。其他可有脱发、皮肤色素沉着、月经延迟、生育功能减退等。鞘内注射可致神经根刺激症状或痉挛。极少数情况下可见过敏反应，表现为皮疹、红皮病样改变、脱皮，或伴肝肾功能异常。

6. 注意事项 妊娠和哺乳期妇女、肾功能损害者禁用。心功能不全、水肿、肝功能损害者慎用。损害肝肾功能的药物慎与本药合用。胸、腹腔大量积液时可延缓甲氨蝶呤的排泄，多次重复使用时应注意。鞘内注射后少数患者可出现严重神经毒性。应用高剂量甲氨蝶呤治疗时，应监测甲氨蝶呤的血药浓度和肾功能等指标，及时采用亚叶酸钙解救治疗。

7. 规格 甲氨蝶呤片：每片 2.5mg。注射用甲氨蝶呤：每支 5mg，100mg，500mg，1 000mg。

8. 贮存 避光，密闭，在阴凉处保存。

9. 临床应用 如下所述。

（1）骨肉瘤：采用甲氨蝶呤高剂量治疗，成人 8 ~ 12g/m^2，溶于 5% 葡萄糖液 500 ~ 1 000mL 中静脉滴注 4 小时，2 ~ 6 小时后给予亚叶酸钙 6 ~ 12mg 肌内注射或口服，每 6 小时 1 次，共 3 天或通过监测甲氨蝶呤的血药浓度指导亚叶酸钙的解救治疗。

（2）非霍奇金淋巴瘤与急性淋巴细胞性白血病：甲氨蝶呤常用于治疗非霍奇金淋巴瘤，一般以高剂量甲氨蝶呤作为联合化疗方案的一部分，其剂量多为 1g/m^2，连续静脉注射 24 小时，甲氨蝶呤输注结束后开始口服亚叶酸钙 50mg，此后，每 6 小时 1 次口服 25mg，共 48 小时；或高剂量甲氨蝶呤 1.2g/m^2 静脉注射 1 小时，每小时 240mg/m^2，连续静脉注射 23 小时，第 36 小时开始应用亚叶酸钙 192mg/m^2，此后每 6 小时 1 次，剂量为 12mg/m^2 直至甲氨蝶呤血液浓度 <10^{-8}mol/L。甲氨蝶呤治疗急性淋巴细胞性白血病，可采用口服，成人每次 20mg/m^2，每周 1 次，连续 4 次，用于缓解后的中期及长期维持治疗的

一部分。临床研究显示，在急性淋巴细胞白细胞的巩固治疗阶段间歇应用中、大剂量（1 ~ 3g/m^2）甲氨蝶呤可明显改善成人患者的长期生存结果。鞘内注射甲氨蝶呤主要用于防治非霍奇金淋巴瘤或急性淋巴细胞性白血病的脑脊髓膜浸润，一般每次 12.5 ~ 15mg，每 3 ~ 7 天重复，一般 4 ~ 6 次。甲氨蝶呤治疗绒毛膜上皮癌疗效较好。对预后较好或无转移的绒毛膜上皮癌患者，可采用甲氨蝶呤每次 0.4mg/kg，肌内注射，每日 1 次，连用 5 天，休息 10 ~ 14 天后重复用药。对预后不良或已有远处转移患者，可采用甲氨蝶呤与更生霉素或氟尿嘧啶或加环磷酰胺二药或三药联合治疗。甲氨蝶呤用法为：每次 0.4 ~ 0.5mg/kg，肌内注射，每天 1 次，连用 5 天，休息 14 天后重复用药。

二、巯嘌呤（Mercaptopurine）

1. 别名　6– 巯基嘌呤、乐疾宁，简称 6–MP。

2. 药理作用　抗嘌呤类药物，经体内活化成 6– 巯基嘌呤核苷酸，干扰和抑制脱氧核糖核酸和核糖核酸的合成。主要作用于细胞周期合成期，属于细胞周期特异性药物。口服吸收后广泛分布于各组织，经肝代谢后，大部分代谢产物由肾排出。

3. 适应证　用于儿童急性淋巴细胞白血病，用药 1 ~ 4 周后才起效，可作为维持治疗；也可用于成人急性和慢性粒细胞白血病。治疗绒毛膜癌和慢性粒细胞白血病时，需要较大剂量。

4. 用法　白血病：成人每日 60mg/m^2，分成 2 ~ 3 次，空腹口服，连用 2 周或 2 个月，用于淋巴母细胞淋巴瘤或急性白细胞的早期强化、中期维持、晚期强化以及长期维持治疗阶段的联合化疗一部分，作为维持治疗。如果同时口服别嘌呤醇或肝肾功能不全时，降低剂量给予 50% ~ 75%。

5. 不良反应　主要是骨髓抑制。胃肠道反应包括恶心、呕吐、食欲不振、腹泻、胆汁淤积、口腔炎，可因胆汁淤积而出现黄疸。偶见皮疹、间质性肺炎和高尿酸血症。

6. 注意事项　妊娠和哺乳期妇女禁用。

7. 规格　巯基嘌呤片：每片 25mg，50mg，100mg，每瓶 100 片。

8. 贮存　避光，密封保存。

9. 临床应用　目前，6– 巯基嘌呤主要用于急性白血病联合治疗的一部分。

三、硫鸟嘌呤（Thioguanine）

1. 别名　6– 硫鸟嘌呤，简称 6–TC。化学名为 2– 氨基 –6– 巯基嘌呤。

2. 药理作用　硫鸟嘌呤在体内经次黄嘌呤—鸟苷酸转移酶活化代谢为 6– 硫代鸟嘌呤核苷酸，抑制嘌呤合成代谢，干扰细胞的核酸代谢，属于细胞周期特异性药物。口服吸收率为 30%，主要经肝代谢与活化后，大部分代谢产物由肾排出。

3. 适应证　用于急性淋巴细胞白血病及急性髓性血病的诱导缓解期及维持治疗。

4. 用法　口服，开始时每日 2mg/kg 直至有效或见到毒性，也可慎重地将每日剂量增至 3mg/kg。在淋巴母细胞淋巴瘤或急性淋巴细胞白血病的联合化疗中剂量为 60mg/m^2，每日 1 次或分次服用。连用 12 天或 28 天。

5. 不良反应　骨髓抑制、肝功能损害伴黄疸、口腔黏膜炎。恶心、呕吐、食欲减退等胃肠道反应比 6–MP 轻。高尿酸血症。

6. 注意事项　对本药过敏者禁用。妊娠及哺乳期妇女、肝肾功能不全者、胆道疾病或痛风者慎用。

7. 规格片剂：每片 25mg，50mg，100mg。

8. 贮存　避光，密封保存。

9. 临床应用　硫鸟嘌呤是治疗急性白血病的常用药物，单药治疗的有效率约为 20%，常与阿糖胞苷或加蒽环类药物联合化疗，诱导治疗急性粒细胞白细胞的完全缓解率高达 60% ~ 80%。

四、氟尿嘧啶（Fluorouracil）

1. 别名 5– 氟尿嘧啶，简称 5–FU。

2. 药理作用 嘧啶类抗代谢药物，氟尿嘧啶在体内活化成氟尿嘧啶脱氧核苷酸，与胸苷酸酶、5，10– 甲酰四氢叶酸形成不易解聚的三联复合物，阻碍胸苷酸酶发挥功能的同时阻断脱氧胸苷酸合成，最终导致脱氧核糖核酸的合成，作用于细胞周期合成期，属于细胞周期特异性药物。外源性增加甲酰四氢叶酸可增加氟尿嘧啶的疗效。氟尿嘧啶口服吸收不完全。主要经肝代谢，大部分分解为 CO_2 由呼吸道排出。

3. 适应证 结肠癌、直肠癌、胃癌、胰腺癌、乳腺癌、头颈部癌、肾癌、前列腺癌、卵巢癌、食管癌、皮肤基底细胞癌和鳞癌、原发性肝癌等。

4. 用法 氟尿嘧啶的剂量和用法多种多样。负荷剂量：350 ~ 500mg/m^2；或 12mg/kg，加 5% 葡萄糖液或生理盐水 1 000mL，静脉滴注，每日 1 次，连用 3 ~ 5 天，3 周为 1 周期。连续静脉滴注：20 ~ 25mg/kg，24 小时连续静脉滴注，连用 4 ~ 5 天，每 4 周重复。与奥沙利铂或依立替康联合应用治疗晚期大肠癌化疗，氟尿嘧啶 400mg/m^2，每天 1 次，连用 2 天，同时氟尿嘧啶连续静脉注射，1 200mg/m^2 输注 44 小时，每 2 周可重复。氟尿嘧啶用于癌性胸腹腔注射，每次 500 ~ 750mg，每周 1 ~ 2 次。治疗皮肤癌或癌性溃疡，外用 5% ~ 10% 软膏，局部涂抹，每日 1 ~ 2 次。

5. 不良反应 口腔黏膜炎或口腔溃疡、胃肠道溃疡（连续静脉滴注时易发生）、骨髓抑制（静脉注射时易发生）、腹泻、恶心、呕吐、食管炎、咽炎、小脑共济失调、放射增敏作用。其他有肝毒性、脱发、静脉炎，皮肤毒性如指甲、皮肤色素沉着等。

6. 注意事项 妊娠、水痘或带状疱疹患者禁用。当患者用药后出现腹泻次数超过 5 次或出现血性腹泻、血白细胞降低达Ⅳ度，或出现口腔溃疡和神经症状时，应立即停药，并进行相关的对症支持治疗。

7. 规格 氟尿嘧啶注射液：每支 250mg（10mL），每支 125mg（5mL），每盒 5 支。氟尿嘧啶乳膏：每支合 20mg，100mg。

8. 贮存 遮光，密闭，在阴凉处保存。

9. 临床应用 氟尿嘧啶虽是最古老的化疗药物之一，但抗瘤谱广，对多种实体瘤有较好疗效。氟尿嘧啶单药治疗晚期大肠癌有效率约为 10%，加入化学调节剂亚叶酸钙联合应用的有效率提高到大约 20%。氟尿嘧啶联合亚叶酸钙作为淋巴结转移性结肠癌根治术后的辅助治疗，明显改善了长期无病生存率，降低了相对死亡率。随着氟尿嘧啶 / 亚叶酸钙与奥沙利铂（FOLFOX4 方案）或与伊立替康（FOL–FIR 方案）联合应用治疗晚期结直肠癌，疗效得到了进一步改善。这些方案用于结直肠癌术后辅助治疗进一步显著降低了术后复发率。氟尿嘧啶 / 亚叶酸钙联合伊立替康治疗转移性结直肠癌，有效率明显提高（超过 40%），中位生存期达到 17 个月。严重腹泻发生减少。氟尿嘧啶除用于静脉化疗外，还可用于敏感肿瘤的腹腔内化疗以及原发性肝癌的肝动脉灌注化疗。

五、替加氟（Tegafur）

1. 别名 喃氟啶、呋喃氟尿嘧啶、方克注射液、君瑞清，简称 FT–207。化学名为四氢呋喃氟尿嘧啶。

2. 药理作用 为化学合成的氟尿嘧啶衍生物，在体内经肝脏活化成氟尿嘧啶及氟尿嘧啶脱氧核苷酸，抑制胸苷酸合成酶，干扰和阻断脱氧核糖核酸、核糖核酸和蛋白质合成而发挥抗肿瘤作用。抗瘤谱与氟尿嘧啶相同，毒性较轻。替加氟口服或直肠给药均易吸收，广泛分布于肝肾、小肠、肺组织。半衰期长，在 5 ~ 18.6 小时。主要经肝代谢，主要代谢物由肾排泄。

3. 适应证 晚期胃癌、大肠癌、食管癌、原发性肝癌、头颈部癌及乳腺癌等。

4. 用法 成人每日 800 ~ 1 200mg，分 3 ~ 4 次口服，连续用药 3 ~ 4 周，休息 1 ~ 2 周为 1 周期，由医生根据病情需要决定用药疗程。也可连续用药 3 ~ 6 个月。替加氟注射剂可静脉滴注，每次 15 ~ 20mg/kg（一般每次 1 000mg），溶于 5% 葡萄糖液 500mL，静脉滴注，每天 1 次，连用 5 天，3 周为 1 周期；或每次 60mg/kg，每周 2 次，用药 2 周，3 周为 1 周期。

5. 不良反应 常见头疼、眩晕、共济失调等神经毒性以及恶心、呕吐、腹泻等胃肠道反应。骨髓抑制比较轻，注射局部可出现静脉炎、肿胀和疼痛，偶见发热、瘙痒、色素沉着等。

6. 注意事项　妊娠或哺乳期妇女禁用。

7. 规格　替加氟片：每片 50mg，每瓶 100 片；每片 100mg，每瓶 60 片。替加氟注射液（方克）：每支 200mg（5mL），每盒 5 支。替加氟胶囊：每粒胶囊 0.1g，0.2g。君瑞清：每支 1.0 克。

8. 贮存　避光、密封保存。

9. 临床应用　替加氟属于氟尿嘧啶衍生物，特点是口服或静脉注射后，血液中可缓慢释放氟尿嘧啶，毒性降低，较氟尿嘧啶改善治疗指数。

六、优福定（UFT）

1. 别名　复方尿嘧啶替加氟片、Uracil & Ftorafur Tables，简称 UFT。

2. 药理作用　优福定是由喃氟啶与尿嘧啶以 1 ∶ 4 摩尔分子比例构成的复合制剂。可在体内逐渐转变为氟尿嘧啶而起干扰、阻断脱氧核糖核酸、核糖核酸及蛋白质的合成，发挥抗肿瘤作用。因尿嘧啶可阻断替加氟在体内的降解作用，特异性地提高肿瘤组织中氟尿嘧啶及其活性代谢物质的浓度，使得肿瘤组织中氟尿嘧啶的浓度明显高于血液及肿瘤相邻正常组织中的药物浓度，提高了抗肿瘤效果。优福定口服后吸收良好，在体内持续时间较长。以肝、肾中的浓度较高。给药后 24 小时，23% 的药物以原形由尿排出，55% 由呼吸道以 CO_2 形式排出。

3. 适应证　晚期胃癌、结直肠癌、乳腺癌、卵巢癌和头颈部癌等。

4. 用法　每次 2 ~ 4 片，口服，每天 3 ~ 4 次，连续用药 4 ~ 8 周、休息 1 ~ 2 周为 1 周期，根据病情需要决定治疗疗程。

5. 不良反应　恶心、呕吐、食欲不振、腹泻等消化道反应较替加氟略重。骨髓抑制较轻，主要为白细胞轻度下降。个别患者可出现皮炎、脱发及瘙痒。

6. 注意事项　肝肾功能障碍者及孕妇慎用。

7. 规格　每片 162mg（含喃氟啶 50mg，尿嘧啶 112mg），每盒 20 片。

8. 贮存　密封，避光，阴凉处保存。

9. 临床应用　优福定特点是喃氟啶中加入尿嘧啶，提高了喃氟啶疗效，不良反应则低于喃氟啶。

七、替吉奥（S-1）

1. 别名　简称 S-1、TS-1，商品名为爱斯万。替吉奥胶囊为三药的复方制剂，由替加氟、吉美嘧啶（CDHP）和奥替拉西钾（Oxo）三药，按 1 ∶ 0.4 ∶ 1 的摩尔分子比例组成。

2. 药理作用　替吉奥为抗代谢药物。两种生化调节剂吉美嘧啶和奥替拉西钾，通过发挥对酶的抑制作用，使替加氟在血浆和肿瘤组织内生成的 5-FU 有效浓度保持更长时间，并减少 5-FU 对胃肠道的毒性作用。吉美嘧啶通过抑制 5-FU 的代谢酶二氢嘧啶脱氢酶（DPD）的活性，从而抑制替加氟分解，增加血中 5-FU 浓度。奥替拉西钾对 5-FU 的代谢酶具有选择性 5-FU 抑制作用，它在消化道中的浓度远高于肿瘤和血清中的浓度，因此，抑制 5-FU 在胃肠道中的磷酸化，降低胃肠道毒性，同时对 5-FU 的抗肿瘤作用没有明显影响。

3. 适应证　用于治疗晚期胃癌、非小细胞肺癌和头颈部癌等。

4. 用法　每次口服 40 ~ 60mg（体表面积小于 $1.25m^2$ 时给予 40mg，体表面积在 1.25 ~ $1.5m^2$ 时给 50mg，体表面积大于 $1.5m^2$ 时给予 60mg），每日 2 次，连服 4 周，休息 2 周，6 周为 1 周期；或连用 2 周，休息 1 周，3 周为 1 周期。可根据情况增减剂量。

5. 不良反应　常见有白细胞减少、血红蛋白减少、中性粒细胞减少、血小板减少，还有食欲不振、恶心、呕吐、腹泻、色素沉着、黏膜炎、皮疹和蛋白尿等。S-1 单药的Ⅲ、Ⅳ度血液学毒性，血红蛋白减少为 6.3%，中性粒细胞减少为 3.8%，血小板减少为 0；Ⅲ、Ⅳ度非血液学毒性，呕吐为 1.3%，腹泻为 3.8%，食欲下降为 2.5%。

6. 规格 每粒胶囊 20mg，25mg，每板 14 粒，每盒 10 板。

7. 贮存 15℃ ~ 30℃避光保存。

8. 临床应用 如下所述。

（1）胃癌：

1）单药治疗：Shitara K 等 8 篇报告中共 368 例进展期胃癌，用 S-1 每日 80mg/m²，连服 4 周，休息 2 周为 1 周期。有效率为 44%（24% ~ 54%），中位总生存期为 10 个月。Koizumi W 等用 S-1 单药治疗胃癌 101 例，S-1 每日 80mg/m²，分 2 次口服，用药 28 天，休息 14 天为 1 周期。结果：CR 1 例，PR 44 例，NC 27 例，PD 26 例，未评价 3 例，总有效率为 44.6%，其中原发灶的有效率为 33.8%，肝转移的有效率为 36.4%，肺转移的有效率为 13.7%，淋巴结转移的有效率为 51.5%。用法为患者体表面积低于 1.25m² 者，每日给予 80mg；1.25 ~ 1.5m² 者，每日给予 100mg；大于 1.5m² 者，每日给予 120mg，用药 4 周，休息 2 周为 1 周期。Johira H 等单用 S-1 作为一线治疗 44 例极晚期和复发胃癌，每日给予 S-1 80mg/m²，连用 28 天，休息 14 天为 1 周期。疗效：可评价 36 例，有效率为 30.6%，中位生存时间 10.7 月，1 年生存率为 43.2%，2 年生存率为 20.5%，其结果是好的。不良反应的发生率为 84.1%，但Ⅲ度以上不良反应较低，发生率 13. 6%。认为对晚期胃癌 S-1 有效，安全性较好，口服剂型使用方便。JCOG 9912 研究：入组 704 例晚期胃癌，对 S-1 与 5-FU 进行疗效比较。结果：中位生存时间，S-1 治疗为 11.4 个月，5-FU 治疗为 10.8 个月（P<0.001），S-1 的生存期优于 5-FU；中位无进展生存时间，S-1 组为 4.2 个月，5-FU 组为 2.9 个月（P<0.001）。

2）替吉奥联合化疗：主要有以下 3 种化疗方案。

a. S-1 与顺铂联合：多项研究显示，多用 S-1 每日 80mg/m²，分为 2 次，连用 14 ~ 21 天；顺铂 80mg/m²，第 8 天，28 天或 35 天为 1 周期。客观有效率为 50% ~ 74%。Wasahurn K 等Ⅲ期试验，对既往未化疗和不能切除的进展期胃癌，分为替吉奥联合顺铂组 148 例（替吉奥 40 ~ 60mg/m² 口服，每日 2 次，给药 3 周 + DDP 每日 60mg/m² 静脉注射，4 周重复）和单用替吉奥组 150 例治疗对比（S-1 40 ~ 60mg/m² 口服，每日 2 次，给药 4 周，6 周重复）。结果：两组有效率分别为 54.0% 和 31.1%（P<0.001），中位无进展生存时间为 6.0 个月和 4.0 个月（P<0.001），总生存期分别为 13.0 个月和 11.0 个月（P<0.036）。显示 S-1 + DDP 组的疗效和生存期明显延长。曾湖等对老年进展期胃癌 85 例分为观察组（用替吉奥 + DDP）和对照组（用 5-FU + DDP）。结果：有效率分别为 67.4% 和 52.4%（P<0.05），疾病控制率分别为 90.0% 和 81.0%（P<0.05），1 年生存率分别为 60.5%（26/43）和 52.4%（22/42）（P>0.05）。显示 S-1 + DDP 对老年胃癌的疗效较好，不良反应可耐受。Jin M 等 SC-101 多中心Ⅲ期临床研究，国内 15 家医院治疗晚期胃癌。随机分为三组：① S-1 单药组：每次 40 ~ 60mg，口服，每日 2 次，给药 4 周，停药 2 周，治疗 77 例。② SP 组：S-1 用法同上 + DDP 60mg/m2，静脉滴注 3 小时，第 8 天用药，治疗 74 例。③ FP 组：5-FU 600mg/m²，静脉滴注 24 小时，第 1 ~ 5 天给药 + DDP20mg/m²，静脉滴注 0.5 小时，第 1 ~ 5 天给药，治疗 73 例。结果显示，缓解率 S-1 单药组为 24. 7%，SP 组为 37.6%。③ FP 组为 19.2%（P=0.021）。中位失败时间 SP 联用组、S-1 单药组和 FP 联用组分别为 159 天、126 天和 85 天（P=0.008）。总生存期分别为 433 天、267 天和 309 天（P=0.038），SP 联用组比 S-1 单药和 FP 对照组的疗缓解期和生存期显著为优。

b. 替吉奥联合奥沙利铂：Koizurrii W 等Ⅱ期研究，对进展期胃癌 55 例，用替吉奥联合奥沙利铂一线治疗。结果：有效率为 59%，疾病控制率为 84%，中位无进展生存时间为 6.5 个月，1 年生存率为 71%。刘福银等对老年晚期胃癌 56 例，分为治疗组 30 例和对照组 26 例。治疗组用 SO 方案，S-1 每次 40mg 或 50mg，每日 2 次，连用 14 天，3 周重复 + OXA 85mg/m² 静脉注射，第 1 天，3 周重复；对照组用 XO 方案，卡培他滨 1 250mg/m²，口服，每日 2 次，连用 14 天，3 周重复 + OXA，用法同上。结果：治疗组部分缓解（PR）12 例，疾病稳定（SD）5 例，疾病进展（PD）13 例；对照组，PR 11 例，SD 5 例，PD 10 例，两组有效率分别为 40.0% 和 42. 3%（P=1.000），肿瘤控制率分别为 56.7% 和 61. 5%（P=0.789），中位无进展时间分别为 6.0 个月或 6.3 个月，中位生存期分别为 11.5 个月和 11.9 个月。显示两组对老年胃癌均有效，疗效相似，耐受性较好。

c. 替吉奥联合多西他赛：Jeung H 等Ⅱ期试验，对 80 例进展期胃癌一线化疗，分为 DS 组（多西他赛 35mg/m^2 静脉注射，第 1、8 天 + S-1 每日 70mg/m^2 口服，第 1 ~ 14 天，3 周重复）39 例和 DC 组（多西他赛 35mg/m^2 静脉注射，第 1、8 天 + DDP 35mg/m^2 静脉注射，第 1、8 天，3 周重复）41 例。结果：两组客观缓解率分别为 43.6% 和 24. 3%，中位无进展生存时间分别为 198 天和 143 天。提示多西他赛加 S-1 方案具有明显疗效。Kuni-saki C 等Ⅱ期研究，对未治的进展期胃癌 45 例，用双周多西他赛联合替吉奥一线治疗，多西他赛 40mg/m^2 静脉注射，第 1 天 + 替吉奥 40mg/m^2，每日 2 次，口服，第 1 ~ 7 天，2 周重复。结果：完全缓解（CR）1 例，PR 25 例，有效率为 57.8%，中位无进展生存时间为 6.9 个月，中位生存期为 15.3 个月。

3）替吉奥辅助化疗：Sakuramoto S 等报道用 S-1 对局部晚期胃癌术后辅助化疗，S-1 40mg，每日 2 次，用药 28 天，每 6 周重复，给药 1 年。结果：3 年生存率 S-1 辅助治疗组（529 例）为 80.1%，而单手术组（530 例）为 70.1%（P<0.003）。3 年无复发生存率两组分别为 72.2% 和 59.6%（P<0.001），显示 S-1 术后辅助化疗对 D2 手术的局部晚期胃癌有效。

（2）非小细胞肺癌：

1）替吉奥单药：Yumine K 等Ⅱ期研究，对未治的进展期胃癌Ⅲ、Ⅳ期患者，可评价 59 例，用 S-1 单药一线治疗，S-1 80mg/m^2，po，连服 4 周，休息 2 周，6 周为 1 周期，用 4 周期。结果 PR 13 例（22.0%）中位生存期为 10.2 个月，1 年生存率为 41.1%。

2）替吉奥联合化疗：①替吉奥联合顺铂：Ichinose Y 等Ⅱ期研究，对进展期非小细胞肺癌，用替吉奥联合顺铂一线治疗，S-1 每次 40mg/m^2，口服，连服 2 周，3 周为 1 周期 + DDP 60mg/m^2 静脉注射，3 周重复，可评价 55 例。结果：CR 1 例，PR 25 例，总缓解率为 47%，中位生存期为 11 个月，1 年生存率为 45.0%。②替吉奥联合伊立替康：Okamoto I 等Ⅱ期研究，对进展期非小细胞肺癌，给予 S-1 联合，每日 80mg/m^2，口服，第 1 ~ 14 天，3 周为 1 周期，用 5 周期 + IRI 150mg/m^2 静脉注射，3 周为 1 周期，用 5 周期（1 ~ 15 周期）。结果：PR 16 例，SD 24 例，PD 12 例，缓解率为 28.6%，疾病控制率为 71.4%，中位无进展生存时间为 4.9 个月，中位生存期为 15 个月。

八、卡莫氟（Carmofur）

1. 别名　嘧福禄、Mifurol，简称 MCFU。

2. 药理作用　为化学合成的氟尿嘧啶衍生物。卡莫氟在体内代谢，缓慢释放出氟尿嘧啶，干扰或阻断 DNA、RNA 和蛋白质合成。基础研究显示，卡莫氟的抗瘤谱较氟尿嘧啶和呋喃氟尿嘧啶广，而且治疗指数也更高。卡莫氟口服易于吸收，以胃、膀胱、肝、肾及小肠的浓度较高，主要经肾随尿排泄。卡莫氟脂溶性强，可进入中枢神经系统。卡莫氟在体内的代谢产物之一可刺激中枢神经系统引起热感和尿频症状。

3. 适应证　晚期胃癌、结直肠癌和肝癌等消化道肿瘤的治疗，晚期乳腺癌。

4. 用法　单药化疗，成人每日 12 ~ 18mg/kg，分 3 次口服。联合化疗，成人每次 200mg，每日 3 ~ 4 次口服，连用药 2 周，休息 1 周，3 周为 1 周期。治疗疗程根据患者病情需要、有效性和耐受性等因素，由医生决定。

5. 不良反应　食欲不振、恶心、呕吐、腹泻等胃肠道反应较常见。骨髓抑制所致的白细胞和血小板减少发生率低，程度也轻。肝肾功能受损少见，且较轻。偶可见言语、步态和意识变化等神经系统反应。热感和尿频属卡莫氟特有不良反应，发生率约为 10%，常规剂量下，一般症状出现持续 0.5 ~ 4 个小时，之后可自行消失。症状不能耐受时，可减少剂量或停药，症状可消失。有时每日口服药物总剂量不变，通过减少单次剂量，增加服药次数可以减少不良反应的发生。

6. 注意事项　妊娠和哺乳期妇女禁用。肝肾功能不全者和老年人慎用。服药后不宜饮用含酒精的饮料。

7. 规格　卡莫氟片：每片 50mg，每盒 24 片。

8. 贮存 避光，密封保存。

9. 临床应用 卡莫氟属于氟尿嘧啶类药物，常用于晚期大肠癌的化疗，以肝外代谢为特点，尤其适用于肝功能异常患者的使用。

九、阿糖胞苷（Cytarabine）

1. 别名 阿糖胞嘧啶核苷、爱力生、赛德萨、Cytosar、Cytosine arabinoside、Alexan，简称 Ara- C。化学名为 1- β -D- 阿拉伯呋喃糖胞嘧啶。

2. 药理作用 阿糖胞苷在体内经活化转化成阿糖胞苷二磷酸及阿糖胞苷三磷酸，抑制脱氧核糖核酸多聚酶，干扰脱氧核糖核酸合成，阻滞肿瘤细胞增殖，属于细胞周期特异性药物。阿糖胞苷口服吸收不良，易被胃肠黏膜或肝脏的胞嘧啶脱氨酶作用而灭活。阿糖胞苷静脉注射在体内分布广泛，可进入脑脊液。半衰期 2 ~ 3 小时，主要在肝组织内代谢，经胞苷脱氨酶作用脱氨，转化成无活性阿糖尿苷，绝大多数在给药后 24 小时经肾排出。

3. 适应证 急性髓性白血病、急性淋巴细胞白血病、慢性髓性白血病、非霍奇金淋巴瘤、中枢神经系统白血病（作为鞘内注射）。

4. 用法 ①急性髓性白血病的诱导治疗（与柔红霉素联合应用）：阿糖胞苷 100mg/m^2，每日连续静脉滴注，连续用药 1 ~ 7 天；或 100mg/m^2，每 12 小时 1 次，连续用药 1 ~ 7 天。②复发性急性淋巴细胞白血病：阿糖胞苷 3g/m^2，静脉滴注 1 ~ 3 小时，每 12 小时 1 次，连续用药 4 次，每 3 ~ 4 周用药 1 天。③非霍奇金淋巴瘤的治疗：ESHAP 方案，阿糖胞苷 2.0g/m^2，静脉滴注，每 3 周 1 次；DHAP 方案，阿糖胞苷 2.0g/m^2，静脉滴注，每 12 小时 1 次，每 3 ~ 4 周用药 1 天。④高度侵袭性淋巴瘤的治疗：阿糖胞苷 2.0 ~ 3.0g/m^2，静脉滴注，每 12 小时 1 次，连续用药 1 ~ 2 天，每 3 ~ 4 周重复。

5. 不良反应 骨髓抑制 [各种程度白细胞和（或）血小板减少]、恶心、呕吐、腹泻、口腔黏膜炎或口腔溃疡、肝功能异常、发热、结膜炎、精神错乱或意识模糊、失眠、小脑毒性。其他包括脱发、高尿酸血症、肌痛、皮疹、生殖功能异常等。

6. 注意事项 妊娠和哺乳期妇女禁用。骨髓抑制、肝肾功能不全、痛风、尿酸结石、近期化疗或放疗者慎用。老年人剂量酌减。

7. 规格 注射用盐酸阿糖胞苷：力诺，每支 0.3g；赛德萨，50mg，500mg。

8. 贮存 避光，密闭，于阴凉处保存。

9. 临床应用 阿糖胞苷治疗急性白血病效果较好，是治疗急性髓性白血病最有效药物之一，疗效与剂量呈正相关，常常以高剂量（超过 1 000mg/m^2）与蒽环类药物联合应用，肿瘤完全缓解率高达 85%。阿糖胞苷治疗急性淋巴细胞白血病疗效也很突出。阿糖胞苷对非霍奇金淋巴瘤也有效，可用于复发淋巴瘤的治疗。阿糖胞苷低剂量使用时，骨髓毒性可耐受，大剂量应用时，骨髓抑制严重，应予注意。

十、氟尿苷（Floxuridine）

1. 别名 5- 氟尿嘧啶脱氧核苷、氟苷，简称 FUDR。

2. 药理作用 为氟尿嘧啶脱氧核苷衍生物，作用机制与氟尿嘧啶类似。在体内转化为有活性的氟苷单磷酸盐和氟尿嘧啶，抑制脱氧核糖核酸合成，控制肿瘤细胞分裂、增殖，为细胞周期特异性药物。口服吸收差，持续静脉给药效果好。

3. 适应证 晚期消化道肿瘤的全身静脉化疗，包括口腔癌、胰腺癌、胆管癌、胃癌、结肠癌、肝细胞癌。对转移性乳腺癌也有较好效果。动脉插管给药治疗不能手术的原发肝癌、消化道癌及乳腺癌的肝转移癌也有较好的疗效。

4. 用法 单药化疗：每次 500 ~ 1 000mg，静脉滴注 4 ~ 8 小时，每天 1 次，连续 5 ~ 10 天，此后，根据不良反应耐受情况调整剂量，隔日 1 次，15 ~ 20g 为 1 个疗程。肝动脉灌注：每次 750 ~ 1 250mg，每 4 周 1 次，用 8 ~ 10mL 注射用水溶解缓慢给药。

5. 不良反应　主要有消化道反应与骨髓抑制，表现为口腔黏膜炎、恶心、呕吐、腹泻、腹痛，严重时可出现胃肠道溃疡、白细胞及血小板减少，也可有一过性肝功能损伤、脱发等。常规剂量下，一般反应不严重。

6. 注意事项　同氟尿嘧啶。

7. 规格　注射剂：每支 250mg。

8. 贮存　遮光，密闭保存。

9. 临床应用　因氟尿嘧啶类药物种类众多，氟尿苷注射剂应用并不广泛。

十一、去氧氟尿苷（Doxifluiridine）

1. 别名　脱氧氟尿苷、氟铁龙、克托、奇诺必通、艾丰、Fortulon，简称 5′-DFUR。化学名为 5′-脱氧 -5- 氟尿嘧啶核苷。

2. 药理作用　去氧氟尿苷在体内经过嘧啶磷酸化酶活化成氟尿嘧啶发挥抗肿瘤作用。实验研究显示，肿瘤组织中嘧啶磷酸化酶的含量高于正常组织，因此，去氧氟尿苷更容易在肿瘤组织中活化，氟尿嘧啶浓度更高。故去氧氟尿苷的治疗指数高于氟尿嘧啶及其他氟尿嘧啶类药物。去氧氟尿苷口服后胃肠道吸收良好，血药浓度较高，代谢物经肾脏排出。

3. 适应证　晚期胃癌、结直肠癌等消化道肿瘤的化疗。晚期头颈部癌、乳腺癌、膀胱癌、子宫颈癌等。

4. 用法　成人每日 800 ~ 1 200mg，分 3 ~ 4 次，餐后口服，单药连用 4 ~ 8 周、休息 1 ~ 2 周为 1 周期，或遵医嘱使用。

5. 不良反应　不良反应较轻，主要有食欲不振、腹泻、恶心、呕吐、口腔炎、腹部不适、腹胀、腹痛等消化道反应。白细胞降低和血小板减少轻微。偶有肝功能异常。可出现脱发、皮肤色素沉着、皮疹、定向障碍、感觉异常、舌发麻、过敏、乏力等。

6. 注意事项　对本药过敏和正在使用呋啶类抗病毒药物（如索立呋啶）者禁用。

7. 规格片剂：每片 100mg，200mg，每盒 100 片。

8. 贮存　避光、密闭保存。去氧氟尿苷与氟尿嘧啶为同类药物，以口服方便、肿瘤组织内药物浓度较高为特点。

十二、培美曲塞（Pemetrexed）

1. 别名　商品名为力比泰、阿灵达、Alimta，简称 MTA、PMX。化学名为 L- 谷氨酸，N-[4-2（2-氨基 -4，7- 二氢 -4- 氧 -IH- 吡咯 [2，3-d] 嘧啶 -5-yl）乙基苯甲酰]- 二钠盐，七水混合物。

2. 药理作用　为合成的新型多靶位抗叶酸类抗肿瘤药物，它和它的多聚谷氨酸盐能竞争性抑制多种酶，包括胸腺嘧啶核苷酸合成酶（T）、二氢叶酸还原酶（DHFR）以及甘氨酰胺核苷酸甲基转移酶（CSRFT）等叶酸依赖性酶，造成叶酸代谢和核苷酸合成过程的异常，从而抑制肿瘤细胞的生长繁殖。本药作用时间长。本药的蛋白结合率约为 81%，表观分布容积约 16L。主要以原形经肾排出，总清除率为 91.8mL/min，肾功能正常时的消除半衰期约 3.5 小时。随着肾功能降低，机体的清除率下降、曲线下面积（AUC）增加。本药的 Cmax（峰浓度）和 AUC 随着剂量的增加而成比例增加，未见明显的性别和种族差异。培美曲塞 2004 年批准用于不能手术切除的胸膜间皮瘤和局部晚期或转移性非小细胞肺癌，国内已上市。

3. 适应证　用于治疗不能切除或不能行根治性手术的恶性胸膜间皮瘤（MPM），可作为 MPM 的一线化疗方案，用于非小细胞肺癌，培美曲塞与顺铂等合用，疗效更好。对蒽环类和紫杉类药物治疗失败的乳腺癌也有效。

4. 用法　①单药使用：培美曲塞每次 500mg/m^2，用生理盐水 20mL 溶解后，再用生理盐水 100mL 稀释，静脉输注超过 10 分钟，每 3 周给药 1 次。②培美曲塞与 DDP 合用，培美曲塞每次 500mg/m^2，静脉滴注超过 10 分钟；DDP 每次 75mg/m^2，静脉滴注 2 小时以上，于培美曲塞给药结束 3 小时后开始给 DDP，两药均于第 1 天用药，21 天为 1 周期。

药前用药：①地塞米松，每次 4mg 口服，每日 2 次，在培美曲塞给药前 1 天、当天和之后 1 天给药（共 3 天）。给地塞米松可降低皮肤毒性的发生率和严重程度。②叶酸，每日口服 400 ~ 1 000μg，每日 1 次，培美曲塞给药前 7 日起至化疗后的 3 周内。③维生素 B_{12}，每次 1 000μg，肌内注射，在培美曲塞药前 7 日给 1 次，以后于培美曲塞用药同 1 天给药 1 次（即每 3 周给 1 次）。使用培美曲塞治疗时必须给予叶酸和维生素 B_{12}，以减轻培美曲塞的胃肠道反应和骨髓抑制。

剂量调整：当血象低于正常，而中性粒细胞 $>0.5\times10^9$/L、血小板 $\geqslant 50.0\times10^9$/L 时，培美曲塞和 DDP 的剂量改为前次剂量的 75%；当血小板 $<50.0\times10^9$/L 时，培美曲塞和 DDP 的剂量为前次剂量的 50%。

5. 不良反应　骨髓抑制，中性粒细胞减少为剂量限制性毒性。发热、感染，皮疹和脱屑，男性比女性发生率较高。感觉异常。胃肠道反应有腹泻和恶心呕吐，黏膜炎有口腔炎和咽炎。若出现严重血液学毒性或神经系统不良反应，应及时停药并对症治疗。

6. 注意事项　①本药对 P_{450} 酶没有明显的诱导或抑制作用，顺铂、低中剂量阿司匹林不会改变 MTA 的药代参数。②肾功能正常患者服用布洛芬 400mg，使本药的清除率下降 20%、AUC 增加 20%。③氨基糖苷类有肾毒性药物会延缓本药的消除，导致毒性增加。④肌酐清除率 45mL/min 的肾功能不全者需要适当调整剂量，一般老年患者不必调整剂量。⑤培美曲塞只能用生理盐水溶解和稀释，不得与其他任何药物（尤其是含钙的药物）配伍使用。⑥药液接触皮肤或黏膜应立即用水彻底清洗。⑦培美曲塞不合防腐剂，溶解后 24 小时内使用，剩余部分弃掉。

7. 规格　注射剂：每瓶 500mg。

8. 贮存　25℃以下室温保存。

9. 临床应用　2004 年 2 月美国 FDA 批准培美曲塞与 DDP 合用一线治疗不能手术的恶性胸膜间皮瘤，2004 年 8 月又批准用于晚期和转移性非小细胞肺癌。

（1）恶性胸膜间皮瘤（MPM）：

1）培美曲塞单药：Hanauske AR 等采用培美曲塞单药治疗 64 例未接受化疗的 MPM，500mg/m^2，21 天为 1 周期。结果：有效率为 14.1%（9 例），中位生存期 10.7 个月，1 年生存率 47.8%。Taylor P 等进行的一项欧洲大型试验，对 812 例 MPM，给予单药培美曲塞（500mg/m^2，第 1 天，21 天为 1 周期）治疗，并用标准用药补充叶酸和维生素 B_{12}。其中 319 例既往未接受过化疗，493 例既往接受过化疗，治疗完成后，可评价疗效 643 例，其中未接受过化疗者 247 例，既往接受过化疗者 396 例。结果：两组有效率分别为 10.5% 和 12.1%，中位疾病进展时间分别为 6.0 个月和 4.9 个月，中位生存期分别为 14.1 个月和未评价。显示单药培美曲塞治疗 MPM 有效，毒性较轻，不能耐受铂类药患者可以选择。

2）培美曲塞联合铂类药：Vogelzang NJ 等进行的多中心Ⅲ期临床研究，对恶性胸膜间皮瘤 448 例，治疗随机分为培美曲塞 + DDP 组（226 例）和单用 DDP 组（222 例）。治疗方案：培美曲塞每次 500mg/m^2，DDP 每次 75mg/m^2，两药均于第 1 天给药，21 天为 1 周期。结果：两组的总缓解率分别为 41.3% 和 16.7%（$P<0.000\ 1$），中位生存期分别为 12.1 个月和 9.3 个月（$P<0.02$）。显示培美曲塞 + DDP 组与单用 DDP 组比较，其有效率高，中位总生存期延长。Santoro A 等进行的大型Ⅲ期试验，给予培美曲塞联合顺铂组（843 例，培美曲塞每次 500mg/m^2，DDP 每次 75 mg/m^2，第 1 天给药，21 天为 1 周期）和培美曲塞联合卡铂组（861 例，培美曲塞同上，卡铂 AUC5，21 天为 1 周期）。结果：两组的有效率分别为 26.3% 和 21.7%，中位疾病进展时间为 7.0 个月和 6.9 个月，1 年生存率为分别为 63.1% 和 64.0%，提示在不适合顺铂患者卡铂可以取代使用。

（2）非小细胞肺癌：

1）培美曲塞单药：RusthovenJJ 等用培美曲塞单药一线治疗 33 例Ⅲ B 和Ⅵ期非小细胞肺癌（NSCL-C），每次 500mg/m^2，3 周重复，总有效率为 23.3%，中位生存期为 9.2 个月，中位疾病进展时间 3.8 个月。Hanna N 等进行的Ⅲ期试验，对既往化疗的 NSCLC 患者随机比较培美曲塞组（每次 500mg/m^2，第 1 天，3 周重复，283 例）与多西他赛组（每次 75mg/m^2，第 1 天，3 周重复，288 例）疗效。结果：两组的有效率分别为 9.1% 和 8.8%，稳定率分别为 45.8% 和 46.4%，中位无进展生存时间均为 2.9 个月，中位生存期分别为 8.3 个月和 8.0 个月，1 年生存率均为 29.7%，两药的缓解率和生存期无明显差别，但培美曲塞的Ⅲ、Ⅳ度血液学毒性比多西他赛明显为轻，中性粒细胞减少分别为 5.3% 和 40.2%（P<0.001），粒细胞减少性发热为 1.9% 和 12.7%（P<0.001）。狄杰等对 55 例肺腺癌和大细胞癌患者，随机分为培美曲塞组和多西他赛组。培美曲塞组：培美曲塞 500mg/m^2，静脉注射，第 1 天；多西他赛组：多西他赛 75mg/m^2，第 1 天，静脉滴注 2 小时。两组均 21 天为 1 周期，至少观察 2 个周期。结果：两组的有效率分别为 28.4% 和 7.6%（P<0.05），疾病控制率分别为 64.3% 和 37.0%（P<0.05），提示培美曲塞二线治疗肺非鳞癌疗效优于多西他赛。

2）培美曲塞联合化疗：Adjei AA 等用培美曲塞联合化疗一线治疗 NSCLC，联合的药物有吉西他滨、卡铂、奥沙利铂和顺铂等。采用先给培美曲塞 500mg/m^2，第 1 天，随后给吉西他滨 1 250mg/m^2，第 1、8 天，3 周重复。结果：有效率为 31%，无进展生存时间为 4.9 个月，中位生存期为 11.4 个月。

Scaglioi GV 等进行的多中心Ⅱ期随机试验，对进展期 NSCLC 采用培美曲塞 500mg/m^2 + 奥沙利铂 120mg/m^2，或培美曲塞 500mg/m^2 + 卡铂，均为 21 天 1 周期，治疗 6 周期。结果：两组的有效率分别为 26% 和 31.6%，中位生存期分别为 5.5 个月和 5.7 个月，1 年生存率分别为 49.9% 和 43.9%。显示 PC 方案和 PO 方案治疗 NSCLC 均有效，且两者疗效相似。陆筱灵等用培美曲塞联合奈达铂二线治疗 NSCLC 42 例，用培美曲塞 500mg/m^2 静脉注射，第 1 天；奈达铂 180mg/m^2 静脉注射，第 2 天，21 天 1 周期，平均用 3.6 周期。结果：PR 8 例，SD 18 例，PD 16 例，有效率为 19.0%，疾病控制率为 61.9%，肿瘤进展时间为 3.6 个月，中位生存期为 8.2 个月。认为该方案二线治疗 NSCLC 有效，可以耐受。

（3）其他肿瘤：

1）乳腺癌：Garin A 等进行的Ⅱ期研究，对局部进展期或转移性乳腺癌 50 例，给予培美曲塞联合卡铂一线治疗。结果：PR 27 例，有效率为 54%，中位肿瘤进展时间为 10.3 个月，中位生存期为 11.1 个月。显示培美曲塞联合卡铂方案对乳腺癌有效，可以耐受。Blasinska-Morawiec M 等进行的Ⅱ期研究，对既往未用过蒽环类药物治疗的局部进展期或转移性乳腺癌 79 例，给予培美曲塞 500mg/m^2 静脉注射，第 1 天；多柔比星 50mg/m^2 静脉注射，第 1 天，3 周为 1 周期，中位用药 6 周期。结果：CR 8 例，PR 40 例，SD 20 例，总有效率为 60.8%，疾病控制率为 86.1%。表明培美曲塞联合多柔比星治疗乳腺癌有效，并可耐受。Ma CX 等进行的Ⅱ期试验，对既往用过蒽环类或紫杉类治疗的转移性乳腺癌 59 例，二线治疗给予培美曲塞 500mg/m^2，第 1 天 + 吉西他滨 1 250mg/m^2，第 1、8 天，3 周为 1 周期，中位治疗 5 周期。结果：PR 14 例，SD 9 例，总有效率为 24%，疾病稳定率为 39%。

2）胰腺癌：

a. 培美曲塞单药：Kukarmi PM 等对老年胰腺癌 273 例用培美曲塞治疗，结果≥ 65 岁和 <65 岁患者的有效率分别为 16.1% 和 14.9%，中位生存期为 6.6 个月和 5.9 个月。Ⅳ度不良反应分别为 25.8% 和 17%（P<0.05）。显示年老和年轻胰腺癌患者用培美曲塞治疗有效，且疗效相似，年老者也有较好耐受性。Boeck S 等Ⅱ期试验，对吉西他滨化疗失败的进展期胰腺癌 54 例，用培美曲塞二线治疗，培美曲塞每次 500mg/m^2，第 1 天，每周期增加 100mg/m^2，最大用到 900mg/m^2，同时补充叶酸和维生素 B_{12} 以预防不良反应，3 周重复。结果：75% 患者存活超过 3 个月，疾病进展时间为 7 周，中期总生存时间为 20 周（从用培美曲塞开始计算），提示对吉西他滨化疗失败后用培美曲塞二线治疗还有一定作用。

b. 培美曲塞联合化疗：Mazzer M 等对吉西他滨为主一线治疗失败的胰腺癌，给予培美曲塞 500mg/m^2 联合奥沙利铂 120mg/m^2，3 周为 1 周期，用 3 周期。可评价疗效 15 例。结果：部分缓解 9 例，其中 43% 患者的 CA19-9 降低，中位无进展生存时间为 99 天。初步显示 PO 方案对一线治疗失败的胰腺癌有效。Oettle H 等进行Ⅲ期试验，对不能切除或转移性胰腺癌 565 例，分为培美曲塞联合吉西他滨组 283 例和单用吉西他滨组 282 例。结果：两组的有效率分别为 14.8% 和 7.7%，可延长无病生存时间，提高生活质量，但对生存期无影响。

c. 胃癌：Chen J 等用培美曲塞一线治疗晚期胃癌Ⅱ期临床研究，培美曲塞 500mg/m^2 + 奥沙利铂 120mg/m^2，均为第 1 天用药，21 天为 1 周期，用 6 周期或疾病进展。结果：早期人组 13 例，CR 3 例，

PR 2 例，SD 3 例，有效率为 38%。Cellio L 等进行Ⅱ期研究，对初治进展期胃癌 44 例，一线治疗用培美曲塞 500mg/m^2 + 奥沙利铂 120mg/m^2，3 周为 1 周期，用 6 周期。结果：CR 4 例，PR 12 例，有效率为 36.4%，中位疾病进展时间为 6.2 个月，中位生存期为 10.8 个月。显示培美曲塞联合奥沙利铂方案对进展期胃癌有一定疗效，耐受良好，

d. 卵巢癌：Matulonis XJA 等进行Ⅱ期研究，对复发性卵巢上皮癌 44 例，用培美曲塞联合卡铂治疗 6 ~ 8 周期。结果：总有效率为 51.1%，中位生存期为 20.3 个月，显示 PC 方案对卵巢上皮癌有较好疗效。

e. 小细胞肺癌：Socinski M 等进行Ⅱ期试验，对广泛期 SCLC 随机分为培美曲塞联合 DDP 组（可评价疗效 37 例）和培美曲塞联合 CBP 组（可评价疗效 35 例），方案见上，两组有效率分别为 48.6% 和 48.6%，中位疾病进展时间为 4.9 个月和 4.3 个月，中位生存期为 7.9 个月和 10.8 个月，1 年生存率为 28.8% 和 43.0%。显示 PP 和 PC 方案一线治疗广泛期 SCLC 有一定疗效。

十三、洛拉曲塞（Nolatrexed）

1. 别名　诺拉曲塞、迪奥、Thymitaq。

2. 药理作用　洛拉曲塞抑制胸苷酸合成酶活性，干扰脱氧核糖核酸的合成达到阻碍细胞分裂和增殖的目的，为胸苷酸合成酶抑制剂，属于细胞周期特异性药物。洛拉曲塞的特点是分子中不含谷氨酸以及脂溶性高。脂溶性高则可通过被动扩散以较快速度进入细胞内，同时也因避免了还原叶酸作为载体而产生的耐药性；分子中不含谷氨酸则一方面不被多聚谷氨酰化，减少了细胞中累积导致的毒性，另一方面也不因多聚谷氨酰酶活性或浓度增加导致细胞对药物的耐药性。药代动力学研究显示，静脉注射洛拉曲塞的半衰期较短，为 2 ~ 6 小时，药物主要分布于心脏、肺、肝、脾等组织，与人血浆蛋白结合率超过 95%，不能进入脑脊液。体内代谢后分别经尿、便和胆汁排除。临床研究表明洛拉曲塞的抗瘤谱较广，对多种肿瘤有效。

3. 适应证　可用于大肠癌、原发性肝癌、头颈部癌和非小细胞肺癌等。

4. 用法　单药化疗：每天 790mg/m^2，用注射用水或 5% 葡萄糖液 2mL 溶解，再加 5% 葡萄糖液 250mL 稀释，连续静脉滴注 120 小时（5 天），3 周后可重复。

5. 不良反应　主要有骨髓抑制及消化道反应。骨髓抑制为剂量限制性毒性，表现为中性粒细胞和血小板减少，其中，Ⅳ度中性粒细胞降低约占 30%，Ⅲ、Ⅳ度血小板降低约占 15%，一般用药 1 周降低，2 周后可恢复正常。消化道反应包括口腔炎、恶心、呕吐、腹泻、乏力等。其他反应有心悸、皮肤潮红、皮疹、轻度脱发等，一般较轻，恢复较快。外周静脉注射可导致静脉炎和血栓形成。

6. 注意事项　洛拉曲塞治疗期间禁止服用叶酸。为避免静脉炎和血栓形成，连续静脉给药最好以中央静脉置管的方式给药。

7. 规格　注射剂：每支 400mg。

8. 贮存　遮光，密闭，室温下保存。

9. 临床应用　临床研究显示洛拉曲塞对晚期大肠癌、原发性肝癌的治疗效果较好；对头颈部癌、非小细胞肺癌也有一定疗效。

十四、雷替曲塞（Raltitrexed）

1. 别名　拓优得、Tomudex。

2. 药理作用　雷替曲塞为喹啉叶酸盐类似物，通过细胞膜外还原型叶酸盐载体系转运到细胞内，并代谢形成多聚谷氨酸类化合物，在细胞内较长时间存在，起到特异性抑制胸苷酸合酶活性、减少脱氧核糖核酸的修复与合成所需要的脱氧三磷酸胸苷、抑制肿瘤细胞增殖的作用。雷替曲塞为叶酸结合型胸苷酸合成酶抑制剂，属于细胞周期特异性药物。静脉注射后半衰期较长，消除半衰期为 10 ~ 22 小时，药物主要以原形经肾排出，肾功能异常影响药物排出。临床研究显示雷替曲塞对多种人体肿瘤有效，与氟尿嘧啶联合用药治疗大肠癌有协同作用。

3. 适应证　用于转移性大肠癌及乳腺癌。

4. 用法　单药剂量：3mg/m^2，用 25 ~ 250mL 生理盐水或 5% 葡萄糖液稀释，静脉滴注 15 分钟以上。每 3 周可重复治疗。

5. 不良反应　常见有骨髓抑制和消化道反应，包括恶心、呕吐、腹泻、中性粒细胞减少、血小板减少等。其他有皮疹、头痛、失眠等。少数患者可出现严重衰弱、Ⅲ / Ⅳ度腹泻及恶心呕吐。

6. 注意事项　对本品过敏者、孕妇及哺乳期妇女禁用。肾功能不全者减量使用或不用。雷替曲塞化疗期间不宜应用亚叶酸钙、叶酸。

7. 规格　雷替曲塞注射剂：每支 2mg。

8. 贮存　遮光，密闭保存。

9. 临床应用　雷替曲塞单药治疗大肠癌的有效率（14.3% ~ 19.3%）、疾病进展中位时间（3.6 ~ 5.3 个月）及平均生存时间（10.2 ~ 12.3 个月）与 5- 氟尿嘧啶 / 亚叶酸钙治疗效果相当，不良反应相对较轻，用药方便（每 3 周用药 1 次即可）。雷替曲塞可以替代不能耐受 5- 氟尿嘧啶 / 亚叶酸钙治疗的大肠癌患者的辅助治疗。雷替曲塞也可以与奥沙利铂或卡培他滨联合治疗转移性大肠癌，疗效较好。此外，雷替曲塞单药对晚期乳腺癌、卵巢癌、非小细胞肺癌的化疗也有一定效果，但雷替曲塞在国内并未得到广泛使用。

十五、卡培他滨（Capecitabine）

1. 别名　商品名为希罗达、Xeloda，简称 Cape。化学名为 N_4 – 五氧羧基 –5′– 脱氧 –5– 氟胞苷。

2. 药理作用　卡培他滨为一种新型氟尿嘧啶抗肿瘤药物，属于细胞周期特异性药物。口服吸收迅速，直接以药物分子原形进入肝脏，胃肠吸收不受食物干扰。卡培他滨在肝脏经羧基酯酶的转化以及在肝脏、肿瘤组织中的胞苷脱氨酶的作用，最终在肿瘤组织中，经过胸腺磷酸化酶作用转化成 5- 氟尿嘧啶发挥抗肿瘤作用。基础研究显示，口服卡培他滨后在肿瘤组织中的 5- 氟尿嘧啶的浓度高于周围正常组织（约 3 倍以上）和血浆中的浓度（约 21 倍），因此，肿瘤细胞有选择性地活化了卡培他滨，增加了其对肿瘤细胞的细胞毒作用，同时减低了氟尿嘧啶对正常组织细胞的毒性。

3. 适应证　晚期乳腺癌和结直肠癌的化疗。也用于胃癌等其他晚期胃肠道癌。

4. 用法　1 250mg/m^2（一般每次 1 500mg），口服，每日 2 次，连用 2 周，休息 1 周，3 周重复。

5. 不良反应　常见不良反应有腹泻，口腔黏膜炎、恶心、呕吐、腹痛、乏力、手足综合征如手掌足底皮肤麻木、感觉异常或疼痛、红肿、水疱、脱皮等。骨髓抑制较轻。其他可有脱发、头痛、失眠、眩晕，下肢皮肤水肿及皮肤毒性等。

6. 注意事项　对卡培他滨或氟尿嘧啶有过敏史者禁用。孕妇禁用。

7. 规格　包衣片：每片 500mg，每盒 12 片。

8. 贮存　密闭，阴凉干燥处，室温保存。

9. 临床应用　卡培他滨口服用于晚期大肠癌的一线治疗，有效率为 26%，中位无进展时间为 4.6 个月，总生存期 12.9 个月，疗效优于 5- 氟尿嘧啶 / 亚叶酸钙，毒性更易耐受。卡培他滨口服与奥沙利铂或伊立替康联合治疗晚期大肠癌的疗效，已达成共识。卡培他滨口服与奥沙利铂联合一线治疗晚期大肠癌，有效率为 55%，稳定率为 32%，中位无进展生存期为 7.6 个月，中位生存期超过 16 个月，不良反应较轻，其疗效与 FOLFOX4 方案相当，而安全性更好。卡培他滨也是治疗晚期乳腺癌有效药物之一，单药治疗蒽环类或紫杉类进展后乳腺癌的有效率为 17% ~ 26%，稳定率为 43%，中位缓解期为 7.9 个月，中位生存期为 12.6 个月。卡培他滨与多西他赛联合方案作为二线治疗转移性乳腺癌有效率为 42%，疾病进展时间为 6.1 个月，中位生存时间为 14.5 个月，这一联合方案已广泛作为乳腺癌的二、三线治疗。

十六、吉西他滨（Gemcitabine）

1. 别名 双氟胞苷、健择、择菲（国产药商品名）、誉捷、Gemzar，简称 GEM。化学名为双氟脱氧胞嘧啶核苷。

2. 药理作用 吉西他滨化学结构类似于阿糖胞苷，为脱氧胞嘧啶核苷类似物。吉西他滨在体内经脱氧胞嘧啶核苷激酶磷酸化成为具有活性的二磷酸及三磷酸核苷，抑制核苷酸还原酶，干扰脱氧核糖核酸合成，致细胞死亡。因此，吉西他滨属于细胞周期特异性药物。此外，吉西他滨也可抑制核糖核酸的合成。药代动力学研究显示，静脉注射吉西他滨后，与血浆蛋白结合率低，半衰期为 0.5 ～ 1.5 小时。药物在体内转变为双氟脱氧尿苷后几乎全部经肾排出。

3. 适应证 晚期胰腺癌、非小细胞肺癌、卵巢癌、乳腺癌和膀胱癌。

4. 用法 单药用于胰腺癌：1 000mg/m^2，加入生理盐水中静脉滴注 30 分钟，每周 1 次，连续 7 周或因为毒性需要减少或停止用药，随后休息 1 周；此后，每周 1 次静脉输注，连续 3 周用药，休息 1 周为 1 周期，直至治疗无效或患者不能耐受。联合用药，每次 800 ～ 1 000mg/m^2，每周 1 次，连用 2 或 3 次，3 或 4 周为 1 周期，一般 4 ～ 6 周期。

5. 不良反应 骨髓抑制为剂量限制性毒性，表现为白细胞减少（主要为粒细胞降低）和血小板减少，与剂量高低密切相关，血小板减少明显（可达 9%），但出血者很少。可出现一过性发热，体温高达 39℃。可见皮疹、皮肤红、瘙痒等皮肤过敏反应以及恶心、呕吐、腹泻、口腔溃疡等消化道反应。可出现一过性转氨酶升高等。可产生轻度蛋白尿和血尿、水肿、脱发、流感样症状等。

6. 注意事项 妊娠和哺乳期妇女禁用。骨髓造血功能异常者慎用或不用。

7. 规格 注射剂：健择或择菲，每支 200mg，1 000mg；誉捷，每支 200mg。

8. 贮存 室温（15 ～ 30℃）保存。

9. 临床应用 吉西他滨是治疗中晚期非小细胞肺癌最有效的化疗药物之一，单药治疗有效率为 21%，中位生存期为 8 ～ 10 个月。吉西他滨与顺铂联合化疗方案治疗晚期非小细胞肺癌有效率为 41%，中位生存期为 8.7 个月。为了减少消化道反应，以吉西他滨与卡铂联合化疗方案治疗晚期非小细胞肺癌有效率为 41%，无进展生存期为 5.4 个月，中位生存期为 10.2 个月，在改善生活质量上明显优于含顺铂的方案。尽管晚期胰腺癌没有更有效的治疗方法，但因吉西他滨在减轻疼痛、改善患者生活质量、控制疾病进展等方面作用突出，已成为晚期胰腺癌的标准治疗方案。吉西他滨对晚期乳腺癌、膀胱癌也有效，单药治疗乳腺癌的有效率为 24.2%，临床上常常与紫杉类或顺铂等药物联合治疗晚期乳腺癌，有效率可达 40% ～ 60%。吉西他滨单药治疗转移性膀胱癌的有效率为 28%，与铂类或紫杉类药物联合有效率达 60% ～ 70%，顺铂与吉西他滨联合用药已成晚期膀胱癌的一线治疗方案。

十七、安西他滨（Ancitabine）

1. 别名 环胞苷、环胞啶、Cyclocytidine，简称 Cyclo-C。

2. 药理作用 安西他滨为阿糖胞苷衍生物，在体内转化为阿糖胞苷，并磷酸化成三磷酸盐抑制脱氧核糖核酸多聚酶，干扰脱氧核糖核酸的合成，抑制细胞分裂和增殖，发挥抗肿瘤作用。属于细胞周期特异性药物。口服可有效吸收。静脉注射后，半衰期较长，消除半衰期 6 ～ 8 小时。与阿糖胞苷相比，毒性小，有效率更高。

3. 适应证 主要用于治疗急性白血病，尤以急性髓性白血病和脑膜白血病的疗效较好。

4. 用法 成人每天 1 次，剂量 4 ～ 12mg/kg，用 5% 葡萄糖液或 0.9% 氯化钠注射液 500mL 溶解后静脉滴注，连续 5 ～ 10 天，间隔 7 ～ 14 天为 1 个疗程。口服或肌内注射，剂量与静脉滴注相同。

5. 不良反应 主要有骨髓抑制和胃肠道反应，偶见低血压、头痛、皮疹、静脉炎等。剂量过大可出现腮腺痛。静脉注射部位可出现静脉炎。罕见一过性肺炎或肝酶升高。

6. 注意事项 用药期间注意检查血象和肝肾功能。

7. 规格 注射剂：每支 100mg。片剂：每片 100mg。

8. 贮存　遮光，密闭，阴凉处保存。

9. 临床应用　安西他滨主要用于急性粒细胞白血病的治疗，但临床上大多使用阿糖胞苷。

十八、氟达拉滨（Fludarabine）

1. 别名　商品名为福达华、Fludara。化学名为 9－β－D－阿拉伯酸－呋喃糖－2－氟腺嘌呤－5'－磷酸盐。

2. 药理作用　本药为抗病毒药阿糖腺苷的氟化核苷酸类似物，9－β－D－阿拉伯酸－呋喃基腺嘌呤（ara－A）可相对地抵抗腺苷脱氨基酶的脱氨基作用。该药被快速地去磷酸化，成为 2F－ara－A，后者可被细胞摄取，然后被细胞内的脱氧胞苷激酶磷酸化后，成为有活性的三磷酸盐 2F－ara－ATP。该代谢产物可以通过抑制核苷酸还原酶，DNA 聚合酶 β、δ 和 ε，DNA 引物酶和 DNA 连接酶，从而抑制 DNA 的合成。还可部分抑制 RNA 聚合酶Ⅱ，从而减少蛋白的合成。推测主要是通过影响 DNA、RNA 和蛋白质的合成，而抑制细胞生长，其中抑制 DNA 合成是其主要作用。体外试验显示慢性淋巴细胞性白血病的淋巴细胞用 2F－ara－A 处理后，出现广泛的 DNA 断裂和以凋亡为特征的细胞死亡。2F－ara－A 平均血浆总清除率为 79mL/（min · m^2）[2.2mL/（min · kg）]，平均分布容积为 83L/m^2（2.4L/kg）。2F－ara－A 主要由肾排出。

3. 适应证　用于治疗 B 细胞性慢性淋巴细胞性白血病、B 细胞性淋巴瘤、滤泡性淋巴瘤、黏膜相关性淋巴瘤和套细胞淋巴瘤（MCL）。

4. 用法　每次 25mg/m^2，用注射用水 2mL 配置，用 5% 葡萄糖液或生理盐水 100mL 稀释该药，静脉滴注 30 分钟，每日 1 次，连用 5 天，28 天为 1 周期；或每次 30mg/m^2，每日 1 次，连用 3 天，28 天为 1 周期，慢性淋巴细胞性白血病一直用药到最佳治疗效果（CR 或 PR），通常需 6 周期，方可停用。

5. 不良反应　骨髓抑制，包括白细胞减少、血小板减少和贫血。用药后粒细胞降至最低的中位时间为第 13 天（3 ～ 25 天），血小板为第 16 天（2 ～ 32 天），以前用过骨髓抑制药物可见骨髓抑制的累积效应。可见发热、寒战、感染、水肿、疲倦、周围神经病、视力障碍、食欲不振、恶心、呕吐、腹泻、胃炎和皮肤红斑。

6. 注意事项　①如需输血，只能接受经照射处理的血液。②对疑有肾功能不全或肾功能不全且年龄 70 岁以上患者，应检测肌酐清除率。如肌酐清除率在 30 ～ 70mL/min，药物剂量应减半，如小于 30mL/min 应禁用此药。③与喷司他丁（脱氧柯福霉素）合用可出现高发致死性肺毒性。④双嘧达莫及其他腺苷吸收抑制剂可减弱氟达拉滨的疗效。⑤配制磷酸氟达拉滨溶液应谨慎。推荐使用乳胶手套和防护眼镜，以避免因小瓶破损或偶然溢出。如溶液接触到皮肤或黏膜，应该用水和肥皂彻底清洗。如接触到眼睛，应该用大量水彻底清洗。应该避免吸入。⑥任何溢出或废弃物可通过焚烧销毁。⑦妊娠和哺乳期妇女禁用此药。

7. 规格　每瓶 50mg。每盒 1 小瓶和 5 小瓶。

8. 贮存　室温保存（30℃以下）。

9. 临床应用　如下所述。

（1）慢性淋巴细胞性白血病（CLL）。氟达拉滨单药治疗：Rai KR 等用氟达拉滨单药治疗 CLL 与苯丁酸氮芥单药比较其疗效。氟达拉滨 25mg/m^2，静脉滴注，第 1 ～ 5 天，28 天为 1 周期，治疗 179 例；苯丁酸氮芥 40mg/m^2，口服，第 1 天，28 天为 1 周期，治疗 193 例。结果：氟达拉滨 CR 20%，PR43%；苯丁酸氮芥 CR 4%，PR 33%（$P<0.001$）；氟达拉滨中位缓解期为 25 个月，疾病进展时间为 20 个月；苯丁酸氮芥缓解期为 20 个月，疾病进展时间为 14 个月（$P<0.001$）。Johnson S 等进行多中心随机试验，比较晚期 CLL 患者用氟达拉滨单药与 CAP 方案的疗效，可评价疗效 196 例，其中既往未治疗者 100 例，既往治疗者 96 例。分为两组，氟达拉滨组：氟达拉滨每日 25mg/m^2 静脉注射，每日 1 次，第 1 ～ 5 天。CAP 组：环磷酰胺每次 750mg/m^2 静脉注射，第 1 天；阿霉素 50mg/m^2 静脉注射，第 1 天；泼尼松每日 40mg，第 1 ～ 5 天，28 天为 1 周期。两组均给 6 周期。结果两组的缓解期：初治病例中，

CAP 组为 208 天，氟达拉滨组为 1 000 天以上（P<0.001）；复治病例中，CAP 组为 179 天，氟达拉滨组为 324 天（P=0.22）。显示氟达拉滨对 CLL 有良好疗效，初治治疗能显著延长缓解期，改善生存期，二线治疗也有较高的完全缓解和部分缓解。ThomasDA 等对 CLL 患者用氟达拉滨治疗有效者再用氟达拉滨治疗仍有较好疗效，CR 22%，PR 63%。

（2）侵袭性非霍奇金淋巴瘤：包括滤泡性淋巴瘤（Ⅲ级）套细胞淋巴瘤、弥漫大 B 细胞淋巴等。

1）套细胞淋巴瘤（mantle cell lymphoma，MCL）：①氟达拉滨单药治疗，总有效率为 40% ~ 50%，CR 为 20% ~ 30%，缓解期为 4 ~ 8 个月。Foran JM 等进行的Ⅱ期研究，对初治进展期套细胞淋巴瘤 17 例，用氟达拉滨单药治疗，标准方案：每次 25mg/m^2，每日 1 次，连用 5 天，28 天为 1 周期。结果：总有效率为 41%（其中 CR 为 29%），中位生存期为 1.9 年。②氟达拉滨联合化疗，FC 方案：Flinn IW 等用氟达拉滨联合 CTX 方案治疗高危 MCL 初治 10 例。结果：总有效率为 80%，CR 为 40%。Cohen BJ 等对复发难治的 MCL 14 例，用 FC 方案治疗。结果：总有效率为 28%，CR 为 14%，无复发生存时间为 3 个月，总生存期为 16 个月；原发难治 MCL 6 例，总有效率为 83%，CR 为 0%，无复发生存时间为 5 个月，总生存期为 18 个月。提示氟达拉滨单药和 FC 方案对初治 ICL 有较好疗效。Forrstpointner R 等对 24 例难治复发 MCL，用 FCM（氟达拉滨 + CTX + 米托蒽醌）联合利妥昔单抗治疗，与 FCM 方案比较。结果：总缓解率分别为 57% 和 46%，完全缓解率分别为 29% 和 0%，中位无进展生存时间分别为 8 个月和 4 个月，中位总生存期分别为 65% 和 35%。提示疗效和生存率均有明显改善。

2）蕈样肉芽肿（mycosis fungoides，MF）：Von Hoff DD 等对 31 例进展期蕈样肉芽肿，用氟达拉滨单药治疗，部分缓解率为 16%。Foss FM 等进行Ⅱ期试验，对 35 例皮肤 T 细胞淋巴瘤，用氟达拉滨联合干扰素 α-2a 治疗。结果：总有效率为 51%，其中完全缓解率为 11%，中位无进展生存时间为 5.9 个月。

（3）低度非霍奇金淋巴瘤：包括小淋巴细胞淋巴瘤、滤泡性淋巴瘤（Ⅰ、Ⅱ级）、套细胞淋巴瘤等。

1）低度恶性淋巴瘤：吕书晴等对 32 例低度恶性淋巴瘤，包括小淋巴细胞性淋巴瘤和慢性淋巴性白血病 15 例、滤泡性淋巴瘤 7 例、结外边缘区 B 细胞淋巴瘤 4 例，淋巴浆细胞淋巴瘤 4 例、套细胞淋巴瘤 2 例。采用以氟达拉滨为主的化疗方案：SMD 方案（氟达拉滨 + 米托蒽醌 + 地塞米松）、FMC 方案（氟达拉滨 + 米托蒽醌 + 环磷酰胺）和 FC 方案（氟达拉滨 + 环磷酰胺）治疗，初治 19 例，复发难治者 13 例，平均治疗 4.1 周期。结果：CR 为 65.6%，PR 为 18.8%，总有效率为 84.4%，2 年总生存率为（93.8 ± 4.2）%，2 年疾病无进展生存率为（84.4 ± 6.3）%。显示氟达拉滨为主的化疗对低度恶性淋巴瘤的疗效较好。

2）滤泡性淋巴瘤。氟达拉滨单药治疗：标准方案（见上用法项），有效率一般为 50% ~ 90%，利妥昔单抗 + CHOP 方案为 70% ~ 100%。LuminariS 等进行Ⅱ期临床试验，用蒽环类药和氟达拉滨方案加或不加利妥昔单抗治疗晚期滤泡性淋巴瘤 238 例，本试验分为两组，A 组先给 2 周期 BACOP 方案治疗（博来霉素 + 表阿霉素 + 环磷酰胺 + 长春新碱 + 泼尼松），随后给予 4 周期 FND 方案（氟达拉滨 + 米托蒽醌 + 地塞米松）治疗 144 例；B 组给予 3 周期 BACOP 方案治疗，随后给 4 周期 FR 方案（氟达拉滨 + 利妥昔单抗）治疗。结果：A 组的完全缓解率为 62%，无失败生存率为 53%，总生存率为 77%；B 组的完全缓解率为 79%，无失败生存率为 56%，总生存率为 97%。显示 BACOP/FR 方案与 BACOP/FND 方案比较，对滤泡性淋巴瘤均有较好疗效。

十九、羟基脲（Hydroxyurea）

1. 别名　Hydroxycarbamid、Hydrea、Idrossicarbamide、Litalir，简称 HU。

2. 药理作用　羟基脲是核糖核苷酸还原酶抑制剂类抗肿瘤药物，作为核苷二磷酸还原酶抑制剂，阻止核糖核酸还原为脱氧核糖核酸，抑制胸腺嘧啶核苷酸掺入 DNA，因而选择性地抑制 DNA 的合成，并直接损伤 DNA，但不抑制 RNA 及蛋白质的合成，选择性杀伤 S 期细胞，属细胞周期特异性药物。羟基脲可将肿瘤细胞阻滞在 G_1 期达到同步化，与放疗联合可起增敏作用。

该药口服吸收较快，1 ~ 2 小时后血清浓度已达高峰，故起效较快，半衰期（$t_{1/2}$）为 1.5 ~ 4 小时，可透过血脑屏障。主要在肝、肾中代谢形成尿素由尿中排泄，4 小时内排出约 60%，12 小时内排出约

80%，24 小时血中已不能测出。但排泄量个体差异大。

3. 适应证　单药常用于治疗慢性粒细胞白血病、真性红细胞增多症、多发性骨髓瘤等。联合用药治疗恶性黑色素瘤、肾癌、头颈部鳞癌、胃癌、肠癌、乳腺癌、膀胱癌、恶性淋巴瘤、原发性肝癌、卵巢癌、急性白血病等。作为放射增敏药物治疗脑瘤等头颈部鳞癌。作为免疫抑制剂治疗银屑病等。

4. 用法　口服，每日 20 ~ 60mg/kg，每周 2 次，6 周为 1 个疗程。或 40mg/kg，每周 2 次，连用 2 周，休息 1 周为 1 周期。

5. 不良反应　该药具有明显的骨髓抑制作用，是其剂量限制性毒性。常见全血细胞减少、贫血或红细胞形态异常，停药后 1 ~ 2 周可恢复。消化道反应可见恶心、口腔黏膜炎、腹泻等。皮肤反应有脱发、皮疹、瘙痒、肤色变深等。可发生排尿困难、血尿酸增高或尿酸性肾病，偶见头痛、幻觉、定向力丧失等神经毒性表现及药物性发热、睾丸萎缩等。

6. 注意事项　妊娠及哺乳期妇女、水痘、带状疱疹及各种严重感染者禁用。肾功能不全、消化道溃疡、男青年慎用。长期服用时要嘱患者多饮水以利尿。因羟基脲的排泄量个体差异很大，尤其对老人和小孩用量要个体化，用药期间要定期检查血象。本药与戊巴比妥类、安定类、麻醉药、吩噻嗪类等药物合用可加强其中枢神经抑制作用。应避免与 5-FU 联合，因羟基脲会减少后者转变为活性代谢物（Fd-UMP）。

7. 规格　片剂：每片 500mg。胶囊：每粒 400mg。

8. 贮存　密闭、阴凉干燥处保存。

二十、六甲蜜胺（Hexamethylmelamine）

1. 别名　六甲三聚氰胺、克瘤灵、Altretamine，简称 HMM。化学名为甲胺基三氮嗪。

2. 药理作用　六甲蜜胺通过抑制二氢叶酸还原酶，干扰叶酸代谢，阻碍脱氧核糖核酸、核糖核酸和蛋白质的合成，达到抗肿瘤增殖作用。属于嘧啶类抗代谢药物，为细胞周期特异性药物。

六甲蜜胺脂溶性高，口服 1 ~ 3 小时后，血药浓度达高峰，消除半衰期 3 ~ 10 小时，药物主要在肝代谢，由尿排出。

3. 适应证　用于小细胞肺癌、恶性淋巴瘤、卵巢癌的化疗。

4. 用法　每次 2 ~ 3mg/kg，每日 3 次，餐后及睡前口服，连用 14 ~ 21 天，休息 7 ~ 14 天后重复。

5. 不良反应　食欲不振、恶心、呕吐、腹痛、腹泻等消化道反应和白细胞和血小板降低等骨髓抑制作用都较轻。可见头晕、乏力、四肢痉挛、定向失常等神经系统反应，停药可恢复。长期用药神经系统症状明显。

6. 注意事项　妊娠和哺乳期妇女、对本药过敏者、严重神经毒性和骨髓抑制的患者禁用。该药与抗抑郁药物及单胺氧化酶抑制剂合用，有发生直立性低血压的危险。与甲氧氯普胺合用可引起肌张力障碍。维生素 B_6 可减轻本药的周围神经毒性。餐后或睡前服药可减轻胃肠道反应。

7. 规格　六甲蜜胺片：每片 50mg，100mg，每瓶 100 片。六甲蜜胺胶囊：每粒 50mg，100mg，200mg。

8. 贮存　避光，密封保存。

9. 临床应用　六甲蜜胺治疗小细胞肺癌单药有效率为 25% ~ 30%，卵巢癌单药有效率为 39%，治疗淋巴瘤的有效率也很高。为口服化疗药物，使用方便。常以单药用于晚期恶性淋巴瘤、卵巢癌、小细胞肺癌的姑息化疗。

第三节　靶向治疗药物

靶向制剂指一类能使药物浓集于靶器官、靶组织、靶细胞且疗效高、不良反应小的靶向给药系统，为第四代药物剂型，且被认为是抗癌药的适宜剂型。此类药物有非细胞毒性和靶向性的特点，主要对肿瘤细胞起调节作用和稳定作用。目前已在临床上广为应用并已取得一定成效的分子靶向治疗药物，有四大类：①表皮生长因子单靶点信号传导抑制剂：如伊马替尼、吉非替尼、厄洛替尼等。②抗肿瘤单克隆抗体：如利妥昔单抗、曲妥珠单抗、西妥昔单抗、尼妥珠单抗等。③新生血管抑制剂：如贝伐珠单抗、重组人血管内皮抑素等。④多靶点抗肿瘤靶向治疗药：如索拉非尼（多吉美）、凡德他尼等。

一、利妥昔单抗

1. 英文名称　rituximab。

2. 制剂　利妥昔单抗注射液：10mL（100mg），50mL（500mg）。

3. 药理作用　利妥昔单抗是一种嵌合鼠 / 人的单克隆抗体，该抗体与纵贯细胞膜的 CD20 抗原特异性结合。此抗原位于前 B 细胞和成熟 B 淋巴细胞，但在造血干细胞、后 B 细胞、正常血浆细胞或其他正常组织中不存在。该抗原表达于 95% 以上的 B 淋巴细胞型的非霍奇金淋巴瘤。在与抗体结合后，CD20 不被内在化或从细胞膜上脱落。CD20 不以游离抗原形式在血浆中循环，因此，也就不会与抗体竞争性结合。利妥昔单抗与 B 淋巴细胞上的 CD20 结合，并引发 B 细胞溶解的免疫反应。细胞溶解的可能机制包括补体依赖性细胞毒性（CDC）和抗体依赖性细胞的细胞毒性作用（ADCC）。此外，体外研究证明，利妥昔单抗可使药物抵抗性的人体淋巴细胞对一些化疗药的细胞毒性敏感。

4. 适应证　复发或耐药的滤泡性中央型淋巴瘤（国际工作分类 B、C 和 D 亚型的 B 细胞非霍奇金淋巴瘤）。未经治疗的 CD20 阳性Ⅲ ~ Ⅳ期滤泡性非霍奇金淋巴瘤，应与标准 CVP 化疗（环磷酰胺、长春新碱和泼尼松）8 个周期联合治疗。CD20 阳性弥散大 B 细胞性非霍奇金淋巴瘤（DLBCL），应与标准 CHOP 化疗（环磷酰胺、多柔比星、长春新碱、泼尼松）8 个周期联合治疗。

5. 用法用量　须稀释后静脉滴注。无菌条件下，用氯化钠注射液或 5% 葡萄糖注射液稀释到浓度为 1mg/mL，通过专用输液管给药。初次滴注，起始滴注速度 50mg/h；最初 60 分钟过后，可每 30 分钟增加 50mg/h，直至最大速度 400mg/h。以后的滴注，起始滴注速度可为 100mg/h，每 30 分钟增加 100mg/h，直至最大速度 400mg/h。

用于滤泡性非霍奇金淋巴瘤，单药治疗，成人一次 375mg/m^2，一周 1 次，22 天疗程内共给药 4 次。首次治疗后复发患者，一次 375mg/m^2，一周 1 次，连续 4 周。

弥散大 B 细胞性非霍奇金淋巴瘤联合 CHOP，一次 375mg/m^2，每个化疗周期的第 1 天使用，化疗的其他组分应在本品应用后使用。

不推荐本品在治疗期间减量使用，与标准化疗合用时，标准化疗药剂量可以减少。

6. 注意事项

（1）细胞因子释放综合征或肿瘤溶解综合征。出现严重细胞因子释放综合征的患者应立即停止滴注，并予对症治疗，严密监护至症状和体征消失。

（2）超敏反应。

（3）约 50% 的患者会出现输液相关不良反应，约 10% 的患者较严重，出现低血压、呼吸困难和支气管痉挛。

（4）滴注期间可能出现一过性低血压，滴注前 12 小时及滴注期间应考虑停用抗高血压药。有心脏病史的患者在滴注过程中应严密监护。

（5）可能导致严重的皮肤黏膜反应。

（6）定期检查全血细胞计数。骨髓功能差的患者慎用。

7. 不良反应　疼痛，不适，腹胀，高血压，心动过缓，心动过速，直立性低血压，心律失常，腹泻，消化不良，厌食症，淋巴结病，高血糖，外周水肿，乳酸脱氢酶（LDH）增高，低血钙，肌张力增高，头晕，焦虑，感觉异常，感觉过敏，易激惹，失眠，神经质，咳嗽，鼻窦炎，支气管炎，呼吸道疾病，阻塞性细支气管炎，盗汗，出汗，单纯疱疹，带状疱疹，泪液分泌疾病，结膜炎，味觉障碍。

8. 禁忌证 对本品的任何组分和鼠蛋白过敏者，妊娠及哺乳期妇女。

9. 药物的相互作用 目前尚未见本药与其他药物相互作用的报道。当患者存在人抗鼠抗体（HAMA）或人抗嵌合抗体（HACA）滴度时，若使用其他诊断或治疗性单克隆抗体，会产生过敏或高敏反应。

二、曲妥珠单抗

1. 英文名称 trastuzumab。

2. 制剂 注射用曲妥珠单抗：440mg。

3. 药理作用 曲妥珠单抗是一种重组 DNA 衍生的人源化单克隆抗体，选择性地作用于人表皮生长因子受体 -2（HER2）的细胞外部位。此抗体属 IgG1 型，含人的框架区，及能与 HER2 结合的鼠抗一 p185 HER2 抗体的互补决定区。人源化的抗 HER2 抗体是由悬养于无菌培养基中的哺乳动物细胞（中国仓鼠卵巢细胞 CHO）产生的，用亲和色谱法和离子交换法纯化，包括特殊的病毒灭活的去除程序。

HER2 原癌基因或 C-erbB2 编码单一的受体样跨膜蛋白，分子量 185kD，其结构上与表皮生长因子受体相关。在原发性乳腺癌患者中观察到有 25% ~ 30% 的患者 HER2 过度表达。HER2 基因扩增的结果是这些肿瘤细胞表面 HER2 蛋白表达增加，导致 HER2 受体活化。

研究表明，HER2 过度表达的肿瘤患者较无过度表达的无病生存期短。HER2 的过度表达可通过以下方法诊断：对肿瘤组织块以免疫组化为基础的评价法，组织或血浆样品的 ELISA 法或荧光原位杂交法（FISH）。

曲妥珠单抗是抗体依赖的细胞介导的细胞毒性作用（ADCC）的潜在介质。在体外研究中，曲妥珠单抗介导的 ADCC 被证明在 HER2 过度表达的癌细胞中比 HER2 非过度表达的癌细胞中更优先产生。

4. 适应证 HER2 过度表达的转移性乳腺癌，已接受过 1 个或多个化疗方案的转移性乳腺癌，联合紫杉类药物治疗未接受过化疗的转移性乳腺癌。

5. 用法用量 静脉滴注：初次剂量一次 4mg/kg，90 分钟内输入。

维持剂量，一次 2mg/kg，一周 1 次，如初次剂量可耐受，则维持剂量可于 30 分钟内输完。治疗持续到疾病进展为止。

6. 注意事项

（1）须在有经验的医师监测下用药。

（2）观察到有心脏功能症状和体征：与蒽环类药物和环磷酰胺合用时心脏不良事件风险增加。治疗前应进行全面的基础心脏评价，治疗中应评估左室功能，若出现显著的左室功能减退应考虑停药。监测并不能发现全部将发生心功能减退的患者。

（3）在灭菌注射水中，苯甲醇作为防腐剂，它对新生儿和 3 岁以下的儿童有毒性。用于对苯甲醇过敏的患者，应用注射用水重新配制。

（4）不能使用 5% 葡萄糖注射液为溶剂，因其可使蛋白凝固，不可与其他药物混合输注。

7. 不良反应 疼痛，乏力，寒战，发热，感冒样症状，感染，白细胞减少，血小板减少，贫血，肝毒性，心功能不全，血管扩张，低血压，畏食，便秘，腹泻，消化不良，腹胀，呕吐，恶心，周围水肿，关节痛，肌肉疼痛，焦虑，抑郁，眩晕，失眠，感觉异常，嗜睡，哮喘，咳嗽增多，呼吸困难，鼻出血，肺部疾病，胸腔积液，咽炎，鼻炎，鼻窦炎，瘙痒，皮疹。

8. 禁忌证 对本品或其他成分过敏者，妊娠及哺乳期妇女。

9. 药物的相互作用 正式的本药在人体内与其他药物相互作用的研究，未观察到临床试验中与其共同使用的药物有临床明显的相互作用。

三、西妥昔单抗

1. 英文名称 cetuximab，C225。

2. 制剂 西妥昔单抗注射液：50mL（100mg）。

3. 药理作用 本品可与表达于正常细胞和多种癌细胞表面的 EGF 受体特异性结合，并竞争性阻断 EGF 和其他配体，如 α 转化生长因子（TGF-a）的结合。本品是针对 EGF 受体的 IgG1 单克隆抗体，两者特异性结合后，通过对与 EGF 受体结合的酪氨酸激酶（TK）的抑制作用，阻断细胞内信号转导途径，从而抑制癌细胞的增殖，诱导癌细胞的凋亡，减少基质金属蛋白酶和血管内皮生长因子的产生。

本品单剂治疗或与化疗、放疗联合治疗时的药动学呈非线性特征。当剂量从 20mg/m^2 增加到 400mg/m^2 时，药时曲线下面积（AUC）的增加程度超过剂量的增长倍数。当剂量从 20mg/m^2 增加到 200mg/m^2 时，清除率（CL）从 0.08L/（m^2·h）下降至 0.02L/（m^2·h），当剂量 > 200mg/m^2 时，CL 不变。表观分布容积（Vd）与剂量无关，接近 2 ~ 3L/m^2。本品 400mg/m^2 滴注 2 小时后，平均最大血药浓度（G_{max}）为 184μg/mL（92 ~ 327μg/mL），平均消除半衰期（$t_{1/2}$）为 97 小时（41 ~ 213 小时）。按 250mg/m^2 滴注 1 小时后，平均 C_{max} 为 140μg/mL（120 ~ 170μg/mL）。在推荐剂量下（初始 400mg/m^2，以后一周 250mg/m^2）到第 3 周时，本品达到稳态血药浓度，峰值、谷值波动范围分别为 168 ~ 235μg/mL 和 41 ~ 85μg/mL。平均 $t_{1/2}$ 为 114 小时（75 ~ 188 小时）。

4. 适应证 与伊立替康联用治疗表达 EGFR、经伊立替康治疗失败的转移性结直肠癌。

5. 用法用量 静脉滴注：初始剂量一次 400mg/m^2，滴注 120 分钟，之后一周给药 1 次 250mg/m^2，滴注 60 分钟，最大滴注速率不得超过 5mL/min。治疗持续至病情进展。

6. 注意事项

（1）如出现轻中度超敏反应，应减慢本品的滴注速率，一旦发生严重超敏反应，应立即并永久停用，并进行紧急处理。

（2）给药时发生呼吸困难可能与本品相关。老年患者、体能状况低下或伴有肺部疾病的患者可能存在更高的与呼吸困难相关的风险。

（3）发生严重（3 级）皮肤反应，须中断治疗。

（4）体能状况低下或伴有心肺疾病的患者慎用。

（5）注意监测血清中镁的水平，需要时应补充镁。

（6）用药过程中及用药结束后 1 小时内，需密切监测患者的状况，并须配备复苏设备。

（7）首次滴注本品之前，患者须接受抗组胺药物治疗，建议在一次使用本品前都进行这种治疗。

（8）伊立替康须在本品滴注结束 1 小时后开始使用。

（9）本品须在有经验的医师指导下使用。建议检测 EGFR。

7. 不良反应 急性气道阻塞，支气管痉挛，喘鸣，嘶哑，说话困难，风疹，低血压，发热，寒战，恶心，皮疹，结膜炎，呼吸困难，粉刺样皮疹，指甲病，甲床炎，低血镁症。

8. 禁忌证 已知对本品有严重超敏反应（3 级或 4 级）者，妊娠及哺乳期妇女。

9. 药物的相互作用 伊立替康不会影响西妥昔单抗的安全性，反之亦然。一项正式的药物相互作用研究显示，单剂量（350mg/m^2 体表面积）伊立替康不会影响本品的药代动力学性质。同样，本品也不会影响伊立替康的药代动力学性质。尚未进行本品与其他药物相互作用的人体研究，

四、吉非替尼

1. 英文名称 gefitinib。

2. 制剂 吉非替尼片：0.25g。

3. 药理作用 吉非替尼是一种选择性表皮生长因子受体（EGFR）酪氨酸激酶抑制剂，该酶通常表达于上皮来源的实体瘤。对于 EGFR 酪氨酸激酶活性的抑制可妨碍肿瘤的生长，转移和血管生成，并增加肿瘤细胞的凋亡。在体内，吉非替尼广泛抑制异种移植于裸鼠的人肿瘤细胞衍生系的肿瘤生长，并提高化疗、放疗及激素治疗的抗肿瘤活性。在临床实验中已证实吉非替尼对局部晚期或转移性非小细胞肺癌具客观的抗肿瘤反应并可改善疾病相关的症状。

4. 适应证 既往接受过铂化合物和多西他赛治疗或不适于化疗的晚期或转移性非小细胞肺癌。

5. 用法用量　口服：一次 250mg，一日 1 次，空腹或与食物同服。

6. 注意事项

（1）接受本品治疗的患者，偶尔可发生急性间质性肺病，部分患者可因此死亡。伴有先天性肺纤维化、间质性肺炎、肺尘病、放射性肺炎、药物诱发性肺炎的患者出现这种情况时死亡率增加。若患者气短，咳嗽和发热等呼吸道症状加重，应中断治疗，及时查明原因。当证实有间质性肺病时，应停药并进行相应治疗。

（2）应告诫患者有眼部症状、严重或持续的腹泻、恶心、呕吐或畏食加重时应立即就医。

（3）定期检查肝功能，氨基转移酶轻中度升高者慎用，严重升高者停药。

（4）治疗期间可出现乏力症状，影响驾驶及操纵机器能力。

（5）不推荐用于儿童或青少年。

7. 不良反应　腹泻，消化道反应，口腔黏膜炎，脱水，口腔溃疡，胰腺炎，脓疱性皮疹，指甲异常，多形红斑，血管性水肿，荨麻疹，皮肤干燥，瘙痒，痤疮，肝功能异常，氨基转移酶升高，乏力，脱发，体重下降，外周性水肿，结膜炎，眼睑炎，睫毛生长异常，弱视，角膜糜烂，角膜脱落，眼部缺血 / 出血，鼻出血，血尿，INR 升高，出血性膀胱炎，胰腺炎，呼吸困难，间质性肺病。

8. 禁忌证　对本品或赋形剂有严重过敏反应者，妊娠及哺乳期妇女。

9. 药物的相互作用　体外试验证实吉非替尼通过 CYP 3A4 代谢。在健康志愿者中将吉非替尼与利福平同时给药，吉非替尼的平均 AUC 降低 83%，在健康志愿者中将吉非替尼与伊曲康唑（itraconazole，一种 CYP 3A4 抑制剂）合用，吉非替尼的平均 AUC 增加 80%。由于药物不良反应与剂量及作用时间相关，该结果可能有临床意义。与能引起胃 pH 持续升高 ≥ 5 的药物合用，可使吉非替尼的平均 AUC 减低 47%。

五、厄洛替尼

1. 英文名称　erlotinib。

2. 制剂　盐酸厄洛替尼片：25mg，100mg，150mg。

3. 药理作用　厄洛替尼的临床抗肿瘤作用机制尚未完全明确。厄洛替尼能抑制与表皮生长因子受体（EGFR）相关的细胞内酪氨酸激酶的磷酸化。对其他酪氨酸激酶受体是否有特异性抑制作用尚未完全明确。EGFR 表达于正常细胞和肿瘤细胞的表面。在临床前研究中没有观察到潜在致癌性的证据。

4. 适应证　两个或两个以上化疗方案失败的局部晚期或转移的非小细胞肺癌。

5. 用法用量　口服：一次 150mg，一日 1 次，进食前 1 小时或进食后 2 小时服用。

6. 注意事项　同服华法林或其他双香豆素类抗凝药的患者应定期监测凝血酶原时间或 INR。

7. 不良反应　可见皮疹，腹泻，腹痛，食欲下降，乏力，呼吸困难，咳嗽，恶心，呕吐，感染，口腔黏膜炎，荨麻疹，皮肤干燥，结膜炎，干燥性角结膜炎，肝功能异常，ALT、AST 和胆红素升高。

8. 禁忌证　妊娠及哺乳期妇女。

9. 药物的相互作用　尚不明确。

六、索拉非尼

1. 英文名称　sorafenib。

2. 制剂　甲苯磺酸索拉非尼片：0.2g。

3. 药理作用　索拉非尼是一种新颖的二芳基尿素，化学名 4-4-[3-（4- 氯 -3- 三氟甲基 - 苯基）- 酰脲]- 苯氧基 - 吡啶 -2- 羧酸甲胺，临床使用的是索拉非尼的甲苯磺酸盐。索拉非尼是一种口服多激酶抑制剂，具有靶向抑制肿瘤细胞增殖和肿瘤血管生成的作用。索拉非尼采取“多靶点”方式攻击肿瘤细胞，对 Raf-1 激酶、B-Raf、血管内皮生长因子受体 -2、血小板源性生长因子受体、Fms 样酪氨酸激酶 -3（Flt-3）和干细胞生长因子（c-KIT）均具有抑制作用。它一方面可以通过上游抑制受体酪氨酸激酶 KIT 和 FLT-3，以及下游抑制 RAFIMEK/ERK 途径中丝氨酸 - 苏氨酸激酶，减少肿瘤细胞增生；另一方面，通过上游抑制受体酪氨酸激酶 VEGFR 和 PDGFR，以及下游抑制 RAF/MEK/ERK 途径中丝氨酸 - 苏氨酸激酶，减少肿瘤血管生成。

4. 适应证　不能手术的晚期肾细胞癌。

5. 用法用量　口服，一次 0.4g，一日 2 次，空腹或伴低脂、中脂饮食服用，治疗持续至患者不能临床受益或出现不可耐受的毒性反应。出现不良反应时，剂量可减为 0.4g，一日 1 次或隔日 1 次，必要时停药。

6. 注意事项

（1）注意治疗期间血压变化、出血风险、骨髓抑制。

（2）合用华法林的患者应定期进行相关检查。

（3）有活动性出血倾向的患者应慎用，且不宜进行肌内注射，因本品可能诱发血小板减少，使患者易出现出血、碰伤或血肿等情况。

（4）既往进行过骨髓抑制治疗（包括放疗和化疗）的患者慎用。

（5）活动性感染（包括真菌感染或病毒感染）患者在应用本品前宜先进行相关治疗，曾感染过带状疱疹、单纯疱疹等疱疹病毒或有其他病毒感染既往史的患者，化疗后感染可能复发。

（6）本品在儿童患者中的安全性和有效性尚未得到验证。

（7）肝病、黄疸或肾病患者慎用。

7. 不良反应　淋巴细胞减少，白细胞减少，中性粒细胞减少，血小板减少，贫血，低磷血症，低钠血症，脱水，腹泻，皮疹，脱屑、瘙痒、红斑，皮肤干燥，脱发，手足综合征，血压升高，疲劳、虚弱，发热，恶心，呕吐，吞咽困难，食欲减退，口腔炎，头痛，面部潮红，便秘，肢体疼痛，关节炎，脂肪酶升高，淀粉酶升高，胰腺炎，勃起功能障碍，男性乳房发育，声嘶，耳鸣，抑郁。

8. 禁忌证　对本品或非活性成分严重过敏者，妊娠及哺乳期妇女。

9. 药物的相互作用　索拉非尼与多柔比星或伊立替康合用时，后两者的药时曲线下面积（AUC）将分别增加 21% 和 26% ~ 42%，目前尚不清楚上述现象是否具有临床意义，但一般建议索拉非尼与上述两种药物合用时应注意密切观察。索拉非尼与酮康唑合用时较安全。从理论上说，任何能够诱导 CYP3A4 的药物均能加快索拉非尼的代谢，降低其血药浓度和临床疗效。索拉非尼是 CYP 2C9 的竞争性抑制剂，因此，它有可能会升高其他经 CYP 2C9 代谢的药物的血药浓度。当索拉非尼与其他治疗范围较窄的 CYP 2C9 底物 [如塞来昔布、双氯芬酸、屈大麻酚、四氢大麻酚（THC）、苯妥英或磷苯妥英、吡罗昔康、舍曲林、甲苯磺丁脲、托吡酯和华法林等] 合用时应注意观察，以防出现严重不良反应。

七、舒尼替尼

1. 英文名称　sunitinib。

2. 制剂　苹果酸舒尼替尼胶囊：12.5mg；25mg；50mg。

3. 药理作用　苹果酸舒尼替尼是一种能抑制多个受体酪氨酸激酶的小分子，可抑制血小板衍生生长因子受体（PDGFRα 和 PDGFRβ）、血管内皮生长因子受体（VEGFR1、VEGFR2 和 VEGFR3）、干细胞因子受体（KIT）、Fms 样酪氨酸激酶 -3（FLT3）、1 型集落刺激因子受体（CSF-IR）和神经胶质细胞系衍生的神经营养因子受体（RET）。在表达受体酪氨酸激酶靶点的肿瘤模型的体内实验中，舒尼替尼能抑制多个受体酪氨酸激酶（PDGFRβ、VEGFR2、KIT）的磷酸化进程；在某些动物肿瘤模型中显示出抑制肿瘤生长或导致肿瘤消退和（或）抑制肿瘤转移的作用。体外实验结果表明舒尼替尼能抑制靶向受体酪氨酸激酶（PDGFR、RET 或 KIT）表达失调的肿瘤细胞生长，体内实验结果表明其能抑制 PDGFRβ 和 VEGFR2 依赖的肿瘤血管形成。

4. 适应证　伊马替尼治疗失败或不能耐受的胃肠道间质瘤（GIST），不能手术的晚期肾细胞癌（RC-C）。

5. 用法用量 口服：一次 50mg，一日 1 次，服药 4 周，停药 2 周（4/2 给药方案）。与食物同服或不同服均可。

6. 注意事项

（1）若出现充血性心力衰竭的临床表现应停药。无充血性心力衰竭临床证据但射血分数 <50% 以及射血分数低于基线 20% 的患者也应停药或减量。

（2）本品可延长心电图 QT 间期，且呈剂量依赖性，应慎用于已知有心电图 QT 间期延长病史、服用抗心律失常药物或有相应基础心脏疾病、心动过缓和电解质紊乱的患者。

（3）用药期间如果发生严重高血压，应暂停使用，直至高血压得到控制。

（4）育龄妇女用药时应避孕，哺乳期妇女用药时应停止哺乳。

7. 不良反应 食欲减退，恶心，腹泻，腹痛，便秘，乏力，味觉改变，畏食，呕吐，黏膜炎 / 口腔炎，消化不良，发热，高血压，皮疹，手足综合征，皮肤变色，外周性水肿，出血，左心室功能障碍，心电图 QT 间期延长，静脉血栓事件，可逆性后脑白质脑病综合征（RPLS），头晕，头痛，背痛，关节痛，肢痛，体重改变，灵敏性下降，精神功能改变，视力丧失，结膜炎，嗜睡，呼吸困难，AST/ALT、脂肪酶、碱性磷酸酶、淀粉酶、总胆红素、间接胆红素、肌酐升高；低血钾，高血钠，左室射血分数下降，血小板减少，白细胞减少，淋巴细胞减少，甲状腺功能减低。

8. 禁忌证 对本品或非活性成分严重过敏者。

9. 药物的相互作用 尚不明确。

八、伊马替尼

1. 英文名称 imatinib。

2. 制剂 甲磺酸伊马替尼胶囊：100mg。

3. 药理作用 甲磺酸伊马替尼在体内、外均可在细胞水平上抑制 bcr-abl 酪氨酸激酶，能选择性抑制 bcr-abl 阳性细胞系细胞、pH 染色体阳性的慢性粒细胞白血病和急性淋巴细胞白血病患者的新鲜细胞的增殖和诱导其凋亡。此外，甲磺酸伊马替尼还可抑制血小板衍化生长因子（PDGF）受体、干细胞因子（SCF），c-Kit 受体的酪氨酸激酶，从而抑制由 PDGF 和干细胞因子介导的细胞行为。

4. 适应证 慢性髓性白血病急变期、加速期或 INF-a 治疗失败后的慢性期患者，不能切除和（或）发生转移的恶性胃肠道间质肿瘤（GIST）的成人患者。

5. 用法用量 口服：成人一日 1 次，儿童和青少年一日 1 次或分两次服用，宜在进餐时服用，并饮一大杯水，不能吞咽胶囊的患者（儿童），可将胶囊内药物分散于水或苹果汁中。

CML 患者慢性期，一日 400mg；急变期和加速期，一日 600mg，只要有效，就应持续服用。不能切除和（或）转移的恶性 GIST：一日 400mg，治疗后如未获得满意效果，若无药品不良反应，可考虑增加剂量至一日 600mg。治疗剂量应依据出现的不良反应作调整。

6. 注意事项

（1）儿童患者水潴留可能不出现可以识别的水肿，水潴留可以加重或导致心力衰竭，严重心力衰竭者、青光眼的患者应慎用。

（2）可能出现胃肠道出血和肿瘤内出血，在治疗初始应监测患者的胃肠道症状。

（3）有肝功能损害者慎用。

（4）定期检查血常规、肝功能。

7. 不良反应 恶心，呕吐，腹泻、腹胀，消化不良，便秘，食管反流，口腔溃疡，肌痛，肌痉挛，关节肿胀，水潴留，疲劳，发热，畏寒，胃肠道出血，肿瘤内出血，败血症，肺炎，性功能障碍，肝坏死，单纯疱疹，带状疱疹，上呼吸道感染，胃肠炎，骨髓抑制，中性粒细胞减少，血小板减少，食欲减退，体重增加，脱水，高尿酸血症，低钾血症，低钠血症，抑郁，焦虑，性欲降低，意识模糊，头痛，头晕，味觉障碍，失眠，感觉异常，嗜睡，周围神经病变，记忆损害，结膜炎，流泪增多，视力模糊，视网膜出血，青光眼，心力衰竭，心动过速，高血压，低血压，潮红，四肢发冷，呼吸困难，肝酶升高，皮肤干燥，毛发稀少，色素沉着。

8. 禁忌证　对本品活性物质或任何赋形剂过敏者，妊娠及哺乳期妇女。

9. 药物的相互作用

（1）CYP 3A4 抑制剂：健康志愿者同时服用单剂酮康唑（CYP 3A4 抑制剂）后，甲磺酸伊马替尼的药物暴露量大大增加，平均最高血浆浓度和曲线下面积可分别增加 26% 和 40%，因此同时服用甲磺酸伊马替尼和 CYP 3A4 抑制剂（如酮康唑、伊曲康唑、红霉素和克拉霉素）时必须谨慎。

（2）CYP 3A4 诱导剂：在临床研究中发现，同时给予苯妥英药物后，甲磺酸伊马替尼的血浆浓度降低，疗效减低。其他诱导剂如地塞米松、卡他咪嗪、利福平、苯巴比妥和含有 St John 麦汁浸膏制剂等，可能有类似问题，但尚未进行专门研究，因此同时服用这些药物时须谨慎。

（3）甲磺酸伊马替尼可使下列药物改变血浆浓度甲磺酸伊马替尼使辛伐他汀（CYP 3A4 底物）的平均 C_{max} 和 AUC 分别增加 2 倍和 3.5 倍。当同时服用本药和治疗窗狭窄的 CYP 3A4 底物（如环孢素、匹莫齐特）时应谨慎。甲磺酸伊马替尼可增加经 CYP 3A4 代谢的其他药物（如苯二氮䓬类、双氢吡啶、钙离子拮抗剂和 HMG-CoA 还原酶抑制剂等）的血浆浓度。

（4）在与抑制 CYP 3A4 活性相似的浓度下，甲磺酸伊马替尼还可在体外抑制细胞色素 P450 异构酶 CYP 2D6 的活性，因此在与甲磺酸伊马替尼同时服用时，有可能增加全身与 CYP 2D6 底物的接触量，尽管尚未作专项研究，用药时仍应谨慎。

（5）甲磺酸伊马替尼在体外还可抑制 CYP 2C9 和 CYP 2C19 的活性，同时服用华法林后可见到凝血酶原时间延长。因此在甲磺酸伊马替尼治疗的始末或更改剂量时，若同时在用双香豆素，宜短期监测凝血酶原时间。

（6）应告知患者避免使用含有对乙酰氨基酚的非处方药和处方药。

第七章

临床其他科用药

第一节　外科用药及消毒防腐收敛药

一、过氧乙酸

1. 其他名称　过乙酸、过氧醋酸、过醋酸。

2. 药理作用　由浓过氧化氢液作用于乙酸酐制成，为强氧化剂，遇有机物放出新生态氧而起氧化作用，杀菌能力强大，可以迅速杀灭各种微生物，包括病毒、细菌、真菌及芽孢，其分解产物无残留毒性。常用为消毒杀菌药。

3. 适应证　可用于对物体表面、皮肤、黏膜、食具、蔬菜、水果、环境的消毒。

4. 用法用量　用前按规定比例用水稀释。最常用的稀释倍数为500倍（1 ∶ 500），即用20%的本品2mL加水998mL制得，含过氧乙酸实际浓度为0.04%。

（1）空气消毒：1 ∶ 200液对空气喷雾，每立方米空间用药30mL。密闭50 ～ 60分钟。

（2）预防性消毒：食具、毛巾、水果、蔬菜等用1 ∶ 500液洗刷浸泡，禽蛋用1 ∶ 1 000液浸泡，时间为5分钟。

（3）有可能被污染时消毒方法：①诊查后洗手：1 ∶ 500液洗刷2分钟，接触肺结核或麻风时应用1 ∶ 200浓度，消毒液每天更换1 ～ 2次。②体温表：1 ∶ 200液浸泡30分钟，消毒液每天更换1 ～ 2次。③食具、药瓶、注射器、玻片、吸管等：玻璃或瓷器器皿上的油污和血迹应先洗去，再用1 ∶ 200液浸泡，肺结核患者的器皿用1 ∶ 100液浸泡。④地面、墙壁、家具、浴盆、运输车等：用1 ∶ 500液喷雾或擦洗，注意喷洗均匀。⑤衣服、被单、玩具：用1 ∶ 1 000液浸泡2小时，肺结核患者用品用1 ∶ 200液。⑥垃圾、废物：用1 ∶ 500液喷雾或浸泡，肺结核患者的物品用1 ∶ 100液。⑦生活污水：按1 ∶ 10万浓度加药并混匀，放置2小时。

5. 不良反应　可见接触性皮炎、急性湿疹、酸性眼结膜损伤，可诱导支气管哮喘、过敏性鼻炎史者旧病复发。

6. 禁忌过敏　体质者禁用。

7. 注意事项

（1）对金属有腐蚀性，勿用于金属器械的消毒。

（2）有漂白作用，可使有色织物褪色。

（3）配制过氧乙酸时，忌与碱或有机物质混合，以免发生爆炸。

（4）稀释后的过氧乙酸溶液分解较快，必须临用前配制，稀释液常温下保存不宜超过2天。

（5）本品的作用与温度有关系，如气温低于10℃，则应延长消毒时间。

（6）若为二元瓶装，可将 A、B 液混合摇匀后放置 24 ～ 48 小时后使用。

8. 药物相互作用　本品遇热、金属离子、碱性物质和有机物可加速分解，分解产物均为无毒物质。

9. 规格　溶液剂：16% ～ 20%。

二、聚维酮碘

1. 其他名称　碘伏、碘附、强力碘。

2. 药理作用　本品是碘与表面活性剂聚维酮相结合而成的松散络合物。聚维酮起载体和助溶作用，有助于溶液对物体的润湿和穿透，从而加强碘的杀菌作用。其中 80% ～ 90% 的结合碘在溶液中可解聚成游离碘。本品有广谱的抗微生物作用，对多种细菌、芽孢、病毒、真菌、衣原体、支原体等有杀灭作用。其作用机制是本品接触创面或患处后，能解聚释放出所含碘使病原体胞膜通透，屏障破坏，核酸漏出，酶活性降低，从而死亡。特点是对组织刺激性小，适用于皮肤、黏膜感染。

3. 适应证　用于化脓性皮炎、皮肤真菌感染、小面积轻度烧伤及念珠菌性阴道炎、细菌性阴道炎、混合性阴道炎、老年性阴道炎等。

4. 用法用量

（1）皮肤消毒　注射部位消毒，30 秒钟以上。术野皮肤消毒，0.5% 溶液均匀涂擦 2 次。

（2）黏膜创伤或感染　用 0.1% ～ 0.25% 溶液冲洗或涂擦病患部位。

（3）皮肤感染　0.5% 溶液局部涂擦。

（4）阴道或直肠给药　每晚睡前 1 次，一次 1 支软膏（乳膏）或 1 个栓剂，7 ～ 10 日为一疗程。

5. 不良反应　极个别病例用药时创面黏膜局部有轻微短暂刺激、烧灼感或瘙痒，片刻后即自行消失，无须特别处理。

6. 禁忌　孕妇及哺乳期妇女禁用。

7. 注意事项

（1）本品为外用药，切忌口服。如误服中毒，应立即用淀粉糊或米汤洗胃，并送医院救治。

（2）用药部位如有烧灼感、红肿等情况应停药，并将局部药物洗净，必要时向医师咨询。

（3）对碘过敏者慎用。

（4）创面过大者不宜使用。

（5）有机物可降低其作用。

（6）FDA 对本药的妊娠安全性分级为 D 级。

8. 药物相互作用

（1）本品不得与碱、生物碱、水合氯醛、酚、硫代硫酸钠、淀粉、鞣酸同用或接触。

（2）不可与汞溴红溶液同时涂用。

（3）在高 pH 值下杀菌活性降低。本品与过氧化氢混合可引起爆炸。

9. 规格　溶液剂：0.5%；1%；50%。软膏剂：10%。栓剂 0.29g。凝胶剂：10%。

三、氯己定

1. 其他名称　洗必泰。

2. 药理作用　本品为表面活性剂，具有相当强的广谱抑菌、杀菌作用，是一种较好的杀菌消毒药，对革兰阳性和阴性菌的抗菌作用比苯扎溴铵强。本品带阳电荷，口腔含漱时吸附在带阴电荷的斑块和口腔黏膜表面，随后吸附的药物从这些部位弥散，逐渐析出产生持续的作用，直至 24 小时后在唾液中浓度降低，本品吸附在细菌胞浆膜的渗透屏障，使细胞内容物漏出，低浓度时呈抑菌作用，高浓度时呈杀菌作用。即使在有血清、血液等存在时仍有效。对芽孢、抗酸杆菌、真菌和病毒无效。

3. 适应证　消毒防腐药。也可用于口腔炎、牙龈炎及咽峡炎等。

4. 用法用量

（1）手的消毒：以 1 ∶ 5 000 水溶液泡手 2 分钟。

（2）术野消毒：用 0.5% 乙醇（70%）溶液，其效力约与碘酊相当，但无皮肤刺激，亦不染色，因而特别适用于面部、会阴部及儿童的术野消毒。

（3）创伤伤口消毒：用 1 ∶ 2 000 水溶液冲洗。

（4）含漱消炎：以 1 ∶ 5 000 溶液漱口，对咽喉炎及口腔溃疡有效。

（5）烧伤、烫伤：用 0.5% 乳膏或气雾剂涂抹或喷洒。

（6）分娩时产妇外阴及其周围皮肤消毒、阴道镜检滑润：用 0.1% 乳膏涂抹。

（7）器械消毒：消毒用 1 ∶ 1 000 水溶液，储存用 1 ∶ 5 000 水溶液，加入 0.1% 亚硝酸钠浸泡，隔两周换 1 次。

（8）房间、家具等消毒：用 1 ∶ 200 水溶液喷雾或拭擦。

（9）尿路感染：用 0.02% 溶液膀胱冲洗。

（10）眼药水防腐：用 0.01% 溶液。

（11）伤口护理：用贴剂，清洁患处后贴在创伤处，用胶带固定。

（12）阴道感染或子宫糜烂：用栓剂，一次 20mg，一日 1 ～ 2 次。

（13）内痔、外痔等肛肠疾病及其手术前后的消毒和预防感染：用栓剂，一次 20mg，躺卧 15 分钟，一日 1 ～ 2 次。

5. 不良反应　偶见皮肤过敏或接触性皮炎。

6. 禁忌　对本品过敏者禁用。

7. 注意事项

（1）误用高浓度溶液作膀胱冲洗，可引起血尿，意外静脉用药可造成溶血。

（2）高浓度溶液对眼结膜刺激性强，并可软化口腔上皮发生溃疡。

（3）本品含漱液使用 1 周后，能使口腔黏膜着色，使用 6 个月可使牙齿着色。

（4）FDA 对本药的妊娠安全性分级：口腔咽喉给药为 B 级，牙周植入为 C 级。

8. 药物相互作用

（1）本品不宜与肥皂、阴离子表面活性剂、碘化钾等合用。

（2）与苯扎溴铵合用，对大肠杆菌有协同杀菌作用，两药混合液的消毒效力呈相加作用。

（3）当遇到黄芪胶、白陶土、钙、镁和锌等其药效会降低。

9. 规格　葡萄糖酸氯己定含漱剂：200mL，0.016g；500mL，0.04g。葡萄糖酸氯己定溶液剂：250mL，50g；250mL，12.5g。醋酸氯己定外用片：5mg。醋酸氯己定霜剂：1%。醋酸氯己定软膏剂：1%。

四、甲酚磺酸

1. 其他名称　煤酚磺酸。

2. 药理作用　本品是甲酚经磺化制得的一种杀菌力强、溶解度高、毒性较小的杀菌消毒剂。与甲酚相比，降低了毒性，提高了水溶性。其杀菌力较煤酚皂溶液强，其 0.1% 溶液的消毒作用与 70% 乙醇、0.1% 过氧乙酸、3% 煤酚皂溶液相当。

3. 适应证　消毒防腐药。

4. 用法用量

（1）甲酚磺酸溶液：常用浓度为 0.1%，可代替过氧乙酸用于环境消毒。

（2）甲酚磺酸钠溶液：可代替煤酚皂溶液用于洗手、洗涤和消毒器械及用具等。

（3）甲酚磺酸烷基磺酸钠皂溶液：可用于公共场所，洗涤毛巾，消毒浴池。用于理发刮脸兼有肥皂与消毒剂的滑润清洁作用，且无刺激性，可防治头癣、脱发、头皮过多症。

5. 不良反应　尚不明确。

6. 禁忌 对本品过敏者禁用。
7. 注意事项 尚不明确。
8. 药物相互作用 尚不明确。
9. 规格 甲酚磺酸溶液：0.1%。

五、戊二醛

1. 其他名称 胶醛。
2. 药理作用

（1）本品的碱性水溶液有较好的杀菌作用，其作用主要依靠醛基，此类药物主要作用于菌体蛋白的硫基、羟基、羧基和氨基，可使之烷基化，引起蛋白质凝固，造成细菌死亡。当 pH 为 7.5 ~ 8.5 时作用最强，可杀灭细菌繁殖体、芽孢、真菌、病毒，作用较甲醛强 2 ~ 10 倍，是一种较好的灭菌剂。

（2）1.5% 碱性水溶液（加入 0.3% 碳酸氢钠，将 pH 调为 7.7 ~ 8.3），在 20℃下，可以杀灭金黄色葡萄球菌、酿脓链球菌、肺炎双球菌、大肠杆菌、铜绿假单胞菌等繁殖体，作用时间只需 1 ~ 2 分钟，杀灭真菌所需的时间相同。其 2% 的碱性水溶液杀灭结核杆菌的作用时间需 30 分钟以上；杀灭各种病毒如脊髓灰质炎病毒、柯萨奇病毒、疱疹病毒、牛痘病毒、腺病毒、流感病毒等，需作用 10 分钟；杀灭细菌的芽孢则需 2 小时左右。

（3）2% 碱性异丙醇水溶液（70% 异丙醇加 0.3% 碳酸氢钠），能在数分钟内杀灭结核杆菌，于 2 ~ 3 小时内杀灭枯草杆菌、短小杆菌、破伤风杆菌等的芽孢，可用于消毒内镜、温度计、橡胶与塑料制品以及不能用加热法来消毒的各种医疗器械。

3. 适应证 用于医疗器械、各种餐具和室内各种用具的消毒，也可用于治疗寻常疣、甲癣和多汗症。
4. 用法用量

（1）碱性戊二醛水溶液或异丙醇溶液（2%，pH 为 7.5 ~ 8.5）：对细菌繁殖体的作用时间为 10 ~ 20 分钟，对细菌芽孢为 4 ~ 12 小时。用于消毒不宜加热处理的内镜等器械，浸泡 10 小时。10% 溶液用于治疗寻常疣、甲癣和多汗症，局部涂擦，一日 1 ~ 2 次。配制好的 2% 碱性水溶液在室温下经 14 天后，杀菌作用即明显减退。

（2）酸性强化戊二醛液：由 2% 戊二醛加入 0.25% 聚氧乙烯脂肪醇醚而成，pH 值在 3.2 ~ 4.6。酸性强化戊二醛溶液具有很好的杀菌作用，但对细菌芽孢的杀灭速度低于碱性戊二醛溶液。其稳定性好，可在室温贮存 18 个月。2% 酸性强化戊二醛可直接用于物品的消毒与杀菌。缺点是易致金属器械生锈。

（3）人造心脏瓣膜消毒液：为其 0.65% 溶液，pH 与血液相似，系磷酸盐缓冲液。

（4）戊二醛气体：用于密闭空间内表面的熏蒸消毒，因其不易在物体表面聚合，故优于甲醛。

5. 不良反应

（1）重复使用可引起皮炎和皮肤过敏，对人体组织具有中等毒性。

（2）本品蒸气对鼻、眼、呼吸道有刺激，可引起咳嗽、吞咽困难、喉头痉挛、气管炎和肺炎，甚至导致罕见肺水肿，反复吸入可发生哮喘。

6. 禁忌 对本品过敏者禁用。
7. 注意事项

（1）勿用于面部、肛门、生殖器等部位，以免刺激黏膜。

（2）误服后可使消化道黏膜产生炎症、坏死和溃疡，引起剧痛、呕吐、呕血、便血、血尿、尿闭、酸中毒、眩晕、抽搐、意识丧失和循环衰竭。误服后可服用牛奶、水、活性炭或其他可缓和胃肠道刺激的药物，但应避免洗胃和使用催吐药，如有必要可进行辅助通气并治疗休克，纠正酸中毒。

（3）各种物品消毒后，放置 2 小时以上未用时，需重新消毒后再使用。

（4）其碱性溶液对光学仪器无损害，但可腐蚀铝制品。

（5）消毒浓度均不得低于 2%。器械消毒需加 0.5% 亚硝酸钠，以防锈蚀。

（6）温度高，杀菌作用增强，温度低于 15℃，杀菌效果下降。但温度系统较甲醛低。

8. 药物相互作用　不宜与肥皂、甲醛、红汞及硝酸银等配合使用。

9. 规格　溶液剂：25% 浓度，供配制各种消毒液之用。

六、氯溴异氰酸

1. 其他名称　氯溴三聚异氰酸、691 饮水消毒剂。

2. 药理作用　是氯化异氰尿酸类消毒药之一。本品杀菌谱较广，对细菌繁殖体、病毒、真菌孢子及细菌芽孢等都有较强的杀灭作用。

3. 适应证　临床上可以用作局部抗感染药，也可用以处理污染物品和粪便等排泄物。在卫生防疫方面，除用于饮水消毒外，还可用以配制去垢消毒剂、去污粉和食具洗涤液等。

4. 用法用量

（1）喷洒消毒：可用于病室的墙壁、地面以及用具、器械等的消毒。如为病室，每 $100m^2$ 用药液 25L（浓度为 0.5% ~ 1%，临用新配），喷洒后保持湿润半小时，即可达到消毒目的（对病毒效果不好）。

（2）烟熏消毒：喷洒消毒不便或不彻底时，可采用本法。每立方米空间用防消散 5g，与 1/2 量的助燃剂（如焦糠）混合点后燃于室内，密闭门窗 2 ~ 12 小时后，敞开门窗通风即可。

（3）干粉处理：可用于含水分较多的排泄物或潮湿地面的消毒。用量可按排泄物量的 1/5 ~ 1/10 计算。处理时应略加搅拌，待作用 2 ~ 4 小时（必要时，可延长为 6 ~ 12 小时）后再清除。

（4）复方消毒剂：将本类药物与适当的洗涤剂混合配剂，即可得到不同的复方消毒剂。例如本品 8 ~ 30g 与基苯磺酸钠 1 ~ 5g 及加水至 100mL 配成的去垢消毒剂以及本品 1 ~ 3g 与十二烷基苯磺酸钠 1 ~ 3g 及加水至 100mL 配成的餐具洗涤液。

5. 不良反应　尚不明确。

6. 禁忌　尚不明确。

7. 注意事项

（1）用于喷洒消毒时，由于本类药物具有腐蚀和漂白作用，故使用时应戴好口罩、手套等防护用具。如喷于织物或金属器械上时，应于消毒后用水冲洗干净，以防止其腐蚀和漂白。

（2）因本品的烟熏剂为表面消毒剂，穿透力较差，故消毒时的用具应事先洗刷干净，晾干后方可消毒。如果用硝铵类易燃物作助燃剂，应临用时混合，以免发生自燃或爆炸。

8. 药物相互作用　十二烷基苯磺酸钠对氯溴异氰酸等物有增效作用。

七、二溴海因

1. 其他名称　二溴二甲基乙内酰脲、二溴二甲基海因。

2. 药理作用　本品在水中水解主要形成次溴酸，以次溴酸的形式不断地释放出活性溴，起到杀菌效果。是一种高效、安全的杀菌消毒剂，具有强烈杀灭细菌、真菌及病毒的效果，且有杀灭水体不良藻类的功效。

3. 适应证　可用于人类及鱼、虾、蛙、甲鱼等水产养殖中各种疾病的预防和治疗，还可用于游泳池消毒、水果保鲜和工业用循环水灭藻以及日常生活消毒等。

4. 用法用量　本品曾是中国疾病预防控制中心推荐的预防非典型肺炎的消毒剂之一。

（1）地面、墙壁消毒：用含有效溴 500 ~ 1 000mg/L 的二溴海因溶液喷雾，水泥墙、石灰墙用量为 $100mL/m^2$，其喷洒量不宜超过其吸液量，地面喷洒量为 200 ~ $300mL/m^2$。

（2）患者用过的餐（饮）具、污染过的衣物消毒：用含有效溴 250 ~ 500mg/L 的二溴海因溶液浸泡 30 分钟，再用清水洗净。

5. 不良反应　尚不明确。

6. 禁忌　对本品过敏者禁用。

7. 注意事项

（1）温度对消毒效果略有影响，温度降低，消毒速度变慢。

（2）正常使用剂量范围内无腐蚀性，但在高浓度时具有腐蚀性。使用本品应注意戴橡胶手套，避免与皮肤接触，潮湿的皮肤长期接触本品会有过敏反应，夏季操作尤其应当注意。

（3）对金属除不锈钢之外，均有腐蚀作用。

8. 药物相互作用　尚不明确。

9. 规格　粉剂：活性溴含量为 54% ~ 55%。片剂：每片有效溴含量为 440 ~ 540mg。

八、三氯生

1. 其他名称　氯羟二苯醚、三氯散、玉洁新。

2. 药理作用　直接作用于微生物细胞壁，破坏细胞壁的通透性，使细胞内容物大量漏出或有害物质大量渗入，均可使微生物致死。本品对细菌繁殖体有较强的杀灭作用，对革兰阳性菌比革兰阴性菌作用强，对真菌也有明显的杀菌作用。其杀菌作用与氯己定类似，比季铵盐类作用略强，对耐甲氧西林金黄色葡萄球菌的杀灭作用比氯己定强，但对铜绿假单胞菌效果不如氯己定。

3. 适应证　用于皮肤、口腔黏膜及怕腐蚀表面的消毒。

4. 用法用量

（1）皮肤黏膜的消毒：0.5% ~ 1% 乙醇溶液，直接浸泡、冲洗或擦拭。

（2）表面消毒：0.5% ~ 1% 水溶液，适宜怕腐蚀表面的消毒。

（3）口腔黏膜的消毒：0.5% 水溶液，漱口、涂擦或冲洗。

（5）不良反应：偶见皮肤过敏现象。

（6）禁忌：对本品过敏者禁用。

（7）注意事项：原粉剂储存稳定，配制成使用浓度时，水溶液稳定性有所下降。

（8）药物相互作用：尚不明确。

（9）规格：乙醇溶液，0.5%，0.7%。

九、腐植酸钠

1. 其他名称　富新钠。

2. 药理作用　本品是一种胶体物质，具有较强的吸附和螯合作用，可以吸附大量的阴道分泌物，保持阴道内壁洁净，并具有一定的抗炎作用。其消炎作用与抑制透明质酸酶活性和活化垂体 – 肾上腺皮质系统有关。本品在一定条件下具有沉淀蛋白质作用，这与其抗炎、收敛作用有关。

3. 适应证　临床上外用于收敛、止血、止痛、止痒、抗渗出、消炎、消肿等。常用于治疗宫颈糜烂，也可用于老年性阴道炎、外阴炎以及外伤溃疡等。

4. 用法用量

（1）宫颈糜烂及老年性阴道炎：先用棉球蘸本品 1% 水溶液擦净患处（或阴道常规消毒），将带线棉球蘸 20% 本品糊剂均匀涂敷并留置于阴道患处，12 ~ 24 小时后牵线取出棉球，每隔一日上药 1 次，10 日为一疗程。

（2）炎症、外伤溃疡等：可用本品 1% 水溶液浸洗、湿敷。

5. 不良反应　偶见小腹隐痛及烧灼感，继续用药几次可自行消失。个别出现出血现象，停药后可自行止血，仍可继续使用。

6. 禁忌　对本品过敏者禁用。

7. 注意事项

（1）治疗过程中禁止性交及盆浴。

（2）1% 水溶液制成后夏季以不超过 1 周为宜。

8. 药物相互作用　尚不明确。
9. 规格　粉剂：5g，25g。溶液剂：1%。糊剂：20%。

十、过氧化氢

1. 其他名称　双氧水。
2. 药理作用　本品为强氧化性消毒剂，在过氧化氢酶的作用下迅速分解，释出新生氧，对细菌组分发生氧化作用，干扰其酶系统而发挥抗菌作用。但本品作用时间短暂，有机物质存在时杀菌作用降低。局部涂抹冲洗后能产生气泡，有利于清除脓液、血块及坏死组织。
3. 适应证　用于化脓性外耳道炎和中耳炎、文森口腔炎、齿龈脓漏、扁桃体炎及清洁伤口。
4. 用法用量
（1）用 3% 溶液冲洗或湿敷。尤适用于厌氧菌感染以及破伤风、气性坏疽的创面。
（2）稀释至 1% 浓度用于扁桃体炎、口腔炎、白喉等的含漱。
5. 不良反应
（1）高浓度对皮肤和黏膜产生刺激性灼伤，形成一疼痛“白痂”。
（2）以本品连续应用漱口可产生舌乳头肥厚，属可逆性。
（3）本品溶液灌肠，若过氧化氢浓度≥ 0.75% 可发生气栓或肠坏疽。
6. 禁忌　对本品过敏者禁用。
7. 注意事项　本品遇光、热易分解变质。
8. 药物相互作用　不可与还原剂、强氧化剂、碱、碘化物混合使用。
9. 规格　3% 水溶液：100mL，500mL。

第二节　皮肤科用药

一、皮肤抗细菌药

（一）莫匹罗星

1. 其他名称　假单胞菌酸、假单胞酸 A。
2. 药理作用　本品为局部外用抗生素，是由荧光假单胞菌产生的一种物质。作用于菌体内的异亮氨酸 tRNA 合成酶与异亮氨酸结合点，阻碍氨基酸的合成，同时耗竭细胞内 tRNA，使敏感菌的 RNA 和蛋白质合成中止而起抑菌和杀菌作用。本品对与皮肤感染有关的各种革兰阳性球菌有很强的抗菌活性，对耐药金黄色葡萄球菌也有效。对某些革兰阴性菌有一定的抗菌作用。与其他抗生素无交叉耐药性。
3. 适应证　用于革兰阳性球菌引起的皮肤感染，例如脓疱病、疖肿、毛囊炎等原发性皮肤感染，及湿疹合并感染、溃疡合并感染、创伤合并感染等继发性皮肤感染。
4. 用法用量　外用，局部涂于患处。必要时，患处可用敷料包扎或覆盖，每日 2 次，5 天为一疗程，必要时可重复一疗程。
5. 不良反应　局部应用本品一般无不良反应，偶见局部烧灼感、蜇刺感及瘙痒等，一般不需停药。
6. 禁忌　对莫匹罗星或其他含聚乙二醇软膏过敏者禁用。
7. 注意事项
（1）本品仅供皮肤给药，请勿用于眼、鼻、口等黏膜部位。
（2）误入眼内时用水冲洗即可。
（3）有中、重度肾损害者慎用。
（4）孕妇慎用，哺乳期妇女涂药时应防止药物进入婴儿眼内。如果是在乳头区域使用请在哺乳前彻底清洗。

（5）FDA 对本药的妊娠安全性分级为 B 级。

8. 药物相互作用　尚不明确。

9. 规格　软膏剂：2%。

（二）过氧苯甲酰

1. 其他名称　过氧化苯酰。

2. 药理作用　本品为强氧化剂，极易分解，遇有机物分解出新生态氧而发挥杀菌除臭作用。对厌氧菌感染有效，可杀灭痤疮丙酸杆菌，并有使皮肤干燥和脱屑作用。

3. 适应证　用于寻常痤疮的局部治疗。用于皮脂腺分泌过多而引起的疾病，夏季可用于防止疖肿、痱子等。还可用于慢性皮肤溃疡的治疗。

4. 用法用量　涂患处，一日 2 ~ 3 次。

5. 不良反应　可引起接触性皮炎、皮肤烧灼感、瘙痒、发红、肿胀、皮肤干燥、脱屑等。

6. 禁忌　对本品过敏者禁用。

7. 注意事项

（1）本品仅供外用，皮肤有急性炎症、破溃者慎用。

（2）如果出现严重刺激反应立即停药并予以适当治疗。症状消退后可重新恢复治疗，注意开始时用药次数要减少。

（3）本品不得用于眼睛周围或黏膜处。

（4）本品和有颜色物接触时，可能出现漂白或褪色现象。

8. 药物相互作用　本品与肥皂，清洁剂，含有过氧苯甲酰、雷锁辛、硫黄、维 A 酸等的制剂，或含有酒精的制剂，药用化妆品等同用，会增加刺激或干燥作用。

9. 规格　乳膏剂：0.25%；5%；10%。凝胶剂：0.25%；5%；10%。洗剂：5%；10%。

二、皮肤抗真菌药

（一）联苯苄唑

1. 其他名称　白呋唑、苯苄咪唑。

2. 药理作用　本品为咪唑类外用抗真菌药，具有较强的抗真菌（表皮癣菌属、酵母样菌、毛癣菌属、小孢子菌属、白色念珠菌和短小棒杆菌等）作用。低浓度时抑制真菌的麦角固醇合成，使真菌细胞形成受阻；高浓度时与细胞膜磷脂发生特异性结合，使细胞膜结构及功能受损，最终杀灭真菌。另外，对革兰阳性球菌亦也有较强的抗菌作用。

3. 适应证　主要用于手足癣、体癣、股癣、花斑癣及皮肤念珠菌病等浅表皮肤真菌感染，短小杆菌引起的感染，念珠菌性外阴阴道炎。

4. 用法用量

（1）外用：涂敷患处，一日 1 次，2 ~ 4 周为一疗程。

（2）阴道给药：于睡前将阴道栓放入阴道深处，一日 1 次，一次 1 枚。

5. 不良反应　少数患者有局部红斑、瘙痒、龟裂、烧灼感或刺痛感，偶可发生接触性皮炎。

6. 禁忌

（1）对本品过敏者禁用。

（2）妊娠 2 个月内妇女及哺乳期妇女禁用。

7. 注意事项

（1）患处有糜烂、渗液和皲裂时慎用。

（2）避免接触眼睛和其他黏膜（如口、鼻等）。

8. 药物相互作用　尚不明确。

9. 规格 溶液剂：25mL ∶ 0.25g。乳膏剂：15g ∶ 0.15g。阴道栓剂：150mg。

（二）阿莫罗芬

1. 药理作用 本品为吗啉的衍生物，是一种新型广谱局部抗真菌药物，通过干扰真菌细胞膜中麦角固醇的生物合成，从而实现抑菌及杀菌的作用。对皮肤癣菌、念珠菌、隐球菌、皮炎芽生菌、荚膜组织胞浆菌、申克孢子丝菌等有抗菌活性。

2. 适应证

（1）由皮肤真菌引起的皮肤真菌病，如足癣、股癣、体癣。

（2）皮肤念珠菌病。

（3）甲真菌病。

3. 用法用量

（1）皮肤真菌感染及皮肤念珠菌病：局部涂抹，每晚 1 次，临床症状消失后继续使用数日。疗程 2 ~ 6 周。

（2）甲真菌病：锉光病甲后均匀涂抹于患处，每周 1 ~ 2 次。指甲感染一般连用 6 个月，趾甲感染需连用 9 ~ 12 个月。

4. 不良反应 常见皮肤轻微烧灼感、瘙痒、红斑、脱屑，无须停药即可消失。另有渗出、水疱、疼痛、炎症、荨麻疹等。

5. 禁忌

（1）对本品过敏者禁用。

（2）孕妇及计划怀孕的妇女禁用。

6. 注意事项

（1）只限于局部应用治疗浅表真菌感染。

（2）治疗甲真菌病期间，避免用指甲油或人工指甲。

7. 药物相互作用 尚不明确。

8. 规格 乳膏剂：5g ∶ 0.25%。搽剂：2.5mL ∶ 125mg。

（三）舍他康唑

1. 其他名称 立灵奇。

2. 药理作用 本品是人工合成的咪唑类广谱抗真菌药，对皮肤真菌、酵母菌、念珠菌、曲霉菌有抑制和杀灭作用，对革兰阳性菌有较强抗菌作用。

3. 适应证 由皮真菌、酵母菌、念珠菌、曲霉菌引起的皮肤感染，如体癣、股癣、足癣。

4. 用法用量 每日 2 次，把药膏适量涂于患病的皮肤部位，一般连续用 28 天。

5. 不良反应 极少数患者用药后可出现皮肤发红、瘙痒、灼烧感，停药后自行消失。

6. 禁忌 对本品过敏者禁用。

9. 规格 乳膏剂：10g ∶ 0.2g。

（四）二硫化硒

1. 其他名称 硫化硒、硒硫砂。

2. 药理作用 本品具有抗皮脂溢出作用，能抑制核分裂而造成表面细胞更替减少并促成角化。还具有一定的抗真菌、杀寄生虫作用。

3. 适应证

（1）去头屑及治疗皮脂溢出、头皮脂溢性皮炎、花斑癣。

（2）杀灭虱类寄生虫。

4. 用法用量

（1）治疗头皮屑和头皮脂溢性皮炎：先用肥皂清洗头发和头皮，取 5 ~ 10g 药液于湿发及头皮上轻揉至出泡沫，3 ~ 5 分钟后，用温水洗净，必要时可重复一次。每周 2 次，一个疗程 2 ~ 4 周，必要时可重复1个或2个疗程。

（2）治疗花斑癣：洗净患处，根据病患面积取适量药液涂抹（一般10 ~ 30g），保留10 ~ 30分钟后用温水洗净。每周2次，一个疗程2 ~ 4周，必要时可重复1个或2个疗程。

5. 不良反应　偶可引起接触性皮炎、头发或头皮干燥、头发脱色。

6. 禁忌

（1）皮肤有炎症、水疱、糜烂、渗出部位禁用。

（2）外生殖器部位禁用。

（3）对本品过敏者禁用。

7. 注意事项

（1）在染发、烫发后两天内不得使用本品。

（2）头皮用药后应完全冲洗干净，以免头发脱色。

（3）避免接触眼睛和其他黏膜（如口、鼻等）。

（4）不要用金属器件接触药液。在使用本品时，所有首饰、发夹及其他金属物品均应除去。

（5）用药部位如有烧灼感、红肿等情况应停药，并将局部药物洗净，必要时向医师咨询。

（6）本品有剧毒，切忌口服，使用本品后，应仔细洗手。

8. 药物相互作用　尚不明确。

9. 规格　洗剂：50mL，1.25g；100mL，2.5g；120mL，1.2g。

（五）环吡酮胺

1. 其他名称　环吡司胺、环吡酮。

2. 药理作用　本品为合成的抗真菌药环吡酮和乙醇胺结合而成的盐，用于局部真菌感染，主要通过改变真菌细胞膜的完整性，引起细胞内物质外流，并阻断蛋白质前体物质的摄取，导致真菌细胞死亡。对皮肤癣菌、酵母菌、霉菌等具有较强的抑菌和杀菌作用，渗透性强。对各种放线菌、革兰阳性和革兰阴性菌及支原体、衣原体、毛滴虫等也有一定抑制作用。

3. 适应证　用于浅部皮肤真菌感染，如体、股癣，手、足癣（尤其是角化增厚型），花斑癣，亦可用于皮肤和外阴阴道念珠菌感染及甲真菌病。

4. 用法用量

（1）一般用法：外用，取本品适量涂于患处，一日2次，4周为一疗程。

（2）甲真菌病：先用温水泡软甲板，尽可能把病甲削薄，将药膏用胶布固定在患处，第1月隔天1次，第2月每周2次，第2月每周1次，至痊愈止，一般需3 ~ 6个月。

5. 不良反应　偶见局部发红、瘙痒、刺痛感或烧灼感等刺激症状，偶可发生接触性皮炎。

6. 禁忌

（1）对本药过敏者禁用。

（2）儿童禁用。

7. 注意事项

（1）避免接触眼睛，不得内服。

（2）涂药部位如有灼烧感、瘙痒、红肿等，应停止用药，洗净。

（3）FDA对本药的妊娠安全性分级为B级。

8. 药物相互作用　与其他外用皮肤制剂一般应避免合用，尤其禁止合用其他外用抗真菌药。

9. 规格　溶液剂：10mL ∶ 0.1g。软膏：10g ∶ 0.1g；10g ∶ 0.15g。甲涂剂：10mL ∶ 0.8g。

（六）吡硫翁钠

1. 药理作用　本品为吡啶硫酮类广谱抗真菌药，对多种皮肤癣菌、酵母菌、白色念珠菌等致病菌有较强的抑制和杀灭作用。同时对大肠杆菌、痢疾杆菌、伤寒杆菌、弗氏志贺菌等也有很强的抗菌效力。

2. 适应证　用于手癣、足癣、体癣、股癣等真菌感染引起的各种皮肤癣症的治疗。

3. 用法用量　外用，涂抹患处，每日 2 ～ 3 次。
4. 不良反应　偶见局部发红、瘙痒、刺痛感或烧灼感等刺激症状，偶可发生接触性皮炎。
5. 禁忌　对本品过敏者禁用。
6. 注意事项　仅供外用，不得内服。
7. 药物相互作用　尚不明确。
8. 规格　软膏剂：10g，10mg。

三、皮肤用肾上腺皮质激素

（一）卤米松

1. 其他名称　氟氯米松、卤甲松、卤美他松、卤米松 – 水合物、氯二氟美松、三卤米他松。

2. 药理作用　强效含卤基的外用糖皮质类固醇药物，具有良好的抗炎、抗表皮增生、抗过敏、收缩血管及止痒等作用。通过与甾体受体结合，可改变与病因相应的蛋白质的合成，或作用于炎症细胞及溶酶体，调节炎症反应。

3. 适应证　对肾上腺糖皮质激素类药治疗有效的非感染性炎症性皮肤病，如脂溢性皮炎、接触性皮炎、异位性皮炎、局限性神经性皮炎、钱币状皮炎和寻常型银屑病。

4. 用法用量　以薄层涂于患处，依症状每日 1 ～ 2 次，并缓和地摩擦；如有需要，可用多孔绷带包扎患处，通常无须用密封性包扎。药效欠佳者或较顽固的患者，可改用短时的密封性包扎以增强疗效。对于慢性皮肤疾患（如银屑病或慢性湿疹），使用本品时不应突然停用，应交替换用润肤剂或药效较弱的另一种皮质类固醇，逐渐减少本品用药剂量。

5. 不良反应

（1）偶发用药部位刺激性症状，如烧灼感、瘙痒。罕见皮肤干燥、红斑、皮肤萎缩、毛囊炎、痤疮或脓肿。如已发生严重的刺激性或过敏症状，应终止治疗。

（2）长期使用或用于大面积皮肤或使用密封性包扎，或用于例如面部、腋下等通透性高的皮肤部位，可能发生萎缩纹、萎缩性变化、出血、口周皮炎或玫瑰痤疮样皮炎、毛细血管扩张、紫癜及激素性痤疮。

（3）当大面积外用或使用密封性包扎（尤其用于新生儿或幼儿）时，皮质类固醇进入血液循环能产生全身性作用（特别是肾上腺功能暂时性抑制），但是突然停药，可继发急性肾上腺功能不全。

6. 禁忌

（1）对本品过敏者禁用。

（2）细菌和病毒性皮肤病（如水痘、脓皮病、接种疫苗后、单纯疱疹、带状疱疹）、真菌性皮肤病、梅毒性皮肤病变、皮肤结核病、玫瑰痤疮、口周皮炎、寻常痤疮患者禁用。

7. 注意事项

（1）无论患者的年龄，均应避免长期连续使用，密封性包扎应限于短期和小面积皮肤。如特殊需要大剂量使用本品，或应用于大面积皮肤，或使用密封性包扎，或长期使用，应对患者进行定时的医疗检查。

（2）慎用于面部或擦烂的部位（例如腋下），且只能短期使用。

（3）大面积皮肤上使用密封性包扎时（尤其是在儿科），如果用药皮肤发生了感染，应立即加用合适的抗菌药治疗。

（4）本品不能与眼结膜或黏膜接触。

8. 药物相互作用　尚不明确。

9. 规格　软膏剂、乳膏剂、霜剂：0.05%。

（二）糠酸莫米松

1. 其他名称　糠酸莫美松。

2. 药理作用　本品为局部外用糖皮质激素，具有抗炎、抗过敏、止痒及减少渗出作用。作用强，其不良反应并不随强度而成比例增加。

3. 适应证 用于湿疹、神经性皮炎、异位性皮炎及皮肤瘙痒症。

4. 用法用量 局部外用。取本品适量涂于患处，每日1次。不应封闭敷裹。

5. 不良反应

（1）使用本品的局部不良反应极少见，如烧灼感、瘙痒刺痛和皮肤萎缩等。

（2）长期大量使用皮质激素类药物，可造成的不良反应有刺激反应、皮肤萎缩、多毛症、口周围皮炎、皮肤浸润、继发感染、皮肤条纹状色素沉着等。

6. 禁忌 对本品过敏者禁用。

7. 注意事项

（1）不得用于皮肤破溃处。

（2）孕妇及哺乳期妇女慎用。

（3）婴幼儿、儿童和皮肤萎缩的老年人，对本品更敏感，故使用时应谨慎。

（4）避免接触眼睛和其他黏膜（如口、鼻等）。

（5）用药部位如有烧灼感、红肿等情况应停药，并将局部药物洗净，必要时向医师咨询。

8. 药物相互作用 尚不明确。

9. 规格 软膏剂、乳膏剂、霜剂：0.1%。

（三）哈西奈德

1. 其他名称 氯氟松、氯氟轻松、哈西缩松。

2. 药理作用 本品是人工合成的强效糖皮质激素，其特点为抗炎作用强，局部应用不易引起全身性不良反应。

3. 适应证 接触性湿疹、异位性皮炎、神经性皮炎、面积不大的银屑病、硬化性萎缩性苔藓、扁平苔藓、盘状红斑性狼疮、脂溢性皮炎（非面部）及肥厚性瘢痕。

4. 用法用量 外涂患处，每日早晚各1次。

5. 不良反应

（1）少数患者涂药部位的皮肤发生烧灼感、刺痛、暂时性瘙痒，长期应用可发生皮肤毛细血管扩张（尤其面部）、皮肤萎缩、萎缩纹（青少年易发生）、皮肤脆弱、多毛症、毛囊炎、粟丘疹、皮肤脱色、延缓溃疡愈合，封包法在皮肤皱褶部位容易继发真菌感染。

（2）经皮肤吸收多时，可发生全身性不良反应。

6. 禁忌

（1）对本药及肾上腺皮质激素类药物过敏者禁用。

（2）由细菌、真菌、病毒和寄生虫引起的原发性皮肤病变、渗出性皮肤病、溃疡性病变、痤疮、酒渣鼻禁用。

（3）禁用于眼睑部（有引起青光眼的危险）。

7. 注意事项

（1）大面积大量用药或封包方式用药可使经皮肤吸收量多，发生全身反应，尤其是低龄儿童和婴幼儿，出现可逆性库欣综合征及生长迟缓，突然停药可出现急性肾上腺皮质功能不全。

（2）出现局部不耐受现象，应停药并寻找原因。

（3）警惕留在皮肤皱褶部位和尿布中的药物可吸收入人体内。

8. 药物相互作用 尚未明确。

9. 规格 软膏剂、乳膏剂、溶液剂：0.1%。

（四）无极膏

1. 药理作用 丙酸倍氯米松是一种强效局部用糖皮质激素，能减轻和防止组织对炎症的反应，从而减轻炎症的表现。冰片有止痛消肿作用；薄荷脑局部应用时，有促进血液循环及消炎、止痒等作用，可用于消炎、止痒、止痛、减轻水肿等；水杨酸甲酯能透入皮肤而吸收。

2. 适应证　具有消炎、镇痛、止痒、抗菌、局部麻醉等作用。用于虫咬皮炎、丘疹性荨麻疹、湿疹、接触性皮炎、神经性皮炎、皮肤瘙痒等。

3. 用法用量　外用，涂于患处及周围，一日 2 ～ 3 次。

4. 不良反应　偶见轻度红斑、丘疹和皮肤瘙痒等刺激症状，若出现这些情况，应即停用。

5. 禁忌　对本品过敏者禁用。

6. 注意事项

（1）只限外用，避免与眼睛接触，严禁口服。

（2）在使用本品过程中，若出现红斑或皮肤过敏，应即停用。

（3）适用于无破损皮肤表面，忌用于皮肤损伤、糜烂或开放性伤口。

7. 药物相互作用　尚不明确。

8. 规格　软膏剂：10g：薄荷脑 0.35g、合成樟脑 0.56g、水杨酸甲酯 0.3g、冰片 0.05g、麝香草酚 0.025g、丙酸倍氯米松 0.001g。

四、银屑病用药

（一）阿维 A

1. 其他名称　阿维 A 酸。

2. 药理作用　本品为视黄醛类药物，阿维 A 酯的活性代谢产物，具有促进表皮细胞分化和增殖等作用，但其对银屑病及其他角化性皮肤病的作用机理尚不清楚。

3. 适应证

（1）严重的银屑病：包括红皮病型银屑病、脓疱型银屑病等。

（2）其他角化性皮肤病：如先天性鱼鳞病、毛发红糠疹、毛囊角化病等。

4. 用法用量　本品个体差异较大，剂量需要个体化，以达到最佳疗效和减少不良反应。

（1）银屑病：开始治疗时为一次 25mg 或 30mg，一日 1 次，进主食时服用。如用药 4 周未达满意疗效，且无毒性反应，一日最大剂量可逐渐增至 60 ～ 75mg。治疗开始有效后，可给予一日 20 ～ 30mg 维持剂量。皮损充分消退后，应停药；如复发，可按初始治疗方法再治疗。

（2）其他角化性皮肤病：剂量为一日 10mg，最大剂量为一日 50mg。

5. 不良反应　本品主要和常见的不良反应为维生素 A 过多综合征样反应，主要表现为：①皮肤：瘙痒、感觉过敏、光过敏、红斑、干燥、鳞屑、甲沟炎等。②黏膜：唇炎、鼻炎、口干等。③眼：眼干燥、结膜炎等。④肌肉骨骼：肌痛、背痛、关节痛、骨增生等。⑤神经系统：头痛、步态异常、颅内压升高、耳鸣、耳痛等。⑥其他：疲劳、厌食、食欲改变、恶心、腹痛等。⑦实验室异常：可见谷草转氨酶、谷丙转氨酶、碱性磷酸酶、甘油三酯、胆红素、尿酸、网织红细胞等短暂性轻度升高；也可见高密度脂蛋白、白细胞及磷、钾等电解质降低。继续治疗或停止用药，改变可恢复。

6. 禁忌

（1）孕妇、哺乳期妇女及两年内有生育愿望的妇女禁用。

（2）对本品或其他维 A 酸类药物过敏者禁用。

（3）严重肝肾功能不全者、高脂血症者、眼干燥、结膜炎、骨质增生、维生素 A 过多症或对维生素 A 及其代谢物过敏者禁用。

7. 注意事项

（1）育龄妇女在开始阿维 A 治疗前 2 周内，必须进行血液或尿液妊娠试验，确认妊娠试验为阴性后，在下次正常月经周期的第 2 天或第 2 天开始用阿维 A 治疗。在开始治疗前，治疗期间和停止治疗后至少 2 年内，必须使用有效的避孕方法。治疗期间，应定期进行妊娠试验，如妊娠试验为阳性，应立即与医生联系，共同讨论对胎儿的危险性及是否继续妊娠等。FDA 对本药的妊娠安全性分级为 X 级。

（2）在阿维 A 治疗期间或治疗后 2 个月内，应避免饮用含酒精的饮料，并忌酒。

（3）在服用阿维 A 前和治疗期间，应定期检查肝功能。若出现肝功能异常，应每周检查。若肝功能未恢复正常或进一步恶化，必须停止治疗，并继续监测肝功能至少 2 个月。

（4）对有脂类代谢障碍、糖尿病、肥胖症、酒精中毒的高危患者和长期服用阿维 A 的患者，必须定期检查血清胆固醇和甘油三酯。

（5）对长期服用阿维 A 的患者，应定期检查有无骨异常。

（6）正在服用维 A 酸类药物治疗及停药后 2 年内，患者不得献血。

（7）治疗期间，不要使用含维生素 A 的制剂或保健食品，要避免在阳光下过多暴露。

8. 药物相互作用

（1）本品不宜与四环素、甲氨蝶呤、苯妥英、维生素 A 及其他维 A 酸类药物同服。

（2）本品可干扰去氧孕烯、炔雌醇、依托孕烯、去甲基孕酮、炔诺酮等药的避孕效果。

（3）与主食同服炔雌醇、依托孕烯、去甲基孕酮，可增加本品吸收。

9. 规格 胶囊剂：10mg。

（二）地蒽酚

1. 其他名称 蒽三酚、蒽林。

2. 药理作用 本品通过抑制酶代谢，降低增生表皮的有丝分裂活动，使表皮细胞生成速度和皮肤角化速度恢复正常，缩小和消退皮损。外用后能通过皮肤少量吸收。

3. 适应证 主要用于寻常型斑块状银屑病、斑秃等。

4. 用法用量

（1）浓度递增疗法：开始治疗时，使用低浓度至少 5 天，待皮肤适应后，再增加浓度，递增浓度从 0.05%、0.1%、0.25%、0.5%、0.8%、1% 到 3%。门诊患者可每日 1 次治疗，入睡前涂药，第二天清晨用肥皂洗去，白天涂润肤剂以保持皮肤润滑。住院患者可每日早晚两次治疗，每次治疗前进行焦油浴可增加疗效。

（2）短程接触疗法：经不同浓度和接触时间的试验，发现以 3% 浓度为终剂量，作用 20 分钟后洗去，每日 1 次治疗，为最佳浓度和接触时间。低浓度、短程接触疗法，即用 0.1% 软膏作用 5 ~ 20 分钟或用 1% 软膏作用 5 分钟然后用肥皂洗去，均可产生足够的抗银屑病活性，而且不良反应最小。所以对于静止期皮损，更适用该疗法。对于大的持久性皮损，可用较高浓度治疗，开始可用 1% 软膏，每日 1 次，持续 10 ~ 20 分钟用肥皂洗去，以后逐步延长持续时间至 30、40 和 60 分钟，直至出现轻度红斑。

（3）联合疗法：地蒽酚可与其他药物或疗法联合应用。经典联合应用是地蒽酚与 UVB 联合应用或与焦油浴和 UVB 联合应用。短程接触疗法与 UVB 联用可显著延缓复发并能减轻红斑刺激的症状。与焦油联合应用，比单用地蒽酚刺激性小，而且不影响其抗银屑病活性。对于较厚的皮损，可先用角质溶解剂处理，然后应用地蒽酚。

当皮损消退后，酌情维持治疗。

5. 不良反应

（1）主要的不良反应是对皮肤有刺激作用，引起发红、灼热、瘙痒等症状。

（2）指甲可染为红褐色，并使衣物黄染。

6. 禁忌

（1）对本品过敏者禁用。

（2）急性皮炎、有糜烂或渗出的皮损部位及面部、外生殖器、皱褶部位禁用。

（3）进展期脓疱型银屑病禁用。

7. 注意事项

（1）避免接触眼和其他黏膜，接触眼睛后能发生严重结膜炎、角膜炎或角膜浑浊。

（2）本品可将皮肤、头发、衣服、床单、浴缸染色。本品所造成的皮肤染色可外用水杨酸软膏，在 2 ~ 3 周内即可去除。

（3）肝功能障碍者慎用。

8. 药物相互作用

（1）与皮质类固醇激素联合应用，可减轻地蒽酚的刺激性，并缩短皮损的清除期，但由于皮质类固醇激素较高的复发率及可引起脓疱型银屑病反跳，所以地蒽酚与皮质类固醇激素的联合应用值得斟酌。

（2）与尿素联合应用，尿素能增加药物透皮吸收，可降低地蒽酚的使用浓度，从而减轻对皮肤的炎症刺激。

（3）水杨酸可防止地蒽酚被氧化为蒽酮而具有保护地蒽酚的作用。

（4）碱性的胺能通过促进地蒽酚氧化而使其失活。短程接触治疗后，再涂以脂溶性胺可抑制存留在角质层中的地蒽酚所引起的炎症反应。

（5）与内服具有光敏性（例如四环素、氟喹诺酮、酚噻嗪、磺胺）的药物共用，能引起光敏感反应。

（6）与硅油合用比单用本品刺激性小，且不影响本品抗银屑病活性。

9. 规格　软膏剂：0.05%；0.1%；0.25%；0.5%；1%；2%；3%。蜡棒剂：0.3%；1%。

（三）他卡西醇

1. 其他名称　他骨化醇。

2. 药理作用　为活性维生素 D_3 衍生物，能抑制皮肤角质形成细胞的过度增生和诱导其分化，从而使银屑病表皮细胞的增生及分化异常得以纠正。局部应用本品后 2 ~ 3 周开始发挥作用。

3. 适应证　外用于寻常性银屑病。

4. 用法用量　涂患处，一日 2 次。有效后可减少为一日 1 次。

5. 不良反应　偶见皮肤瘙痒、发红、刺激、微痛、接触性皮炎及皮肤肿胀。

6. 禁忌　对本品过敏者禁用。

7. 注意事项

（1）不宜全身大面积、长期使用。

（2）避免涂于眼角膜、结膜上。

（3）大量涂搽有引起血清钙升高的可能性。

（4）老年人、孕妇、哺乳期妇女及婴幼儿慎用。

8. 药物相互作用

（1）本品不抑制表皮生长因子受体，与地蒽酚、维 A 酸及糖皮质激素局部合用，可增加疗效。

（2）与维生素 D 及其衍生物合用可能使血清钙升高。

9. 规格　软膏剂：0.0002%。

（四）卡泊三醇

1. 其他名称　钙泊三醇。

2. 药理作用　维生素 D 的类似物，药效学性质与维生素 D_3 活性代谢物骨化三醇相似，能抑制皮肤细胞（角朊细胞）增生和诱导其分化，从而使银屑病皮损的增生和分化异常得以纠正。

3. 适应证　寻常性银屑病。

4. 用法用量　将本品少量涂于患处皮肤，每日 2 次。某些患者在生效后减少用药次数仍可维持疗效。本品仅供外用，每周用药不超过 100g。

5. 不良反应　少数患者用药后可能有暂时性局部刺激，极少数患者可能发生面部皮炎。

6. 禁忌

（1）对本品过敏者禁用。

（2）钙代谢性疾病者禁用。

7. 注意事项

（1）不宜用于面部、眼部及其他黏膜部位。

（2）涂药后应小心洗去手上残留之药物。

（3）不宜全身大面积、长期使用。

（4）FDA 对本药的妊娠安全性分级为 C 级。

8. 药物相互作用　禁止与水杨酸制剂合用。

9. 规格　软膏剂：15g ∶ 0.75mg。

（五）他扎罗汀

1. 其他名称　乙炔维甲酸、乙炔维 A 酸。

2. 药理作用　本品为皮肤外用的维生素 A 酸类的前体药，具有调节表皮细胞分化和增殖以及减小炎症反应等作用。在动物和人体中通过快速的脱酯作用而被转化为他扎罗汀酸，该活性产物可相对选择性地与维 A 酸受体的 β 和 γ 亚型结合，但其治疗银屑病和寻常痤疮的确切机理尚不清楚。

3. 适应证　用于治疗寻常性斑块型银屑病及寻常痤疮。

4. 用法用量

（1）银屑病：外用，每晚临睡前半小时将适量本品涂于患处。用药前，先清洗患处，待皮肤干爽后，将药物均匀涂布于皮损上，形成一层薄膜。涂药后应轻轻揉擦，以促进药物吸收，之后再用肥皂将手洗净。

（2）痤疮：清洁面部，待皮肤干爽后，取适量涂于患处，形成一层薄膜，每天 1 次，每晚用药。

5. 不良反应

（1）银屑病：本品外用后，主要不良反应为瘙痒、红斑和灼热，少数患者有皮肤刺痛、干燥和水肿，有的出现皮炎、湿疹和银屑病恶化。

（2）寻常痤疮：用药后主要的不良反应有脱屑、皮肤干燥、红斑、灼热，少数患者（1% ~ 5%）出现瘙痒、皮肤刺激、疼痛和刺痛。

6. 禁忌

（1）孕妇、哺乳期妇女及计划妊娠妇女禁用。

（2）对本品或其他维 A 酸类药物过敏者禁用。

（3）急性湿疹类皮肤病患者禁用。

7. 注意事项

（1）育龄妇女在开始他扎罗汀乳膏治疗前 2 周内，必须进行血清或尿液妊娠试验，确认为妊娠试验阴性后，在下次正常月经周期的第 2 天或第 2 天开始治疗。在治疗前、治疗期间和停止治疗后一段时间内，必须使用有效的避孕方法。FDA 对本药的妊娠安全性分级为 X 级。

（2）避免药物与眼睛、口腔和黏膜接触，并尽量避免药物与正常皮肤接触。如果与眼接触，应用水彻底冲洗。

（3）如出现瘙痒等皮肤刺激作用，尽量不要搔抓，可涂少量润肤剂；严重时，停用本品或隔天使用一次。

（4）治疗期间，避免在阳光下过多暴露。

8. 药物相互作用

（1）患者在同时服用具有光敏性药物时（如四环素、氟喹诺酮、酚噻嗪、磺胺），应谨慎，因为该类药物增加光敏性。

（2）应避免同时使用能使皮肤变干燥的药物和化妆品。

9. 规格　凝胶剂：15g ∶ 7.5mg；30g ∶ 15mg。乳膏剂：15g ∶ 15mg；30g ∶ 30mg。

五、痤疮用药

（一）维 A 酸

1. 其他名称　维甲酸、维生素 A 酸、维生素甲酸。

2. 药理作用

（1）本品显著的药理活性之一是诱导表皮增生，使颗粒层和棘细胞层增厚，受作用的表皮细胞可见到DNA合成和有丝分裂指数增加。另一个重要作用是在表皮细胞分化后期通过影响K1、K10角蛋白酶解，影响丝聚蛋白原至丝聚蛋白过程及交联包膜形成促进表皮颗粒层细胞向角质层分化。维A酸可显著抑制实验性粉刺生成，通过调节毛囊皮脂腺上皮角化异常过程去除角质栓，从而起到防止及消除粉刺皮损作用。

（2）本品可影响黑色素细胞的黑色素生成，对酪氨酸羟化酶、多巴氧化酶及二羟基吲哚氧化酶等三型催化酶活性都有抑制作用，从而减少黑色素形成，减轻皮肤色素沉着。维A酸对正常人黑色素细胞酪氨酸酶活性和黑色素成分无影响。

（3）当皮肤发生生理性老化或受药物、紫外线辐射及创伤伤害时，维A酸可纠正或预防有害因素对真皮结缔组织生化成分及形态结构引起的异常，刺激皮肤细胞外基质蛋白合成，在真皮上部加速形成新的结缔组织带，并可提高伤口部位的张力强度。维A酸对正常皮肤胶原合成无影响。

（4）维A酸对白细胞趋化有抑制活性，从而起到抗炎作用。

3. 适应证　用于寻常痤疮、扁平苔藓、黏膜白斑、毛发红糠疹、毛囊角化病及银屑病的辅助治疗。还可用于治疗多发性寻常疣以及角化异常的各种皮肤病，如鱼鳞病、毛囊角化症等。

4. 用法用量

（1）口服　一日2～3次，一次10mg。

（2）外用　寻常痤疮，每晚1次，于睡前将药轻轻涂于患处；银屑病、鱼鳞病等皮疹位于遮盖部位的可一日1～3次。用毕应洗手。

5. 不良反应

（1）本品内服可产生头痛、头晕、肌肉关节疼痛、唇炎、结膜炎、甲沟炎、脱发、高血脂、口干、脱屑等不良反应，控制剂量，或同时服用谷维素、维生素B_1、维生素B_6等药物，可使头痛等反应减轻或消失。

（2）外用本品可能会引起皮肤刺激症状，如烧灼感、红斑及脱屑，可能使皮损更明显，但同时表明药物正在起作用，不是病情的加重。皮肤多半可适应及耐受，刺激现象可逐步消失。若刺激现象持续或加重，可间歇用药，或暂停用药。

6. 禁忌

（1）哺乳期妇女及孕妇禁用。

（2）急性或亚急性皮炎、湿疹类皮肤病患者禁用。

（3）对本品任何成分过敏者禁用。

（4）严重肝肾功能损害者禁用。

7. 注意事项

（1）本品有致畸性，育龄妇女及其配偶在口服本品前2个月、服药期间及服药后1年内应严格避孕。

（2）不宜使用于皮肤皱褶部位。

（3）用药期间勿用其他可导致皮肤刺激及破损的药物、化妆品或清洁剂，以免加重皮肤反应，导致药物吸收增加，引起系统不良反应。

（4）日光可加重维A酸对皮肤的刺激，导致维A酸分解。动物实验提示维A酸可增强紫外线致癌能力。因此本品最宜在晚间及睡前应用，治疗过程应避免日晒，或采用遮光措施。

（5）本品不宜大面积应用，日用量不应超过20g。

（6）因本品有引起严重刺激和脱屑的可能，开始可采取隔天或每2天用药一次的治疗方案，最好先采用浓度低的制剂，待耐受后再改用较高浓度的制剂。

8. 药物相互作用

（1）与肥皂、清洁剂、含脱屑药制剂（如过氧苯甲酸、雷琐辛、水杨酸、硫黄）、含乙醇制剂（如剃须后搽洗剂）、异维A酸等共用，可加剧皮肤刺激或干燥。

（2）与光敏性药合用有增加光敏性的危险。

（3）避免与维生素 A 及四环素同服。

9. 规格　片剂：5mg；10mg；20mg。乳膏剂、乳膏剂、霜剂、凝胶剂：10g；2.5mg；10g；5mg；10g；10mg。外用溶液：0.05%。

（二）异维 A 酸

1. 其他名称　13- 顺维甲酸。

2. 药理作用　本品是维 A 酸的光学异构体，内服用于治疗痤疮时具有缩小皮脂腺组织，抑制皮脂腺活性，减少皮脂分泌，减轻上皮细胞角化及毛囊皮脂腺口的角质栓塞，并抑制痤疮丙酸杆菌数的生长繁殖。

局部使用时，可以诱导表皮细胞增生，促进表皮颗粒层细胞向角质层分化，通过调节毛囊皮脂腺上皮角化异常过程去除角质栓，起到防治及消除粉刺皮损作用。

3. 适应证　用于重度难治性结节性痤疮。由于使用异维 A 酸后有明显的不良反应，故应该在其他常规治疗（包括系统性抗生素治疗）无效时才能考虑。

4. 用法用量

（1）外用：取少量涂于患处，每日 1 ～ 2 次，6 ～ 8 周为一个疗程。用药前应清洁患处皮肤，等其干燥后再用药。

（2）口服：开始量为每日 0.5mg/kg，4 周后改用维持量，每日按 0.1 ～ 1mg/kg 计，视患者耐受情况决定，但每日不得超过 1mg/kg，饭间或饭后服用，用量大时分次服，一般 16 周为一疗程。如需要，停药 8 周后，再进行下一疗程。

5. 不良反应

（1）外用可能会出现烧灼感或轻中度刺激感，也可能出现发红或脱皮现象，这些反应在停药后可能会消失。如果刺激感持续并很严重，需停止用药。

（2）口服时有下列不良反应：①常见的不良反应包括口唇及皮肤干燥、唇炎、脱屑、瘙痒、疼痛、皮疹、皮肤脆性增加、掌跖脱皮、瘀斑，还可出现继发感染等。②结膜炎、角膜混浊、视力障碍、视盘水肿、头痛、头晕、精神症状、良性颅压增高。③毛发疏松、指甲变软。④骨质疏松、肌肉无力、疼痛、胃肠道症状、鼻衄等。⑤妊娠期服药可导致自发性流产及胎儿发育畸形。⑥实验室检查可引起血沉快、肝酶升高、血脂升高、血糖升高、血小板下降等。

上述不良反应大多为可逆性，停药后可逐渐得到恢复。不良反应的轻重与本药的剂量大小、疗程长短及个体耐受性有关。

6. 禁忌

（1）妊娠或即将妊娠的妇女禁用。

（2）哺乳期妇女、肝肾功能不全、维生素 A 过量及高脂血症患者禁用。

（3）对本品任何成分过敏者禁用。

（4）有皮肤上皮细胞肿瘤（皮肤癌）个人史或家族史的患者禁用。

（5）破损、湿疹样或太阳灼伤区皮肤禁用。

7. 注意事项

（1）本品有致畸作用，育龄期妇女及其配偶服药期间及服药前、后 2 个月避孕。

（2）用药期间及停药后 2 个月内不得献血。

（3）避免太阳光及紫外线过度照射。

（4）糖尿病、肥胖症、酗酒及高脂血症、脂质代谢紊乱者慎用。

（5）治疗初期痤疮症状或许有短暂性加重现象，若无其他异常情况，可在严密观察下继续用药，不宜同时服用其他角质分离剂或表皮剥脱性抗痤疮药。

（6）服药期间应定期做血常规、尿常规、血脂、肝功能等检查。

（7）嘴唇、口、眼睛或其他黏膜部位以及鼻角处、皮肤皱褶处避免使用。

8. 药物相互作用

（1）与四环素类抗生素合用，可导致假脑瘤产生而引起良性颅压升高，临床表现为伴有头痛的高血压、眩晕和视觉障碍。

（2）与维生素 A 同时使用，可产生与维生素 A 超剂量时相似的症状。

（3）与卡马西平同时应用，可导致卡马西平的血药浓度下降。

（4）与华法林同时使用，可增强华法林的治疗效果。

（5）与甲氨蝶呤同时使用，可因甲氨蝶呤的血药浓度增加而增加对肝脏的损害。

（6）使用本品治疗期间，其他局部治疗粉刺的药物应慎用，特别是含有剥脱剂（如过氧化苯甲酰）或具有剥脱作用的清洁剂的药品。

（7）与光敏性药物合用，可加剧光敏性作用。

9. 规格　胶囊剂、胶丸剂：5mg ∶ 10mg。凝胶剂：10g ∶ 5mg。

（三）维胺酯

1. 其他名称　维甲酰胺。

2. 药理作用　本品为维 A 酸衍生物，结构式近似全反式维 A 酸，作用机制与 13– 顺维 A 酸及芳香维 A 酸较相似，但不良反应较全反式维 A 酸轻。口服具有调节和控制上皮细胞分化与生长，抑制角化，减少皮脂分泌，抑制角质形成细胞的角化过程，使角化异常恢复正常，抑制痤疮丙酸菌的生长，并有调节免疫及抗炎作用。还具有除皱褶、减轻色斑、增加皮肤弹性作用。

3. 适应证　用于治疗中重度痤疮，对鱼鳞病、银屑病、苔藓类皮肤病及某些角化异常性皮肤病也有一定疗效。

4. 用法用量

（1）口服：按每日 1 ~ 2mg/kg 计算，成人每次 25 ~ 50mg，一日 2 ~ 3 次。治疗痤疮疗程为 6 周，治疗脂溢性皮炎疗程为 4 周。

（2）外用：涂搽患处，一日 1 次，宜夜间使用。

5. 不良反应

（1）常见的不良反应包括皮肤干燥、脱屑、瘙痒、皮疹、脆性增加、掌跖脱皮、瘀斑、继发感染等；口腔黏膜干燥、疼痛、结膜炎、角膜混浊、视力障碍、视盘水肿、头痛、头晕、精神症状、抑郁、良性颅压增高；骨质疏松、肌肉无力、疼痛、胃肠道症状、鼻衄等。

（2）妊娠期服药可导致自发性流产及胎儿发育畸形。

（3）实验室检查可引起血沉快、肝酶升高、血脂升高、血糖升高、血小板下降等。不良反应的轻重与本药的剂量大小、疗程长短及个体耐受有关。轻度不良反应可不必停药，或减量使用，重度不良反应应立即停药，并做相应处理。

6. 禁忌

（1）孕妇及哺乳期妇女禁用。

（2）对本品过敏者禁用。

（3）重症糖尿病、脂质代谢障碍、维生素 A 过量者禁用。

（4）肝肾功能严重不全者禁用。

7. 注意事项

（1）本品有强致畸性，女性患者服药期间及停药后半年内严禁怀孕。

（2）禁与维生素 A 同服。

（3）酗酒者慎用。

（4）避免强烈日光或紫外光过度照射。

（5）不宜用于急性和亚急性皮炎、湿疹类皮肤病及皮肤皱褶部位。

（6）避免接触眼和黏膜。

8. 药物相互作用

（1）与四环素类抗生素合用时，可导致假性脑瘤引起颅压增高、头痛和视力障碍。

（2）与维生素 A 合用时，可产生维生素 A 过量的相似症状。

（3）与甲氨蝶呤合用时可使甲氨蝶呤的血药浓度增加而加重肝脏的毒性。

9. 规格　胶囊剂、胶丸剂：25mg。乳膏剂：每 100g 含维胺酯 3g、维生素 E 5g。

（四）阿达帕林

1. 药理作用　类似维 A 酸，具有抑制角质形成细胞过度增生作用，还具有抗炎作用，可抑制中性粒细胞趋化因子，并抑制花生四烯酸酯氧化酶的作用而减少白三烯形成。本品很少经皮吸收，对光和氧的稳定性较强。

2. 适应证　用于以粉刺、丘疹和脓疱为主要表现的寻常型痤疮的治疗。亦可用于治疗面部、胸和背部的痤疮。

3. 用法用量　睡前清洗患处，待干燥后涂搽适量，注意避免接触眼、嘴唇。

4. 不良反应　主要不良反应为皮肤刺激性，减少用药次数或停药后可恢复。

5. 禁忌

（1）对本药过敏者禁用。

（2）孕妇及哺乳期妇女禁用。

6. 注意事项

（1）本品不得用于皮肤破损处（割伤、摩擦伤），亦不得应用于十分严重的痤疮患者，或有湿疹样的皮肤创面。

（2）不能同时使用酒精或香水。

（3）用药期间避免过度日晒。

（4）避免将本品涂抹于眼、口腔、鼻黏膜及其他黏膜组织。

7. 药物相互作用

（1）不宜与含硫、雷锁辛或水杨酸制剂合用。

（2）不宜与其他有相似作用机制的药物（如维 A 酸）及磨砂膏、脱皮剂等物质合用。

8. 规格　凝胶剂：15g ∶ 15mg；30g ∶ 0mg。

六、其他皮肤科用药

（一）鬼臼毒素

1. 其他名称　足叶毒素、鬼臼酯素、鬼臼酸内酯。

2. 药理作用　本品是一种细胞毒性药物，活性成分为足叶草酯毒素。它容易穿过细胞膜，能抑制正常皮肤角质生成细胞的分裂增殖，抑制细胞对核苷酸的摄取和 DNA 的合成。外用时，通过抑制人乳头瘤病毒感染上皮细胞的分裂增殖，使其坏死脱落，起到治疗尖锐湿疣的作用。

3. 适应证　用于治疗生殖器或肛门周围的尖锐湿疣。

4. 用法用量　涂患处，一日 2 次，连续 2 天，然后停药观察 4 天。若疣体未见消退，可同法重复治疗，最多不超过 2 个疗程。

5. 不良反应

（1）对皮肤有较强的刺激性。

（2）本品涂在松脆、出血或接近活检疣的部位，可引起肾衰竭、肝脏中毒。

6. 禁忌

（1）对本药过敏者禁用。

（2）孕妇及哺乳期妇女禁用。

7. 注意事项

（1）疣体直径大于 2cm 或病损巨大、范围广泛者不宜使用。

（2）外用和误服可引起严重系统性毒性作用，正常是可逆的，但亦有致死的。口服本品 300mg，即可致死。

（3）本品能透过胎盘，且有致畸作用。

（4）本品不能接触眼和其他黏膜。

8. 药物相互作用　尚不明确。

9. 规格　酊剂、软膏剂：0.5%。

（二）咪喹莫特

1. 其他名称　咪喹莫德。

2. 药理作用　局部免疫反应调节剂。在体内外均能有效地诱导局部产生 α 干扰素、肿瘤坏死因子及细胞因子 IL-1、IL-6、IL-8、IL-10 等，从而产生抗病毒、抗增生及调节局部炎症反应的作用。

3. 适应证　用于治疗外生殖器或肛门周围的尖锐湿疣。

4. 用法用量　涂药前先将患处洗净、擦干，然后用棉签将本品均匀涂于疣体一层，保留 6 ~ 10 小时后用清水将药物洗净。睡前涂抹，隔日 1 次，8 ~ 12 周为一疗程，最多不超过 16 周。

5. 不良反应　可出现皮肤烧灼感、色素减退、瘙痒、潮红、刺痛、红斑、溃疡、皮肤剥脱、水肿等，停药后可迅速恢复。局部轻度红斑者，不必停药可持续用药；如出现全身不适或较为明显的皮肤局部反应，应停药数次，待反应减轻后再继续用药。

6. 禁忌　对本品过敏者禁用。

7. 注意事项

（1）局部破损时不宜使用。

（2）不适用于尿道、阴道内、子宫颈和肛管内尖锐湿疣的治疗。

（3）用药期间避免性生活。

（4）FDA 对本药的妊娠安全性分级为 B 级。

8. 药物相互作用　尚不明确。

9. 规格　乳膏剂：5%。

（三）克罗米通

1. 其他名称　巴酰乙胺。

2. 药理作用　本品具有局部麻醉作用，可治疗各型瘙痒症，并有特异性杀灭疥螨作用，可作用于疥螨的神经系统，从而使疥螨麻痹死亡。另外，对链球菌和葡萄球菌的生长也有抑制作用。

3. 适应证　用于治疗疥疮、皮肤瘙痒及继发性皮肤感染。

4. 用法用量

（1）用于疥疮时，治疗前洗澡、擦干，用本品涂搽颈以下全身皮肤，特别是褶皱处、手足、指趾间、腋下和腹股沟，24 小时后涂第 2 次，再隔 48 小时后洗澡将药物洗去，穿上干净衣服，更换床单。配偶及家中患者应同时治疗。1 周后可重复 1 次。

（2）用于止痒时，局部涂于患处，每日 2 次。

（3）化脓性皮肤病，将患处用浸有本品的敷料覆盖。

5. 不良反应　可引起接触性皮炎，偶见过敏反应。

6. 禁忌

（1）对本品过敏者禁用。

（2）急性炎症性、糜烂性或渗出性皮肤损害者禁用。

7. 注意事项

（1）避免接触眼睛和其他黏膜。

（2）疥疮治疗期间不应洗浴，在完成治疗后再彻底清洗。与患者同居住的人应一起治疗。
（3）不能大面积用于婴儿及低龄儿童的皮肤。
（4）FDA 对本药的妊娠安全性分级为 C 级。
8. 药物相互作用　尚不明确。
9. 规格　乳膏剂、洗剂、霜剂：10%。

（四）林旦

1. 其他名称　丙体六六六。
2. 药理作用　本品与疥虫或虱体体表直接接触后，透过体壁进入体腔和血液，引起神经系统麻痹而致死。是杀灭疥虫的有效药物，亦有杀灭虱和虱卵的作用。
3. 适应证　用于疥疮和阴虱病。
4. 用法用量
（1）疥疮：自颈部以下将药均匀涂搽全身，无皮疹处亦需擦到，尤其应涂擦至皱褶部位。成人一次不超过 30g。擦药后 24 小时洗澡，同时更换衣被和床单。首次治疗 1 周后，如未痊愈，可进行第 2 次治疗。
（2）阴虱病：剃去阴毛后涂擦本品，一日 3 ～ 5 次。
5. 不良反应
（1）可有局部刺激症状，数日后消退。
（2）擦药后偶有头晕，1 ～ 2 日后消失。长期大量使用后，也可能由于药物经皮肤吸收后，对中枢神经系统产生较大的毒性作用，如癫痫发作等。
（3）少数患者可出现荨麻疹。
6. 禁忌
（1）对本品过敏者禁用。
（2）有癫痫病史者禁用。
（3）4 岁以下婴幼儿、孕妇及哺乳期妇女禁用。
7. 注意事项
（1）擦药前勿用热水和肥皂洗澡，以免增加吸收。
（2）避免眼和黏膜与药物接触。
（3）使用中若出现过敏症状或对中枢神经系统产生不良反应，应立即停药。
（4）勿用于皮肤破溃处。
（5）FDA 对本药的妊娠安全性分级为 C 级。
8. 药物相互作用　尚不明确。
9. 规格　乳膏剂、霜剂：1%。

（五）聚甲酚磺醛

1. 其他名称　施比灵。
2. 药理作用　聚甲酚磺醛是由亚甲基连接的甲酚磺酸聚合物，其链长短不一。作用机制为：①抗细菌、真菌和原虫感染。②选择性作用于坏死组织和柱状上皮并使之变性，但对正常鳞状上皮无作用。③通过使血浆蛋白凝固和显著的刺激血管收缩而起止血作用。聚甲酚磺醛具有广谱的抗菌作用，包括革兰阳性菌、革兰阴性菌和某些真菌，尤其值得一提的是对加那氏菌、厌氧菌和滴虫有效。本品无耐药性的报道。
3. 适应证
（1）妇科：用于治疗宫颈糜烂、宫颈炎、各类阴道感染（如细菌、滴虫和霉菌引起的白带增多）、外阴瘙痒及使用子宫托造成的压迫性溃疡、宫颈息肉切除或切片检查后的止血、尖锐湿疣及加速电凝治疗后的伤口愈合，还可用于乳腺炎的预防（乳头皲裂的烧灼）。

（2）外科与皮肤科：用于皮肤伤口与病变的局部治疗（如烧伤、肢体溃疡、褥疮、慢性炎症等），能加速坏死组织的脱落、止血和促进愈合过程，也用于尖锐湿疣的治疗。

（3）耳鼻喉科：用于治疗口腔黏膜和齿龈的炎症、口腔溃疡及扁桃体切除后的止血。

4. 用法用量

（1）妇科：如下所述。

1）溶液剂：用于阴道冲洗时，溶液应按1：5的比例以水稀释，而用于局部涂抹或敷贴时则无须稀释，通常敷贴每周进行1～2次。治疗前先彻底清洁宫颈及宫颈管，去除分泌物。为此可将浸有溶液的棉签插入宫颈管，转动数次取出，然后再将浸有药液的纱布块轻轻敷贴于病变组织，持续1～3分钟。一般敷贴1～2分钟即可达到止血目的。

2）阴道栓：每1～2日将一粒栓剂放入阴道，如果采用聚甲酚磺醛浓缩液病灶烧灼，则于两次烧灼间隔日放入一粒栓剂。为了使用方便，患者最好取仰卧位，先将栓剂用水浸湿，然后插入阴道深部，通常以晚间睡前用药为宜，配合使用卫生巾防止污染衣物和被褥。

（2）外科与皮肤科：终止伤口出血，可将浸有药液的纱布块压在出血部位1～2分钟，止血后最好擦干残留药液。治疗局部烧伤、褥疮和肢体溃疡也可采用同样的方法，以使其坏死组织易于脱落。口腔黏膜与牙龈的病变，在使用本品溶液治疗后必须彻底漱口。

5. 不良反应　用药后偶有局部刺激症状（如烧灼感或疼痛），通常可耐受并会很快消失。

6. 禁忌

（1）对本品过敏者禁用。

（2）孕妇及哺乳期妇女禁用。

7. 注意事项

（1）本品为外用药，切忌内服。

（2）本品应避免与眼睛接触。

（3）本品会加速和增强修复过程，如果用药后出现坏死组织从病灶处脱落，有时甚至是大片脱落，无须惊恐。

（4）经期停止治疗。治疗期间避免性生活。不要使用刺激性肥皂清洗患处。

（5）棉织物及皮革与该药液接触后，须在制剂未干前立即用水洗净。

8. 药物相互作用　聚甲酚磺醛只能局部应用，由于不能排除与其他药物的相互影响，故同一部位避免同时使用两种以上的药物。

9. 规格　阴道栓剂：90mg。

第三节　眼科用药

一、降眼内压药

（一）地匹福林

1. 其他名称　肾上腺素异戊酯、二匹福林。

2. 药理作用　本品是肾上腺素和异戊酸所形成的双酯化合物。地匹福林本身无生物活性，在眼内角膜酯酶的作用下，迅速水解成肾上腺素而发挥生物效应，引起散瞳、降眼压。本品具有高度脂溶性，滴眼液滴眼后极易透过角膜屏障进入眼内。

3. 适应证　用于治疗开角型青光眼和高眼压症。对闭角型青光眼虹膜切除后的残余性青光眼有效。对其他类型的继发性开角型青光眼和青光眼睫状体炎综合征也有效。

4. 用法用量　一次1～2滴，一日1～2次，滴于结膜囊内，滴后用手指压迫内眦角泪囊部3～5

分钟。

5. 不良反应 本品浓度仅为肾上腺素的 1/10 ~ 1/20，因此不良反应的发生率要比肾上腺素低得多。

（1）溶液滴眼对血压和心率影响较小，但能引起散瞳（未经手术的闭角型青光眼禁用）和无晶体性黄斑病变。

（2）局部滴眼后有轻度烧灼和刺痛感，其他有滤泡性结膜炎、结膜血管收缩后反跳性充血、视物模糊、额痛及畏光和角结膜色素沉着等，停药后消失。

（3）全身不良反应一般不发生，偶有枕部疼痛、心律失常、心率增快、血压增高、脸色苍白、发抖和出汗等。

6. 禁忌

（1）未经手术的闭角型青光眼患者禁用。

（2）甲状腺功能亢进、高血压、冠状动脉供血不全、心律不齐、糖尿病等患者禁用。

（3）对本品过敏者禁用。

（4）佩戴角膜接触镜者禁用。

7. 注意事项

（1）无晶体的患者应用肾上腺素 30% 出现黄斑水肿。

（2）无晶体青光眼者慎用。

（3）孕妇、哺乳期妇女和小儿慎用。FDA 对本药的妊娠安全性分级为 B 级。

8. 药物相互作用 与毛果芸香碱或 β 受体阻滞剂联合应用有相加作用。

9. 规格 滴眼液：5mL ∶ 5mg。

（二）卡替洛尔

1. 其他名称 卡特洛尔、喹诺酮心安。

2. 药理作用 本品为非选择性 β 受体阻滞剂，对 β_1 和 β_2 受体均有阻滞作用。主要是减少房水生成，对高眼压和正常眼压患者均有降眼压作用，可使眼压下降 22% ~ 25%。对房水经葡萄膜巩膜外流、房水流出易度及巩膜上静脉压无影响。此外，本品的主要代谢产物 8– 羟基卡替洛尔，是一种眼部 β 受体阻滞剂，也有降眼压作用，与降眼压作用持续时间较长有关。

3. 适应证 用于原发性开角型青光眼。部分继发性青光眼、高眼压症、手术后未完全控制的闭角型青光眼及其他药物和手术无效的青光眼，加用本品可进一步增强降眼压疗效。

4. 用法用量 滴眼，一日 2 次，一次 1 滴。滴于结膜囊内，滴后用手指压迫内眦角泪囊部 3 ~ 5 分钟。效果不明显时，改用 2% 制剂，每日 2 次，每次 1 滴。

5. 不良反应

（1）1/4 的患者出现暂时性眼烧灼、眼刺痛、流泪、结膜充血水肿。

（2）一些患者出现视物模糊、畏光、上睑下垂、结膜炎、角膜着色及中度角膜麻醉。

（3）长期连续用于无晶体眼或有眼底疾患者时，偶在眼底黄斑部出现浮肿、混浊，故需定期测定视力，进行眼底检查。

（4）一些患者出现心率减慢及血压下降。

（5）偶见下列不良反应：心律失常、心悸、呼吸困难、无力、头痛、头晕、失眠、鼻窦炎、皮肤过敏反应（包括局部和全身皮疹）、脱发。

6. 禁忌

（1）支气管哮喘或有支气管哮喘病史者及严重慢性阻塞性肺疾病者禁用。

（2）窦性心动过缓、Ⅱ或Ⅲ度房室传导阻滞、明显心衰和心源性休克者禁用。

（3）对本品过敏者禁用。

7. 注意事项

（1）本品慎用于 β 受体阻滞剂禁忌证的患者，包括异常心动过缓、Ⅰ度以上房室传导阻滞。

（2）对有明显心脏疾病患者应用本品应监测心率。

（3）本品慎用于对其他 β 受体阻滞剂过敏者。

（4）已有肺功能低下的患者慎用。

（5）本品慎用于自发性低血糖患者及接受胰岛素或降糖药治疗的患者，因 β 受体阻滞剂可掩盖低血糖症状。

（6）本品不宜单独用于治疗闭角型青光眼，只能与缩瞳药合用。

（7）与其他滴眼液联合使用时，应间隔 10 分钟以上。

（8）本品含氯化苯烷胺，戴软性角膜接触镜者不宜使用。

（9）定期复查眼压，根据眼压变化调整用药方案。

8. 药物相互作用

（1）与肾上腺素合用可引起瞳孔扩大。

（2）正在服用儿茶酚胺耗竭药（如利血平）者，使用本品时应严密观察，因可引起低血压和明显的心动过缓。

（3）不主张两种局部 β 受体阻断剂同时应用，对正在应用 β 受体阻滞剂口服治疗的患者应慎用本品。

（4）本品与钙通道拮抗剂合用应慎重，因可引起房室传导阻滞，左心室衰竭及低血压。对心功能受损的患者，应避免两种药合并使用。

（5）本品与洋地黄类和钙通道拮抗剂合用可进一步延长房室传导时间。

（6）酚噻嗪类药物可增加 β 受体阻滞剂的降血压作用，因可使相互的代谢途径受到抑制。

9. 规格　滴眼液：5mL ∶ 50mg；5mL ∶ 100mg；10mL ∶ 200mg。

（三）阿可乐定

1. 其他名称　阿拉可乐定、安普乐定。

2. 药理作用　本品为相对选择性 α_2 受体激动剂，是可乐定的衍生物。主要通过抑制房水生成达到降低眼压的目的。本品能降低血 – 房水屏障的通透性，故可显著抑制眼前节激光手术后的急性眼压升高和减轻内眼手术（如晶状体超声乳化和人工晶状体植入术）后的早期前房炎症反应。本品有收缩血管的作用，可用于眼部手术中的止血。本品还有轻度的散瞳作用，有利于白内障和玻璃体视网膜手术的进行。本品对血脑屏障的穿透力较低，难以进入中枢神经系统，因而不影响血压调节中枢，对血压不产生影响。

3. 适应证

（1）0.5% 的滴眼液用于其他药物不能将眼压降到预定目标的某些青光眼患者。

（2）1% 的滴眼液主要用于某些眼科手术（如激光小梁成形术、激光虹膜切除术、Nd：YAC 激光后囊切开术等）的前后，防止手术诱发的急性眼压升高。

4. 用法用量

（1）治疗青光眼：0.5% 滴眼液，滴眼，一日 2 ～ 3 次，一次 1 滴。滴于结膜囊内，滴后用手指压迫内眦角泪囊部 3 ～ 5 分钟。

（2）防止激光手术前后的眼压升高：1% 滴眼液，滴眼，术前 1 小时 1 滴，术后立即再滴 1 滴。

5. 不良反应

（1）激光手术时使用盐酸阿可乐定滴眼液的不良反应有眼刺激、上眼睑隆凸、心律不齐、鼻腔充血、眼炎、结膜变白、瞳孔放大，发生率均低于 2%。

（2）下列不良反应发生在使用盐酸阿可乐定滴眼液每天 1 次或 2 次，用药长达 28 天的非激光手术患者的研究中：①眼部：结膜变白、上眼睑隆凸、瞳孔放大、烧灼感、不适、异物感、干眼、痒、眼部肌张力减退、视物模糊或不清、过敏反应、结膜微血管出血。②胃肠道：腹痛、腹泻、胃部不适、呕吐。③心血管：心动过缓、血管迷走神经反应、心悸、直立性低血压、血压降低。④中枢神经系统：失眠、睡眠障碍、易怒、性欲减退。⑤其他：味觉异常、口干、鼻烧灼感或干燥、头痛、头冷、胸闷或烧心、手掌滑腻或出汗、体热、气促、咽分泌增多、四肢疼痛或麻木、疲倦、感觉异常、非疹性瘙痒。

6. 禁忌

（1）接受单胺氧化酶抑制剂治疗的患者以及严重心血管疾病者禁用。

（2）对本品或可乐定过敏者禁用。

7. 注意事项

（1）哺乳期妇女在眼科手术前后滴用 1% 本品时要停止哺乳。

（2）本品可使抑郁症、心血管疾患和高血压患者的病情加重，应慎用。

（3）肝、肾功能不全者慎用。

8. 药物相互作用　治疗开角型青光眼，用于毛果芸香碱的辅助治疗，两者合用有相加作用。

9. 规格　滴眼液：0.5%，1%。

（四）溴莫尼定

1. 药理作用　本品为一种眼用的相对选择性 α_2 受体激动剂，对 α_2 受体有高度选择性。可使房水生成率减少和葡萄膜巩膜外流增加，从而导致眼压下降。对青光眼和正常眼都有降压作用，对心血管系统和呼吸系统功能的影响很小。

2. 适应证　用于治疗开角型青光眼、高眼压症以及防治眼前节激光手术后的眼压升高。

3. 用法用量　滴眼，一日 2 次，一次 1 滴，滴于结膜囊内，滴后用手指压迫内眦角泪囊处 3 ～ 5 分钟。

4. 不良反应

（1）10% ～ 30% 的患者出现口干、眼部充血、烧灼及刺痛感、头痛、视物模糊、眼睛异物感、乏力倦怠、结膜滤泡、眼部过敏反应以及眼部瘙痒。

（2）3% ～ 9% 的患者出现角膜染色溃疡、干燥、流泪、上呼吸道感染症状、眼睑水肿、结膜水肿、头晕、睑炎、眼部刺激、胃肠道症状、虚弱无力、结膜变白、视物异常以及肌肉痛。

（3）有少于 3% 的患者出现结膜出血、味觉异常、失眠、结膜分泌物增多、精神抑郁、高血压、焦虑、心悸、鼻干以及晕厥。

5. 禁忌

（1）对本品过敏者禁用。

（2）使用单胺氧化酶抑制剂治疗者禁用。

（3）严重心血管疾病、肝脏疾病、精神抑郁、大脑或冠状动脉功能不全、雷诺病、体位性低血压、血栓闭塞性脉管炎患者，以及同时应用 β 受体阻滞剂、抗高血压药或糖苷类心脏病药物者禁用。

6. 注意事项

（1）滴眼剂中的防腐剂剂为苯扎氯铵，而苯扎氯铵有可能被软陛隐形眼镜所吸收，因此应在滴用本药后至少等待 15 分钟，再戴上软性隐形眼镜。

（2）对使用降低眼内压药物的患者，应按常规定期监测其眼内压。

（3）老年人、小儿、孕妇及哺乳期妇女慎用。FDA 对本药的妊娠安全性分级为 B 级。

7. 药物相互作用

（1）与其他降眼压药物联合应用有加强作用。

（2）不宜与肾上腺素受体拮抗药同时应用。

8. 规格　滴眼液：0.2%。

（五）布林佐胺

1. 药理作用　本品为局部应用的碳酸酐酶抑制剂，具有良好的眼部耐受性和对眼角巩膜缘的穿透性。进入眼内后集聚在睫状体内，通过抑制睫状体内的碳酸酐酶，减少房水生成，从而使眼压下降。

2. 适应证　用于治疗原发性和继发性开角型青光眼和高眼压症。也可用于防治激光手术后的眼压升高。

3. 用法用量　用前摇匀，滴眼，一日 2 ~ 3 次，一次 1 滴。滴于结膜囊内，滴后用手指压迫内眦角泪囊部 3 ~ 5 分钟。

4. 不良反应

（1）常见视物模糊、眼部不适（滴药时灼烧感或者刺痛）、异物感和眼部充血。

（2）少见眼干、眼疼、眼分泌物增多、瘙痒、角膜炎、睑炎、结膜炎、睑缘硬结、发黏感、流泪、眼疲惫、角膜病变、结膜滤泡和视力异常。

（3）滴眼后可全身吸收，常见不良反应有头痛、味觉异常（苦味、酸味和异味），还可能产生磺胺类药物的不良反应。

5. 禁忌

（1）对本品或磺胺类药物过敏者禁用。

（2）严重肝肾功能障碍者禁用。

6. 注意事项

（1）长期使用应进行血、尿常规检查和肝功能检查。

（2）本品能被全身吸收，因此磺胺药的不良反应在眼部滴用时仍然可能出现。如果出现严重的药物反应或者过敏，应立即停用。

（3）本品含有苯扎氯胺，它可能被软性角膜接触镜吸收，因此必须在滴用本品 15 分钟后才能佩戴软性角膜接触镜。严禁在佩戴角膜接触镜同时滴用本品。

7. 药物相互作用　本品不可与口服碳酸酐酶抑制剂同时使用。

8. 规格　滴眼液：1%。

（六）拉坦前列素

1. 其他名称　拉坦普罗、拉他诺前列腺素。

2. 药理作用　本品为前列素 F2a 异丙基酯前药的类似物。本品既不使房水生成减少，也不使通过小梁网的房水排出增加，而是通过松弛睫状肌，增宽肌间隙，使房水通过葡萄膜巩膜途径外流增加使眼压下降。降眼压作用比多佐胺、噻吗洛尔强，对视力、调节、瞳孔直径、泪液分泌均无影响，亦不影响全身的血压和心率。

3. 适应证　用于青光眼和高眼压症。

4. 用法用量　每日 1 次，每次 1 滴，最好在睡前使用。

5. 不良反应　眼部可有轻度刺激、异物感和结膜充血，少数出现皮疹。某些患者会出现加膜的棕色素沉着（6 个月后有 7%，12 个月后有 16%），停药后即可停止进展，但明显者不能恢复。

6. 禁忌

（1）对本品过敏者禁用。

（2）孕妇、准备怀孕及哺乳期妇女禁用。

（3）软性角膜接触镜佩戴者禁用。

（4）严重哮喘和眼睛发炎充血期间禁用。

7. 注意事项

（1）本品不适用于治疗闭角型或先天性青光眼、色素沉着性青光眼以及假晶状体症的开角型青光眼。

（2）本品含有苯扎氯胺，它可能被软性角膜接触镜吸收，因此必须在滴用本品 15 分钟后才能佩戴角膜接触镜。

8. 药物相互作用　与噻吗洛尔、毛果芸香碱、地匹福林、碳酸酐酶抑制剂联合应用都能使降眼压作用增强。

9. 规格　滴眼液：2.5mL ： 125μg。

（七）曲伏前列素

1. 药理作用　本品是一种选择性的前列腺素类受体激动剂，可通过松弛睫状肌，增宽肌间隙，增加葡萄膜巩膜通路房水外流而降低眼压。

2. 适应证　用于降低开角型青光眼或高眼压症患者升高的眼压。

3. 用法用量　每晚 1 次，每次 1 滴，滴入患眼。剂量不能超过每天 1 次。同时使用不止一种眼药时，每种药物的滴用时间至少间隔 5 分钟。

4. 不良反应　常见眼充血，其他不良反应包括视力下降、眼部不适、异物感、疼痛、瘙痒、视力异常、眼睑炎、视力模糊、白内障、结膜炎、干眼、眼部不适、虹膜异色、角膜炎、睑缘结痂、畏光、结膜下出血和流泪等。

5. 禁忌

（1）对本品过敏者禁用。

（2）软性角膜接触镜佩戴者禁用。

（3）急性眼部感染的患者禁用。

6. 注意事项

（1）具有眼部感染史（虹膜炎、葡萄膜炎）患者应谨慎使用本品。

（2）本品可引起虹膜色素颜色改变，主要针对混合色虹膜（蓝棕、绿棕、黄棕），但不会造成病理性改变，即不会引起色素细胞增生。

（3）本品含有苯扎氯胺，它可能被软性角膜接触镜吸收，因此必须在滴用本品 15 分钟后才能佩戴角膜接触镜。

（4）FDA 对本药的妊娠安全性分级为 C 级。

7. 药物相互作用　尚不明确。

8. 规格　滴眼液：2.5mL ∶ 0.1mg，

（八）卡巴胆碱

1. 其他名称　氨甲酰胆碱、碳酰胆碱。

2. 药理作用　本品为人工合成的拟胆碱药，能直接作用于瞳孔括约肌产生即刻的缩瞳效果，同时具有抗胆碱酯酶作用，能维持较长的缩瞳时间。还能预防人工晶体植入、白内障摘除等眼科手术后眼内压的升高。

3. 适应证　适用于人工晶体植入、白内障摘除、角膜移植等需要缩瞳的眼科手术。

4. 用法用量　前房内注射，一次 0.2 ～ 0.5mL。

5. 不良反应　常见的不良反应为视力模糊，眼痛、眼刺激或烧灼感；偶见头痛、眼刺激或充血、眼睑颤搐。上述症状一般均可自行消失。

6. 禁忌

（1）对本品过敏者禁用。

（2）心血管疾患包括心律不齐、心搏徐缓、低血压的患者以及迷走神经兴奋、癫痫、甲亢、帕金森病、支气管哮喘、消化道溃疡和尿路梗塞的患者禁用。

7. 注意事项

（1）注射液为眼科使用药品，不得口服、肌肉注射和静脉注射。

（2）BDA 对本药的妊娠安全性分级为 C 级。

8. 药物相互作用　眼局部同时使用非甾体抗炎药治疗时，使用本品无效。

9. 规格　注射液：1mL ∶ 0.1mg。

二、白内障用药

（一）吡诺克辛

1. 药理作用　本品通过保持和改善晶状体膜的功能、阻止多元糖醇的积累而防止或减少晶状体混浊。此外，本品还可对抗自由基对晶状体损害而导致的白内障，减少白内障囊外摘除术后后囊膜混浊的发生率。

2. 适应证　用于初期老年性白内障、外伤性白内障、先天性白内障、轻度糖尿病性白内障或并发性白内障等。

3. 用法用量　将吡诺克辛钠 0.8mg 放入配套专用溶剂中使溶解，滴入眼睑内，每次 1 ～ 2 滴，一日 3 ～ 4 次。

4. 不良反应　极少数患者可有轻微眼部刺痛。

5. 禁忌　对本品过敏者禁用。

6. 注意事项

（1）使用前需将 1 药片投入 1 瓶溶剂中，待药物完全溶解后，方可使用。片剂溶解入溶剂后，应连续使用，在 20 天内用完。

（2）糖尿病引起的白内障患者，应在使用本品的同时，在医师指导下结合其他方法治疗。

（3）眼外伤及严重感染时，暂不宜使用。

7. 药物相互作用　尚不明确。

8. 规格　滴眼液：每粒药片含吡诺克辛钠 0.8mg，每瓶内装溶剂 15mL。

（二）苄达赖氨酸

1. 药理作用　本品是醛糖还原酶（AR）抑制剂，滴眼液能进入眼内组织和房水，并在晶体内浓集，对晶状体 AR 有抑制作用，抑制眼睛中 AR 的活性，达到预防或治疗白内障的目的。

2. 适应证　早期老年性白内障。

3. 用法用量　滴眼，一日 3 次，每次 1 ～ 2 滴。

4. 不良反应　常见一过性灼烧感、流泪等反应，但能随着用药时间延长而适应。极少可能有吞咽困难、恶心、呕吐、腹泻、流泪、接触性皮炎等。

5. 禁忌　对本品过敏者禁用。

6. 注意事项

（1）本品经冰箱冷藏（4℃左右）后使用可以降低刺激性的发生率和强度。

（2）一过性刺激的发生率和强度与眼部的其他感染或炎症有关，建议眼部有感染或炎症的白内障患者在使用本品时，最好在医师指导下同时治疗上述眼疾。

（3）眼外伤及严重感染时，暂不宜使用。

7. 药物相互作用　尚不明确。

8. 规格　滴眼液：5mL，25mg；8mL，40mg；10mL，50mg。

三、其他眼科用药

（一）羧甲基纤维素钠

1. 药理作用　本品为一种人工泪液，能润湿眼部，并在一定时间内保持眼部的水分。

2. 适应证　用于缓解眼部干燥或因暴露于阳光或风沙所引起的眼部烧灼、刺痛等不适感，也是防止进一步刺激的保护剂。

3. 用法用量　滴眼，每次 1 ～ 2 滴。

4. 不良反应　极少数人可能会出现眼部不适，如眼睛疼痛、视力模糊、持续结膜充血及眼睛刺激感。

5. 禁忌

（1）佩戴角膜接触镜者禁用。

（2）对本品过敏者禁用。

6. 注意事项　如果应用时感觉眼痛、视力改变、眼睛持续充血或刺激感，或者症状加重或持续 72 小时以上，则应停止用药。

7. 药物相互作用　尚不明确。

8. 规格　滴眼液：0.4mL，2mg；0.4mL，4mg。

（二）羟糖苷

1. 其他名称　新泪然。

2. 药理作用　湿润眼部，并在一定时间内保持眼部的水分。

3. 适应证　减轻由于泪液分泌不足或暴露在风沙、阳光下、久视屏幕等原因所引起的眼部干涩、刺痛等不适症状，保护眼球免受刺激。

4. 用法用量　根据需要滴入患眼 1 ～ 2 滴。

5. 不良反应　偶见眼部不适，如眼睛疼痛、视力模糊、持续结膜充血及眼睛刺激感。

6. 禁忌

（1）佩戴角膜接触镜者禁用。

（2）对本品过敏者禁用。

7. 注意事项　使用本品后如果感到眼部疼痛、视物模糊、持续充血及刺激感加重，或者滴眼后病情加重或持续 72 小时以上，应停用本品。

8. 药物相互作用　尚不明确。

9. 规格　滴眼液，5mL：右旋糖酐（70）5mg、羟丙甲纤维素（2910）15mg 和甘油 10mg。

（三）重组牛碱性成纤维细胞生长因子

1. 药理作用　本品对来源于中胚层和外胚层的细胞具有促进修复和再生作用，可促进角膜上皮细胞的再生，从而加速角膜愈合时间。

2. 适应证　用于各种原因引起的角膜上皮缺损和点状角膜病变、复发性浅层点状角膜病变、轻中度干眼症、大泡性角膜病变、角膜擦伤、轻中度化学烧伤、角膜手术及术后愈合不良、地图状（或营养性）单疱性角膜溃疡等。

3. 用法用量　滴眼，每次 1 ～ 2 滴，每日 4 ～ 6 次。

4. 不良反应　未见不良反应。

5. 禁忌

（1）佩戴角膜接触镜者禁用。

（2）对本品过敏者禁用。

6. 注意事项

（1）本品为蛋白类药物，应避免置于高温或冰冻环境。

（2）对感染性或急性炎症期角膜病患者，须同时局部或全身使用抗生素或抗炎药，以控制感染和炎症。

（3）对某些角膜病，应针对病因进行治疗，如联合应用维生素及激素类等药物。

7. 药物相互作用　尚不明确。

8. 规格　滴眼液：5mL ∶ 21 000IU。眼用凝胶剂：5g ∶ 21 000IU。

（四）玻璃酸钠

1. 其他名称　透明质酸钠。

2. 药理作用　本品为大分子的黏多糖，分子量 100 万，在水中形成黏稠的透明液体，其黏稠度比房水或生理盐水高 20 万倍，具有生理性的酸碱度和离子强度，无毒，不引起炎症反应。在眼科手术中使用，可保护角膜内皮、虹膜、晶状体和视网膜，维持前房深度和手术野的高清晰度，使手术者有良好的视觉，便于操作。注入玻璃体腔有助于视网膜复位。青光眼手术时注入可防止粘连形成，保持滤枕隆起。

3. 适应证

（1）滴眼液：用于伴下列疾患的角结膜上皮损伤：①干燥综合征、Stevens–Johnson 综合征、干眼综合征等内因性疾患。②手术后、药物性、外伤、佩戴角膜接触镜等外因性疾患。

（2）注射液：用于白内障囊内或囊外摘除术、抗青光眼手术、角膜移植手术等眼科手术辅助用药。亦用于变形性膝关节病、肩关节周围炎等。

4. 用法用量

（1）眼科手术辅助用药：根据手术方式选择剂量，眼前节手术常用量约为每次0.2mL，前房内注射，术毕根据需要清除残留药液。

（2）角结膜上皮损伤：滴眼，每次1滴，每天5 ~ 6次。

（3）变形性膝关节病、肩关节周围炎：每次25mg，每周1次，连续5次注入膝关节腔内或肩关节腔内，根据症状轻重增减给药次数。

5. 不良反应

（1）骨骼肌肉：胀痛。关节内注射有大量关节渗出液时应停药。

（2）眼：刺激感、异物感、瘙痒、充血及弥漫性表层角膜炎等，出现上述症状时应停药。眼科手术后残留本药可引起炎症及眼压短暂升高。

（3）其他：过敏症，有时可能会发生眼睑炎、眼睑皮肤炎等，出现上述症状应停药。

6. 禁忌

（1）对本药过敏者禁用。

（2）佩戴角膜接触镜者禁用。

（3）腿部静脉和淋巴回流障碍者禁用。

（4）膝关节感染或炎症患者禁用。

7. 注意事项

（1）注入前房后可引起暂时性眼压升高。

（2）眼科手术中不宜使用过多，以能充盈前房为度，手术结束时用平衡盐溶液取代。如果手术后眼压升高，可短期用噻吗洛尔滴眼和口服乙酰唑胺。

（3）眼科手术结束时，可采用注洗法或抽吸法清除残留玻璃酸钠。

8. 药物相互作用　本品勿与含苯扎氯铵药物接触，以免产生混浊。

9. 规格　注射液：0.5mL ：5mg。滴眼液：0.1%。

（五）维替泊芬

1. 其他名称　维速达尔。

2. 药理作用　苯唑卟啉衍生物，为第二代卟啉类光敏剂，可选择性进入不正常的血管，通过非热能激光照射患者的视网膜而产生一种活性，闭塞不正常血管，从而终止血管的渗漏，而正常的视网膜血管不受影响，并可限制异常细胞生长而造成的视力损失。

3. 适应证　静脉注射本品配合激光，用于治疗年龄相关性黄斑变性、病理性近视和可疑眼组织胞浆菌病综合征等疾病引起的脉络膜新生血管形成等症，尚可用于治疗巴雷特瘤、近视眼、皮肤癌、牛皮癣等疾病。在光敏作用下，能产生有毒性的成分，导致癌细胞死亡，故也用于皮肤癌的治疗。

4. 用法用量　每支维替泊芬用7mL无菌注射用水配制成7.5mL浓度为2mg/mL的注射液。配制好的溶液必须避光保存，并且在4小时内使用。建议在注射前观察配制好的溶液是否出现沉淀和变色现象。配制好的溶液是一种深绿色的透明液体。按6mg/m^{2}体表面积剂量配制维替泊芬，溶解于5%的葡萄糖注射液，配成30mL溶液。用合适的注射泵和过滤器，以每分钟3mL的速度在10分钟完全经静脉输注完毕。激光治疗自输注开始后15分钟，用波长689nm激光照射患者。维替泊芬的光活化程度由所接受的激光总量决定。治疗脉络膜新生血管形成时，在病灶局部推荐使用激光剂量50J/cm^2，激光强度600mW/cm^2。此剂量在83秒内照射完毕。

5. 不良反应　头痛，注射局部反应（包括药液外渗和皮疹），视力障碍（视物模糊、视敏度下降、视野缺损）。

6. 禁忌

（1）卟啉症患者及已知对本品制剂中任何成分过敏者禁用。

（2）对本品或其他卟啉类衍生物过敏者禁用。

7. 注意事项

（1）有肝肾功能不全的患者和以前对光动力学疗法不适应的患者慎用。

（2）在注射本品后 6 天内，要避免阳光直接照射皮肤、眼睛。

（3）一旦在输注过程中出现药液外渗，外渗局部必须完全遮光，直到局部肿胀和变色完全消失，否则会出现严重局部灼伤。

（4）可能会出现短暂的视力紊乱，因此，患者不要驾驶车辆或者操作机械。

（5）本品会在其他溶液中发生改变，不要将本品和其他药物溶解于同一溶液中。

（6）避免药物受到直接光照。

8. 药物相互作用　目前尚无人体内维替泊芬药物相互作用的研究。维替泊芬主要以原形通过肝脏快速排泄。药物代谢局限于肝和血浆酯酶。细胞色素 P450 并不参与维替泊芬的代谢。根据维替泊芬的作用机理，许多药物联合使用会影响维替泊芬的疗效。比如：钙通道阻断剂、多黏菌素 B 或放疗会增加血管内皮细胞摄取维替泊芬；其他光敏剂（如四环素、磺胺类药物、酚噻嗪、磺脲类降血糖药、噻嗪类利尿药和灰黄霉素）可以增加皮肤光敏反应性；可以消除活性氧类或清除自由基的复合物，如二甲基亚砜，β－胡萝卜素、乙醇、甲酸盐和甘露醇可能会降低维替泊芬的活性；减少凝血、血管收缩和血小板聚集的药物如血栓素 A_2 抑制剂，可以降低维替泊芬的疗效。

9. 规格　注射液：15mg（以维替泊芬计）。

（六）普罗碘铵

1. 其他名称　安妥碘。

2. 药理作用　本品为有机碘化物，是促进病理性混浊物吸收的辅助治疗药。注射后吸收缓慢，大部分存在于脂肪组织与神经组织中，在体内逐渐分解成为游离碘，分布于全身。能促进组织内炎症渗出物及其他病理沉着物的吸收和慢性炎症的消散。

3. 适应证　用于晚期肉芽肿或非肉芽肿性虹膜睫状体炎、视网膜脉络膜炎、眼底出血、玻璃体混浊、半陈旧性角膜白斑、斑翳，亦可作为视神经炎的辅助治疗。

4. 用法用量

（1）结膜下注射：一次 0.1 ～ 0.2g，每 2 ～ 3 日 1 次，5 ～ 7 次为一疗程。

（2）球后注射：一次 0.1 ～ 0.4g，每 1 ～ 2 日 1 次，5 次为一疗程，两疗程间隔 2 日。

（3）肌内注射：一次 0.4g，每日或隔日 1 次，10 次为一疗程，每疗程间隔 7 ～ 14 日，一般用 2 ～ 3 个疗程，中间停药 1 ～ 2 周。

5. 不良反应

（1）眼部注射可引起局部疼痛。可在本药 2mL 中加入 2% 普鲁卡因 1mL，以预防注射局部疼痛。

（2）长期使用可引起轻度碘中毒，如恶心、瘙痒、皮肤红疹等。

6. 禁忌

（1）对本品或碘过敏者禁用。

（2）严重肝肾功能减退、活动性肺结核、消化道溃疡隐性出血者禁用。

7. 注意事项

（1）甲状腺肿大及有甲状腺功能亢进家族史者慎用。

（2）因本品能刺激组织水肿，一般不用于病变早期。

8. 药物相互作用　不得与甘汞制剂合并使用，以防生成碘化高汞毒性物。

9. 规格　注射液：1mL ∶ 0.2g；2mL ∶ 0.4g。

（七）酮洛酸氨丁三醇

1. 其他名称　酮咯酸氨丁三醇。

2. 药理作用　本品为非甾体类抗炎药。全身应用时，有镇痛、抗炎及退热作用。眼部应用可降低房水内 PGE2 的水平，阻止炎症介质对眼部的刺激及损害，而对眼内压无明显影响。全身应用本品，不会引起瞳孔收缩。

3. 适应证　用于暂时缓解因季节性过敏性结膜炎引起的眼部瘙痒，也可用于治疗内眼手术后（如白内障摘除术）的炎症反应。

4. 用法用量

（1）治疗过敏性结膜炎：滴眼，一次 1 滴，一日 3 次。

（2）防治白内障摘除术后炎症：手术前 24 小时开始滴用，一次 1 ~ 2 滴，一日 3 ~ 4 次，术后继续用 3 ~ 4 周。

5. 不良反应　最常见的不良反应为用药后有一过性刺痛或灼热感。偶有过敏反应、角膜水肿、眼干、视力模糊等症状。罕有角膜溃疡、头痛、充血等反应。

6. 禁忌

（1）对非甾体类抗炎药过敏或对本品中任何成分过敏者禁用。

（2）佩戴角膜接触镜者禁用。

7. 注意事项

（1）本品与乙酰水杨酸、苯乙酸衍生物及其他非甾体类抗炎药可能有交叉过敏反应，因此对上述药物有过敏反应者应慎用本品。

（2）有出血倾向或因接受其他药物致出血时间延长的患者慎用。

8. 药物相互作用

（1）由于酮洛酸氨丁三醇在酸性较强的情况下可析出酮洛酸，有可能引起眼部刺激，并影响药物的吸收，因此应避免与强酸性药物合用。

（2）避免合并应用可能延长出血时间的药物。

9. 规格　滴眼液：5mL，25mg。

（八）洛度沙胺

1. 其他名称　洛草氨酸氨丁三醇。

2. 药理作用　本品除含活性成分洛草氨酸氨丁三醇，尚含有泪膜成分羟丙基甲基纤维素。洛草氨酸、是一种肥大细胞稳定剂，通过抑制肥大细胞脱颗粒，降低靶细胞膜对钙离子的通透性，而抑制 I 型速发性变态反应，防止致敏原导致的支气管痉挛及肺功能的降低，也可抑制由于反应素、IgE 及抗原介导反应出现的皮肤血管通透性的增加。用本药点眼时，可对睑结膜血管产生同样的反应，用于治疗过敏性眼病。本品还可阻止受刺激后钙离子向肥大细胞内的转移，从而抑制组胺的释放，并且抑制嗜酸性粒细胞的趋化作用。

3. 适应证

（1）用于各种过敏性眼病，如春季卡他性角结膜炎、卡他性结膜炎、巨大乳头性睑结膜炎、过敏性或特异反应性角结膜炎，以及那些病因不明，但一般由空气传播的抗原及隐形眼镜引起的过敏反应。

（2）对由 I 型速发性变态反应（或肥大细胞）引起的炎症性眼病有效。

4. 用法用量　滴眼，每日 4 次，每次 1 ~ 2 滴。

5. 不良反应　偶有短暂轻微不适感，如灼热、刺痛及流泪。

6. 禁忌

（1）佩戴角膜接触镜者禁用。

（2）对本品过敏者禁用。

7. 注意事项

（1）经眼给药后症状改善通常需数天，有时需持续治疗达 4 周。用药后若症状减轻，应坚持用药至进一步改善，必要时可与皮质激素类药物同用。

（2）FDA 对本药的妊娠安全性分级为 B 级。

8. 药物相互作用　尚不明确。

9. 规格 滴眼液：5mL ∶ 5mg；8mL ∶ 8mg。

（九）酞丁安

1. 其他名称 酚丁安、增光素。

2. 药理作用 本品为抗病毒药。具有抗沙眼衣原体和抗疱疹病毒活性。其作用机制主要是抑制病毒 DNA 和早期蛋白质合成。酞丁安不能直接抑制疱疹病毒Ⅱ型 DNA 多聚酶，也不能直接灭活疱疹病毒。本品对皮肤癣菌具有一定抗真菌作用。

3. 适应证 用于治疗各种沙眼，也可用于单纯疱疹病毒Ⅰ型与Ⅱ型及水痘—带状疱疹病毒引起的角膜炎。

4. 用法用量 滴眼，一次 1 滴，一日 2 ～ 4 次。

5. 不良反应 偶见过敏反应。

6. 禁忌

（1）佩戴角膜接触镜者禁用。

（2）对本品过敏者禁用。

（3）孕妇禁用。

7. 注意事项

（1）用药部位如有烧灼感、瘙痒、红肿等情况应停药，并将局部药物洗净。

（2）育龄妇女慎用。

8. 药物相互作用 尚不明确。

9. 规格 滴眼液：8mL ∶ 8mg。

（十）丙美卡因

1. 药理作用 本品为表面麻醉剂，作用强度略大于相同浓度的丁卡因，作用开始迅速，约 20 秒即可有充分麻醉效果，可维持 15 分钟。

2. 适应证 用于眼科表面麻醉，如眼压计测量眼内压、手术缝合及取异物、结膜及角膜刮片、前房角膜检查、三面镜检查以及其他需表面麻醉的操作。

3. 用法用量 滴眼。

（1）短时间麻醉：操作前 1 ～ 2 滴，必要时可追加 1 滴。

（2）取异物或缝线拆除等小手术：每 5 ～ 10 分钟 1 ～ 2 滴，用 1 ～ 3 次。

（3）长时间麻醉如白内障摘除术等：每 5 ～ 10 分钟 1 ～ 2 滴，用 3 ～ 5 次。

4. 不良反应 可有过敏现象，若发生则停止使用本品。

5. 禁忌 对本品过敏者禁用。

6. 注意事项

（1）甲状腺功能亢进或心脏病患者使用本品应特别慎重。

（2）表面麻醉剂不宜长期使用，长期使用可能引起角膜损伤、视力减退或伤口愈合延迟。

（3）使用本品时应防止异物进入眼内并禁止揉擦眼睛。

7. 药物相互作用 尚不明确。

8. 规格 滴眼液：15mL ∶ 75mg。

第四节 耳鼻喉科及口腔科用药

一、羟甲唑啉

1. 其他名称 甲酚唑啉、氧甲唑啉。

2. 药理作用　本品为咪唑啉类衍生物，是 α 受体激动剂，具有良好的外周血管收缩作用，直接激动血管 α_1 受体引起鼻腔黏膜血管收缩，从而减轻炎症所致的充血和水肿。本品尚能抑制组胺等致敏致炎物质的释放，具有抗组胺作用，能抑制鼻、喉黏膜腐生菌生长，具有较强的抑菌消炎作用。

3. 适应证　适用于急慢性鼻炎、鼻窦炎、过敏性鼻炎、肥厚性鼻炎、鼻息肉、航空性鼻窦炎、航空性中耳炎、鼻出血、鼻阻塞打鼾和其他鼻阻塞性疾病。

4. 用法用量

（1）滴鼻：成人和 6 岁以上儿童一次 1 ~ 3 滴，早晨和睡前各 1 次。

（2）喷鼻：成人和 6 岁以上儿童每次每侧 1 ~ 3 喷，早晨和睡前各 1 次。

5. 不良反应

（1）个别患者可能有轻微的烧灼感、针刺感、鼻黏膜干燥等。

（2）喷雾过频易致反跳性鼻充血，久用可致药物性鼻炎。

6. 禁忌

（1）接受单胺氧化酶抑制剂治疗的患者禁用。

（2）对本品过敏的患者禁用。

（3）孕妇、哺乳期妇女及 3 岁以下小儿禁用。

（4）萎缩性鼻炎和干燥性鼻炎禁用。

7. 注意事项

（1）本品不宜大量长期连续应用，连续使用时间不宜超过 7 天。

（2）有冠心病、高血压、甲状腺功能亢进、糖尿病等疾病的患者慎用，

8. 药物相互作用　避免与单胺氧化酶抑制剂其他收缩血管类滴鼻剂同时应用。

9. 规格　滴鼻液：3mL ∶ 1.5mg；5mL ∶ 2.5mg；10mL ∶ 5mg。喷雾剂：5mL ∶ 2.5mg；10mL ∶ 5mg。

二、赛洛唑啉

1. 其他名称　丁苄唑啉。

2. 药理作用　本品为咪唑啉类衍生物，属于肾上腺素受体激动药，对 α 受体有特殊的兴奋作用。本品直接作用于鼻黏膜小血管上的 α 受体，产生血管收缩作用，从而减少血流量，减轻炎症所致的鼻黏膜充血和水肿。

3. 适应证　用于减轻急、慢性鼻炎鼻窦炎，过敏性鼻炎，肥厚性鼻炎等疾病引起的鼻塞症状。

4. 用法用量

（1）滴鼻：成人滴用 0.1% 溶液，一次 2 ~ 3 滴，一日 2 次；6 ~ 12 岁儿童滴用 0.05% 溶液，一次 2 ~ 3 滴，一日 2 次。

（2）喷鼻：成人一次一侧 2 ~ 3 喷，早晨和睡前各 1 次。连续使用不得超过 7 日。长期大量使用疗程之间应有间隔。

5. 不良反应

（1）滴药过频易致反跳性鼻充血，久用可致药物性鼻炎。

（2）少数人有轻微烧灼感、针刺感、鼻黏膜干燥以及头痛、头晕、心率加快等反应。

6. 禁忌

（1）萎缩性鼻炎及鼻腔干燥者禁用。

（2）2 岁以下小儿禁用。

（3）正在接受单胺氧化酶抑制剂（如异卡波肼、苯乙肼、异烟肼等）或三环类抗抑郁药治疗的患者禁用。

（4）对本药过敏者禁用。

7. 注意事项

（1）孕妇、高血压、冠心病、甲状腺功能亢进、糖尿病、闭角型青光眼等患者慎用。

（2）使用本品时不能同时使用其他滴鼻剂。

8. 药物相互作用 避免与单胺氧化酶抑制剂、三环类抗抑郁剂或其他收缩血管类滴鼻剂同时应用。

9. 规格 滴鼻液：10mL ∶ 5mg；10mL ∶ 10mg。喷雾剂：10mL ∶ 5mg；10mL ∶ 10mg。

三、地喹氯铵

1. 药理作用 本品为阳离子表面活性剂，能吸附于细菌的细胞壁改变其通透性，使菌体内酶、辅酶和代谢中间产物外漏，妨碍细菌的呼吸和糖酵解过程，并使菌体蛋白变性，从而发挥杀菌作用。其作用较广而快，效力较强，且不受血清等有机物影响。本品对革兰阳性菌、革兰阴性菌、抗酸菌及真菌均有较强的抗菌作用，对厌氧菌也有抑菌作用

2. 适应证 用于急慢性咽喉炎、口腔黏膜溃疡、齿龈炎。

3. 用法用量 口含，一次 1 ～ 2 片，每 2 ～ 3 小时 1 次，必要时可重复用药。

4. 不良反应 偶见恶心、胃部不适，罕见皮疹等过敏反应。

5. 禁忌 对本品过敏者禁用。

6. 注意事项

（1）本品只用于体表及开放体腔，不用于体内给药。

（2）本品应逐渐含化，勿嚼碎口服。

（3）本品遇光易引起变质。

7. 药物相互作用 本品不宜与肥皂、苯酚、阳离子表面活性剂等配伍。

8. 规格 含片：0.25mg。

四、西地碘

1. 药理作用 本品活性成分为分子碘，在唾液作用下迅速释放，直接氧化和卤化菌体蛋白质，对多种微生物包括细菌繁殖体、真菌、芽孢、病毒等均有杀灭作用，且不易产生耐药性。本品尚有收敛、止痛、消除黏膜水肿、消除口臭等作用。

2. 适应证 用于慢性咽喉炎、白色念珠菌口炎、口腔溃疡、慢性牙龈炎、牙周炎及糜烂扁平苔藓等。

3. 用法用量 口含，成人一次 1 片，一日 3 ～ 5 次。

4. 不良反应

（1）偶见皮疹、皮肤瘙痒等过敏反应。

（2）长期含服可导致舌苔染色，停药后可消退。

5. 禁忌

（1）对本品过敏者或对其他碘制剂过敏者禁用。

（2）孕妇及哺乳期妇女禁用。

6. 注意事项

（1）本品可能影响甲状腺摄碘功能检查结果。

（2）连续使用 5 日症状未见缓解应停药。

（3）甲状腺疾病患者慎用。

7. 药物相互作用 尚不明确。

8. 规格 含片：1.5mg。

五、溶菌酶

1. 其他名称 胞壁质酶、细胞壁溶解酶。

2. 药理作用　本品是在生物体内广泛分布的一种黏多糖水解酶，能分解革兰阳性菌细胞壁的不溶性多糖，将其水解成可溶性黏肽，是一种具杀菌作用的天然抗感染物质，具有抗菌、抗病毒、抗炎、增强抗生素疗效及加快组织恢复的作用。还能分解稠厚的黏蛋白，使炎性分泌物和痰液液化而易排出。

3. 适应证

（1）含片：用于急慢性咽喉炎、口腔溃疡及咳痰困难。

（2）肠溶片：用于慢性鼻炎、急慢性咽喉炎、口腔溃疡、水痘、带状疱疹和扁平疣等。

4. 用法用量

（1）口含：一次 20mg，一日 4 ~ 6 次。

（2）口服：一次 50 ~ 100mg，一日 3 次。

5. 不良反应　偶见过敏反应、皮疹等。

6. 禁忌

（1）对本品过敏者禁用。

（2）对鸡蛋清过敏者禁用。

7. 注意事项　连续使用 5 天后炎症仍未消除，应向医师咨询。

8. 药物相互作用　与青霉素、氯霉素、呋喃妥因等合用时，可增强上述药物对细菌的渗透作用，提高其抗菌活性。

9. 规格　含片：20mg（12.5 万 U）。肠溶片：10mg（6.25 万 U）。

第八章
妇产科常见药物治疗

第一节　促性腺激素释放激素

下丘脑神经细胞具有神经及内分泌两种功能的特性。这类神经分泌细胞既能接受中枢神经发放的信号，又能像腺体分泌细胞那样分泌多肽激素。因此，下丘脑弓状核促性腺激素释放激素（GnRH）神经元的神经末梢不与另一神经末梢的突触或非神经性的效应细胞相沟通；而是通过纤维与垂体门脉毛细血管襻直接连接，向垂体门脉循环，定时、定量释放 GnRH，调节着垂体前叶促性腺激素的正常释放。

一、GnRH 的分泌与功能

（一）GnRH 的分泌

已知GnRH的释放是以脉冲的形式释放的。由于GnRH的半衰期仅为4 ~ 9min，在外周血中无法测定，只能通过测定血中的促性腺激素浓度变化，间接推断 GnRH 的释放。在正常月经周期中，LH 分泌脉冲在卵泡期为 90min，黄体后期为 220min 1 次，由此推测 GnRH 的脉冲周期可能亦是这样。

GnRH的释放严密控制着垂体促性腺激素（GnTH）的释放。GnRH脉冲式释放的频率或幅度发生改变，垂体 LH 和 FSH 的释放量和 LH 与 FSH 的比值即发生显著的改变。如 GnRH 的脉冲频率减慢，GnTH 的相应脉冲释放量增加，FSH 的增加量更为显著；反之，GnRH 的脉冲频率加快，GnTH 的释放量减少，FSH 减少更为迅速。GnRH 脉冲幅度显著加大时，亦能选择性地抑制 FSH 分泌。上述情况还提示：生殖周期中 LH 与 FSH 的分泌不一定需要有两种释放或抑制激素分别予以调节，GnRH 与卵巢激素的共同作用可分别调节 LH 和 FSH 分泌；此外还说明 LH 和 FSH 并非平行分泌。临床出现 LH 和 FSH 比值的改变可能（至少一部分）是由 GnRH 释放的脉冲频率发生改变所致。

GnRH 的脉冲释放频率及振幅除影响 LH 和 FSH 的释放量和两者的比值外，脉冲式的释放型对垂体 GnTH 细胞的反应性也有重要影响。如对哺乳动物（包括人类）持续滴注 GnRH，不但不能使血中 GnTH 浓度持续升高，反而下降；这一情况并不是由于 GnTH 细胞内的激素排空所致，而是在 GnRH 的持续作用下垂体细胞对其失敏（desensitization），处于一种对 GnRH 不反应状态（refractoriness）；在其他刺激因子作用下，仍能分泌 GnTH，说明细胞虽然对 GnRH 失敏，但并未丧失分泌功能。撤除 GnRH 的持续刺激后，GnTH 细胞的反应性可逐渐恢复．随着刺激停止时间的延长，反应性亦越来越强；恢复过程与细胞内激素的储存量无关。

（二）GnRH 功能

脉冲式的 GnRH 释放不但保持 GnTH 细胞的反应性，还能产生自身增强效应（self-priming），即第二次 GnRH 脉冲作用于 GnTH 细胞时，可使其分泌更多的 GnTH。

GnRH 的脉冲式释放还受神经系统的高级中枢所调控。从大部分脑区，尤其是皮质和边缘系统，都有神经纤维和 GnRH 神经元发生突触联系，通过神经递质的作用调节 GnRH 的释放。中枢儿茶酚胺类及多巴胺是其中最主要的神经递质：在羊的实验中观察到去甲肾上腺素对新贮存的 GnRH 有促进释放作用，而 Havem 发现中枢多巴胺神经元通过与弓状核 GnRH 神经元的突触联系，对 GnRH 脉冲频率有直接的抑制作用。还有不少研究结果都表明 GnRH 的分泌，反映了去甲肾上腺素能神经的兴奋与多巴胺能神经抑制两者的平衡，由此可知来自视、听、触等内外感受器信息，可通过上述中枢神经系统的神经递质，影响下丘脑的肽能神经元的活动，随之发生内分泌系统的变动，其中尤以生殖内分泌最为敏感，影响最为明显。

已知 β－内啡肽（endophin）对痛觉、情绪、行为及神经内分泌调节等方面有广泛的生理功能，Conover 通过实验明确其可抑制 GnRH 脉冲幅度和加快脉冲上升速度，但对脉冲频率却无明显影响，表明情绪等精神因素可严重干扰女性生殖内分泌的正常功能；为此，在诊治妇科内分泌疾病时要重视患者精神状态的疏导，使患者树立战胜疾病的信心，愉快地配合治疗。通过这一针对性的心理治疗，治愈率定会相应提高。

二、促性腺激素释放激素类似物

促性腺激素释放激素类似物（gonadotropin releasing hormone analogue，GnRHa）是由 9 种不同类型的氨基酸所组成的十肽，其分子结构如下：焦谷（氨酸）－组－色－丝－酪－甘－亮－精－脯－甘酰胺（glycine-NH_2）。

GnRH 的半寿期很短，临床应用很不方便，因而临床广泛应用人工合成的 GnRHa，其与天然 GnRH 的不同点在于：①将第 10 位的甘酰胺转换为乙基胺，成为九肽；提高了抵抗内肽酶降解的能力，使其活性成倍增强。②在第 6 位取代了甘氨酸残基，生物活性亦可呈几何级数的倍增，半寿期亦可大大延长等，目前在市场已有多种 GnRHa 问世。

（一）GnRHa 的种类

根据时效长短、给药途径可分两类。

1. 短效 GnRHa　如下所述。

（1）布舍瑞林（buserelin）：皮下注射液 1mg/mL；喷鼻液 1mg/mL，喷 1 次 100μg。

（2）那法瑞林（nafarelin）：喷鼻液 2mg/mL，喷 1 次 200μg。

（3）阿拉瑞林（alarelin 国产）：1mg/mL，皮下或肌内注射。

2. 长效 GnRHa　如下所述。

（1）戈舍瑞林（goserelin）：商品名，Zoladex（诺雷德），微囊注射剂 3.6mg。

（2）亮丙瑞林（leuporelin）：商品名，Enanton（抑那通），微囊注射剂 3.75mg。

（3）达菲瑞林（dapherelin）：微囊注射剂 3.75mg。

（二）GnRHa 的药理作用

小剂量、脉冲性输入时，可激发垂体功能，分泌促性腺激素，进而改善卵巢功能，促进排卵，以治疗闭经、无排卵性不孕等疾病。尤其通过自身增强效应，增加垂体细胞内 GnRH 受体的浓度和活性。

超生理剂量长期、持续性输入时，则使垂体细胞对其失敏，而致引起垂体和卵巢功能的抑制，造成低促性腺激素血症、低雌激素血症，产生药物性绝经。用以治疗一些雌激素依赖性疾病，如子宫内膜异位症、子宫肌瘤、性早熟等。

三、GnRHa 的临床应用

（一）诊断性应用

主要用于垂体兴奋试验：通过外源性 GnRHa 输入，检验垂体 LH 释放功能，鉴别下丘脑－垂体病变和评价内分泌治疗效果。

1. 方法　GnRHa（阿拉瑞林）25μg，临用时用生理盐水 2mL 溶解，静脉注射，在注射前及注射后 25min，45min，90min，180min，各抽血 3mL，取血清保存，进行放免测定 LH 值并绘制反应曲线。

2. 正常反应　注药后 15 ~ 30min，血 LH 释放达高峰，峰值为试验前基值的 3 倍以上（≥ 45mU/mL），然后下降。无 LH 峰值或峰值不足基值 3 倍者即为异常。

（二）治疗性应用

1. 小剂量、脉冲性 GnRHa 治疗　模拟生理性 GnRH 脉冲释放频率，应用自动控制的脉冲输入泵，经皮下或静脉输入微量 GnRHa 治疗下列疾病。

（1）促排卵：先应用套管穿刺针皮下穿刺置管后固定，与输入泵连接，调整脉冲频率和剂量，频率一般为 90min（60 ~ 120min），从月经周期第 2 ~ 5d 开始，首次剂量为 5μg/ 脉冲，每隔 5d，每脉冲增加 1μg，逐渐增加至 20μg/ 脉冲。30d 为一疗程。同时应用 B 超检测优势卵泡大小及血雌激素浓度，当优势卵泡≥ 18mm，E_2 ≥ 1 110pmol/L 的翌日予以肌内注射 hCG 5 000 ~ 10 000U 促排卵并指导妊娠。上述治疗连续 3 个周期仍不排卵者，则改为静脉输注。剂量为 2.5 ~ 25μg/90min。有人推荐，仅日间注射 1.5μg/120min。为防凝在静脉泵药液内加入 1 ： 1 000 肝素，并注意保护局部防止感染和出血。

（2）青春期发育延迟：首先排除其他原因所致的性成熟延迟，最好通过 GnRH 应激试验证实系促性腺激素低下型性腺功能减退病例或神经性厌食患者可给予 GnRHa 治疗以促使下丘脑 – 垂体 – 卵巢 – 子宫轴系发育成熟。方法：GnRHa 10μg/90min，静脉脉冲输入。皮下注射或鼻腔滴入效果不理想。

（3）黄体功能不健全，多囊卵巢综合征或促性腺激素分泌异常引起月经不调。于月经第 5 天起，每天肌内注射 GnRHa 25μg，连续 10 ~ 15d，B 超监测，至卵泡成熟。卵泡发育不良者则于月经第 10 天起，25μg/d，至卵泡成熟。

2. GnRHa 常用超促排卵方案　如下所述。

（1）长方案：适用于年轻且卵巢储备正常者，一般于前次月经周期第 21 天（黄体中期）开始用促性腺激素释放激素激动药（GnRHa）；月经来潮第 2 天超声、FSH、LH、E_2 等评价降调效果，于月经第 3 天开始每日注射促性腺激素（Gn）；当有 2 个直径达 18mm 或 3 个达 17mm 或 4 个达 16mm 卵泡时停用 Gn，当晚注射 hCG 5 000 ~ 10 000U，34 ~ 36h 后采卵。长方案中 GnRHa 长效制剂（3.75mg）或短效制剂均可使用。可根据患者其身体情况选用短效 GnRHa 的全量、半量或长效 GnRHa 的全量、半量及 1/3。

选用目的是在保持长方案使卵同步发育，避免过早内源性 LH 峰优点的同时，最大限度减少 GnRHa 对垂体的过度抑制，增加卵巢反应性和最终获卵数，减少 Gn 用药量及费用。月经来潮后可根据患者降调效果适当将全量短效 GnRHa 减为半量或更小剂量至 hCG。GnRHa 降调标准为 FSH、LH 均 <5U/L，E_2<50μg/mL；卵泡大小：双侧卵巢内卵泡直径均 <5mm；子宫内膜厚度：≤ 5mm。

（2）短方案：适于年龄大、卵巢储备功能较差者；GnRHa 自月经第 2 天开始皮下注射 GnRHa 0.05 ~ 0.1mg/d 至 hCG，月经第 3 天开始给予 Gn，其他同长方案。

（3）超短方案：适于年龄大、卵巢储备功能更差者及既往 COH 反应不良者。月经第 2 天开始给予 GnRHa 0.1mg/d，仅用 3 ~ 5d 停药；月经第 3 天开始予 Gn 300 ~ 375U/d，其他同长方案。

（4）超长方案：适用于重度 PCOS、高 LH 及子宫内膜异位症者。月经周期第 1 天开始用长效 GnRHa，第 28 天视患者病情加用或不用第 2 支 GnRHa，直至达到完全降调节，适时开始给予 Gn。

自 1984 年促性腺激素释放激素激动药（GnRHa）降调节长方案引入 IVF 可控制超排卵（controlling ovarian hyperstimulation，COH）治疗获得成功后，基于此方案具有增加获卵数目，抑制内源性 LH 峰减少，取消周期，有利于临床工作计划性安排和提高临床妊娠率等优点，目前已广泛应用于临床。但随着不同 GnRHa 制剂、剂量和方案应用的数据积累与分析，针对患者具体情况选择合适的方案、剂型与剂量，尽可能避免 COH 的不良反应，改善卵子、胚胎质量和子宫内膜接受性，从而提高胚胎种植率和妊娠率则成为生殖医师努力的方向。

3. 大剂量、长期 GnRHa 治疗　通过垂体脱敏、抑制垂体 – 卵巢功能，用以治疗妇科性腺激素依赖性疾病。

（1）子宫内膜异位症：临床多半应用长效 GnRHa，如戈舍瑞林（Zoiadex），或亮丙瑞林（抑那通），分别含 3.6mg，用基质包裹成 1.2mm × 13mm 微柱缓释剂。于月经周期的第 2 ～ 3d 开始治疗。用 16 号针腹壁皮下注射，3.6mg/4 周，共 48 周。1 次注药后的前 3 ～ 5d 可出现一过性超生理量的 FSH、LH 的释放，此后由于垂体的脱敏，GnTH 及卵巢性激素急剧下降，1 个月后血 E_2 水平即达到绝经后妇女水平（≤ 30pg/mL）。

（2）子宫肌瘤：戈舍瑞林治疗子宫肌瘤的方法、剂量与治疗子宫内膜异位症一样，3.6mg/4 周，共 6 次（24 周）。据报道，注药后第一周时肌瘤缩小 30%，24 周时缩小 55%，停药后 3 个月排卵恢复，但子宫体积又复增大。鉴于治疗后手术，术中出血和术后并发症发生率显著降低，故推荐于手术前先应用本法治疗以改善机体状况，有利于手术。

（3）特发性真性性早熟：治疗的两个目的是，首先暂停青春发育进一步发展，使早熟症状消退，其次是改善最终身高。GnRHa 最早用于治疗青春性早熟病症，抑制性成熟过早但功能正常的下丘脑垂体性腺轴的青春期激活，是临床证明具显著疗效的成熟方案。采用曲普瑞林治疗，每 4 周肌内注射 50 ～ 100μg/kg，疗程一般需要 1 ～ 2 年，女童在骨龄 12.0 ～ 12.5 岁时停止治疗。

（4）治疗多囊卵巢综合征：应用 GnRH 激动药后可抑制垂体性腺轴，使雄激素的水平降到极低，并发生闭经和子宫内膜萎缩等，同时极大地改善多囊卵巢综合征患者的高雄激素血症、不排卵和非正常的促性腺激素动力学症状。而对于接受了氯米芬治疗后仍未排卵或妊娠的多囊卵巢综合征患者，在进行促性腺激素治疗的同时少量加用 GnRH 激动药，亦可降低卵巢的过度刺激和多胎妊娠的危险。

（5）治疗乳腺癌：乳腺癌细胞上亦存有 GnRHa。有资料显示，在治疗激素敏感型和早期乳腺癌患者时，与化疗药物合用，利用 GnRH 激动药所致的“药物性卵巢切除作用”，可抑制某些化疗药所引起的雌激素反射性增高，产生可逆的药物性绝经，从而提高疗效改善预后。

4. 大剂量、长期 GnRHa 治疗的不良反应及其防治方案　如下所述。

（1）GnRHa 大剂量、长期治疗的不良反应：为低雌激素症状，如潮热、盗汗、阴道干涩、性欲低下、乳房萎缩、头痛、烦躁、失眠等更年期综合征症状，但这些患者一般都能耐受，在停药后 8 周能恢复至治疗前水平；可是由其引起的骨质丢失则是 GnRHa 治疗的主要缺陷。它与 GnRHa 不同制剂、剂量、应用时间长短及所致低雌激素状态的严重程度有关。大多数研究证实，GnRHa 应用 6 个月以上可致腰椎骨密度有较大程度的下降。

（2）骨丢失等不良反应的防治：近年许多学者鉴于 GnRHa 治疗的不良反应是由于低雌激素状态所致，进行雌激素的“反加治疗（add back therapy）”是防治骨丢失的最符合逻辑的治疗方案。尤其 Bar bierl 提出了雌激素阈值学说为该疗法提供了理论根据。该学说认为人体组织对雌激素敏感性不同，通过临床试验已明确血清 E_2 浓度在 110 ～ 166pmol/L（30 ～ 45pg/mL）时，既不刺激内膜异位病灶生长而又能维持正常骨代谢和骨转换，不致引起骨质疏松。此后就有许多学者相继提出各种性激素替代治疗方案，如：治疗第 5 周开始加用 17-B 雌二醇 25μg × 2/ 周 + 甲羟黄体酮 5mg/d，口服或结合雌激素（premarin）0.3mg/d+ 甲羟黄体酮 5mg/d 序贯疗法等。为避免口服雌激素制剂造成肝脏首过效应，有建议应用经皮吸收的雌激素贴剂，使血清 E_2 水平保持稳定。

第二节　垂体促性腺激素

垂体前叶（腺垂体）分泌着 7 种激素，其中嗜酸性细胞分泌生长激素及催乳素，嗜碱性细胞则分泌促肾上腺皮质激素（ACTH）、促甲状腺激素（TSH）及两种促性腺激素：尿促卵泡素（FSH）、黄体生成素（LH）。长期认为有两种促性腺激素细胞分别分泌 FSH 及 LH。近年已一致同意：FSH 及 LH 由同一种垂体促性腺激素细胞合成，但分别储存在不同的小泡（储备池）中，然后小泡渐渐移向细胞表面（释放池）最后释放入血液循环。FSH 与 LH 均为糖蛋白激素，有 2 个肽链亚基。已知 FSH、LH 与 TSH、 hCG 的 α 亚基的氨基酸序列均一样，而 β 亚基则各有自己独特的结构，因此，各自的特异生物活性及各自的免疫反应均由 β 亚基决定。除垂体释放的 FSH 与 LH 外，还有垂体释放的催乳素（PRL）对女性生殖功能起重要的支配作用。这 3 种激素在正常月经周期的卵泡期和黄体期的分泌相互沟通，结伴而行。在卵泡期三者共同由垂体促性腺激素（GnTH）进行调节，而在黄体期可能还有其他因素加入，致使 FSH 与 LH 的分泌情况在黄体期相随不如卵泡期那样紧密；而 LH 与 PRL 的分泌波型始终紧紧相随。

一、促性腺激素的释放

（一）释放调节

GnTH 的释放是对下丘脑 GnRH 脉冲的反应，因此，亦呈间断脉冲式的释放，60 ~ 120min 1 次。成年人的 LH 分泌正常时约 90min 1 次。GnRH 脉冲频率或振幅的改变，可影响血浆中 FSH 与 LH 的量和两者间的比值；但同时亦受卵巢分泌的甾体激素的影响。

（二）反馈调节

在下丘脑、腺垂体及卵巢之间存在长环反馈、短环反馈及超短反馈，3 套反馈调节机制进行生理性自行调节，使上述三者激素间达到相互平衡。

1. 卵巢雌孕激素对 GnTH 的反馈调节　卵巢所分泌的性激素对垂体及下丘脑的反馈作用习惯称为“长环反馈”。

（1）雌激素（E_2）的反馈机制较为复杂，可能直接针对下丘脑及垂体或改变垂体对 GnRH 的反应敏感性。根据 E_2 在血中含量及作用时间不同具有正、负反应的双相反馈。在 E_2 低水平时，对 FSH 起负反馈作用，既敏感又反应迅速，如卵泡早期，GnRH 在低水平 E_2 的协调下，促进腺垂体合成和分泌 FSH，而 E_2 高水平时抑制 FSH 分泌亦很充分和持久。卵泡期抑制 FSH 的机制除了 E_2 水平逐渐升高以外，还和卵巢分泌的抑制素（inhibin）有关。但 E_2 对 LH 释放的反馈作用则随浓度与作用时间而不同。在卵泡晚期逐步升高的 E_2 水平对 LH 的分泌具有双相作用，即先表现为负反馈，待 E_2 升高到一定阈值（约 740pmol/L）并维持 36h 以上即起正反馈作用，随之出现 LH 峰。中期逐步升高的 E_2 水平可能通过促进 GnRH 自身分泌，提高脉冲的幅度，从而形成中期 LH 峰。

（2）孕激素（P）对 GnTH 的释放同样有促进和抑制的双相效应，取决于它的作用强度和作用时间。在月经周期前 10d 的血液中测到微量的 P，它是由排卵前的卵泡分泌的，在中期 LH 峰出现前 12h，血中 P 浓度显著升高。生理条件下，卵泡的颗粒细胞上的 LH 受体在 FSH 诱导下形成，并且被激活，使颗粒细胞在 E_2 峰值后 48 ~ 60h 合成 P，P 反过来刺激 FSH 的释放。有报道表明，单纯 E_2 不能诱导 FSH 峰的出现，但如 E_2 充分，轻度增加 P 的浓度就会形成一个 FSH 蜂。已知在排卵前几乎与 LH 峰同时出现的一中等程度 FSH 峰即为排卵前血清 P 浓度增加，通过 P 的正反馈作用触发而成。排卵后 P 的进行性升高，高浓度的 P 对 GnTH 分泌起负反馈效应，LH 峰值急剧下降。

2. 短环反馈及超短反馈　前者指 GnTH 反馈作用于下丘脑，仅有负反馈。切除卵巢后，血中 GnTH 浓度增加，而 GnRH 水平不提高，是由于 GnTH 对下丘脑的负反馈作用仍存在之故。超短反馈指垂体和下丘脑通过自身激素抑制自身激素的合成，这可能是大量激素抑制了合成激素酶系的活性的缘故。

二、促性腺激素的生理功能

GnTH 直接参与调节控制卵巢功能，包括：卵泡的生长发育，排卵，黄体形成和性腺激素的合成、分泌。

（一）促进卵泡生长发育

1. 初级卵泡　其颗粒细胞膜上已具有高度亲和力的 FSH 受体，FSH 与其特异性受体结合后，促进颗粒细胞的增生，及促进卵泡液的分泌，使卵泡及其内腔持续增大。同时激活颗粒细胞质内的芳香化酶的活性，促进合成雌激素（E），以后在 FSH 与 E 的协同作用下，颗粒细胞的增生日益旺盛，FSH 受体在每个细胞膜上的密度也大大增加，导致卵泡产生 E 的能力日趋加强，以支持卵泡的持续增长和卵细胞的发育成熟。

2. 颗粒细胞膜上 LH 受体　在 E 和 FSH 协同调节下，颗粒细胞膜上的 LH 受体亦在逐渐增加。LH 可进一步增强芳香化酶的活性。在此期内，卵泡膜细胞上的 LH 受体数亦在增加。这一连锁反应形成卵巢周期中期的 E_2 峰。

3. 雌、孕激素的合成　卵巢在 FSH 及 LH 的双重作用下主要合成 E_2 及黄体酮（P）。前者先由卵泡膜细胞合成雄烯二酮（A_2），已证实 LH 加速这一合成过程。然后 A_2 弥散到卵泡腔为颗粒细胞所摄取，在芳香化酶作用下转变为 E。

在卵泡期仅仅分泌极微量黄体酮，在 LH 高峰前通过 LH 的作用，血 P 浓度开始上升。LH 高峰时，卵泡液中 P 浓度显著增加，而 E_2 浓度减少达一半，A_2 亦显著减少，这主要是卵泡膜细胞加强了由孕烯醇酮向黄体酮转化的功能，抑制了 A_2 合成。机体内的黄体酮主要由排卵后形成的黄体及妊娠后绒毛的合体细胞所合成。

（二）触发排卵

卵泡发育成熟后，在高水平的 E_2 及一定浓度 P 的协同下，通过对腺垂体的正反馈，先后引发 FSH 及 LH 波峰。现已明确，排卵在 LH 峰值后 10 ~ 12h 发生。排卵是一极其复杂的过程，除 GnTH 的调控外，还有多种因素参与，包括卵巢旁分泌，如前列腺素、肿瘤坏死因子等。

（三）黄体形成

排卵后，卵泡内的颗粒细胞对激素的反应性及合成甾体激素的能力发生很大变化。其中 FSH 是促使颗粒细胞黄体化的主要因素。它促进颗粒细胞分化成颗粒黄体细胞，并获得多种激素受体。黄体形成后，黄体化的颗粒细胞成为卵巢黄体酮的主要来源。而黄体功能要达到正常，最重要的是先前卵泡必须具有最佳的排卵前发育，尤其是颗粒细胞及卵泡膜细胞膜上 LH 受体的发育程度。这是因为颗粒细胞已从 FSH 优势调控细胞类型转为主要受 LH 或催乳素（PRL）调控。在这一转变过程中，GnTH 的调节起着重要作用。

动物实验发现，除 LH 和 FSH 能刺激黄体化颗粒细胞急剧增加黄体酮分泌外，PRL 可直接作用于黄体，并促进黄体酮的生成。

三、GnTH 的药物种类和制剂

1. 人绝经期尿促性腺激素（human menopausal gonadotropin，hMG）　系从绝经期妇女尿液中所提取，为冻干粉剂，每安瓿含 FSH 75U 及 LH 75U。供肌内或皮下注射。

2. 纯化促卵泡激素（pure FSH）　从绝经期妇女尿液中提取后纯化 FSH，每安瓿含 FSH 75U，而 LH<0.7U。供肌内注射国外商品名：MeLrodin （Serono）。丽申宝（uFSH-HP），是丽珠与上海天伟生物制药有限公司合作从绝经期妇女尿中提纯精制的天然 FSH。高纯度尿 FSH 制剂开始用于人类不孕症的治疗，但高纯度尿 FSH 仍含有少量尿蛋白杂质和 LH，且需要收集大量尿作为原料，大大限制了产品的稳定性和纯度。基因重组 DNA 技术带来重组 FSFI 的出现。

3. 人绒毛膜促性腺激素（human chorionic gonadotropin，hCG）　系从早孕妇女尿液中提取，生化和功能类似 LH。它们的分子结构：α－亚基相同，而 β－亚基不同。两者在血中的清除率不同：LH 的半衰期仅 3 ~ 5h，hCG 则为 2.32d。两者都有引起排卵及黄体化和维持黄体细胞的营养作用。当 hCG 给药后，体内 P 水平立即升高，很快触发一个内源性的 LH 峰，但不能在中期重建一个生理性的 FSH 峰。

此外，hCG 与 LH 不同处还有：它能促进多黄体发育及引发超生理水平的 E_2 和 P 的分泌。这种对黄体过度刺激的药理作用会在人工促排卵的治疗过程中引起一种所谓“卵巢过度刺激综合征”的严重并发症，目前临床对此已给予高度重视。

四、GnTH 药物的临床应用

（一）hMG/hCG 疗法

为能正确而有目的地发挥 hMG 的治疗作用，首先要选择合适的治疗对象。

1. 适应证 本疗法适用于低促性腺激素卵巢功能低下性闭经、促性腺激素低下性排卵障碍，及为体外受精与胚胎移植（IVFET）技术取卵进行超排卵治疗等。

2. hMG 的应用 如下所述。

（1）用药前应作血清 FSH、LH、PRL 及 E_2 测定：于自然或人工周期第 5 天起肌内注射 hMG 75U/d（含 FSH 及 LH 各 75U）；7d 后根据 B 超卵泡发育及宫颈评分（应用 Insler 评分法：根据黏液量、拉丝度、羊齿状结晶程度及宫颈口开启情况四项，满分 12 分）情况调节药量。

（2）若卵巢无反应，则自第 2 周起，每隔 7d 增加 1 安瓿（75U），但每次剂量不能超过 225U（3 安瓿）。总量达 42 安瓿时，卵巢仍无反应，提示卵巢对这一治疗无反应，不再用药。

3. FSH 的应用 重组 FSH 注射液或高纯尿 FSH 的治疗即可从月经第 3 天开始。在初始的 5d 起始剂量治疗中，根据患者年龄、卵巢功能及既往治疗情况，受试者将接受重组 FSH 注射液每日剂量 200U 或尿 FSH 每日剂量 225U。之后将根据每个受试者超声检测的结果调整剂量。

4. hCG 的应用 如下所述。

（1）时机的选择：在卵泡尚未发育成熟时切忌过早应用 hCG，以免引起卵泡过早黄体化和未破裂卵泡黄体化综合征而致诱导排卵失败。停用 hMG 的指标：B 超卵泡监测：优势卵泡直径≥ 18mm，或 2 个以上卵泡≥ 15 ~ 18mm; 宫颈评分 10 ~ 12 分，有条件者还可检测血清 E_2 ≥ 1 110pmol/L（300pg/mL）。

（2）用药方法：hMG 停药后 24 ~ 36h，1 次肌内注射 5 000 ~ 10 000U，排卵可发生于注药后 18 ~ 24h。近年有些学者主张在排卵后 3 ~ 5d，追加 hCG 5 000U 1 次，或于排卵后第 6，9，12 天，各肌内注射 hCG 1 500U 1 次，以期提高血浆黄体酮水平。但 hCG 重复注射剂量≥ 10 000U 者易并发卵巢过度刺激综合征（OHSS）。

5. 并发症防治 卵巢过度刺激综合征（ovarian hyperstimulation syndrome，OHSS）是 hMG/hCG 治疗的严重并发症，临床特征为：高雌素血症、体重突然增加，明显下腹胀痛，恶心呕吐、偶伴腹泻；重度：可有胸闷气急、平卧尤甚，出现胸腹水、尿量少，低血容量、血液浓缩、高凝状态、心肝肾功能不全、氮质血症、电解质酸碱平衡失调，直至出现肾衰、休克、DIC、呼吸困难综合征而至死亡。

（1）高危因素：①多囊卵巢患者，LH/FSH ≥ 3，排卵前 E_2 浓度≥ 3 670pmol/L，或 E_2 值在 2 ~ 3d 内成倍增加。② hCG 用量≥ 10 000U，尤其重复注射者，多发生于注射后 5 ~ 8d。③合并妊娠和多胎妊娠者，未孕者 OHSS 多半在 2 ~ 4 周自然消退；如合并妊娠则症状加重，病程迁延延长。④ B 超监测卵泡发育，开始用药时，卵巢周边一批卵泡同时发育成主导卵泡，可见多个初级卵泡直径 2 ~ 8mm 围绕卵巢边缘呈栅栏状排列，这一 B 超图像称“项链”征。此后很易发展为 OHSS。⑤应用 GnRHa 者可能增加 OHSS 发病的危险性，因它可使内源性 LH、FSH 升高，导致更多卵泡发育而引起高雌激素血症；或由于直接刺激卵泡颗粒细胞而致雌激素高度增加。⑥与患者敏感性有关，再次治疗仍易复发。

（2）OHSS 的预防：①正确掌握用药适应证，加强 B 超监测及内分泌检测。②在使用 hCG 前，应分析有无发生 OHSS 的高危因素存在，尤其注意 B 超监测及血 E_2 测值；如发现卵巢有过度效应时，推迟应用 hCG 数天，并监测卵泡发育情况和 E_2 值。③当血雌激素浓度≤ 5 550pmol/L（1 500pg/mL）或优势卵泡直径在 17 ~ 22mm 时，注射 hCG，可预防 OHSS。④重复治疗时，应用纯化 FSH 代替 hMG。

（3）OHSS 的治疗：OHSS 的处理原则是：重症患者应住院治疗。①防止低血容量，首选右旋糖酐 40 500 ~ 1 000mL/d，静脉滴注。通过用药，可降低血液黏稠度，改善微循环，防止血栓形成，增加肾灌注量和尿量。但右旋糖酐降低血小板黏附有出血倾向者禁用。选用人血白蛋白，10g/d×（2 ~ 3）d，或血浆蛋白，疗效更为显著；但费用昂贵。②胸腔积液引起呼吸困难宜抽取胸水。③如增大的卵巢发生蒂扭转或卵巢囊肿破裂出血则需行剖腹手术。为防止增大卵巢破裂，宜以 B 超检测代替妇科检查。④有建议应用吲哚美辛阻断前列腺素合成，以减少毛细血管渗出；但临床效果不显著。⑤有报道应用小剂量多巴胺 2 ~ 3μg/（kg·min），持续静滴，输液量限制在 500mL/d。治疗后血细胞比容明显下降，尿量显著增加，自觉症状改善。⑥如出现 DIC、肾衰或呼吸困难综合征则应进行相应的特殊治疗。

（二）氯米芬（氯米芬，clomiphene）–hMG/hCG 治疗

1. 适应证　用于单纯应用氯米芬不能促排卵的多囊卵巢综合征患者。

2. 方法　于月经周期第 5 ~ 9d，口服氯米芬 100mg/d，后按上法序贯应用 hMG/hCG 治疗。

（三）溴隐亭（bromocriptine）–hMG/hCG 治疗

1. 适应证　适用于高催乳素血症并发低促性腺素血症患者。

2. 方法　为防止不良反应，开始服用小剂量，1.25mg/d，晚餐时服用，根据治疗反应、患者耐受性及血浆浓度，每 3 ~ 5d 增加剂量 1 次（每次增加 1.25mg）；平均服用剂量为 5 ~ 7.5mg/d，最多可 10mg/d，分 4 次口服。为减少药量、提高疗效、改善预后，早日恢复排卵和月经，可在血催乳素水平基本恢复正常后，伍用 hMG/hCG 治疗。

3. 不良反应　开始用药大多有恶心、头痛、眩晕、疲倦、腹痛、呕吐等，连续用药及在进餐时服用可以减轻，极少患者需中止用药。

第三节　催乳素及抗催乳素

一、催乳素

（一）合成和释放的调控

催乳素（prolactin，PRL）由垂体前叶嗜酸细胞中的泌乳滋养细胞所分泌，它受下丘脑分泌的催乳素抑制因子及脑内神经递质——多巴胺所调节，是唯一受到下丘脑所抑制的激素。下丘脑分泌的促甲状腺激素释放激素（TRH）有促进催乳素分泌增多的功能，有时这种反应较促进甲状腺激素分泌更显著，速度亦更快且敏感。此外，血管活性肠肽（vasoactive intestinal peptide）、血管紧张素Ⅱ等物质也有促催乳素释放功能。

催乳素与 GnTH 相似，亦呈脉冲式分泌，频率较慢，6 ~ 8h 有 1 次脉冲，睡眠、进食可促进 PRL 分泌，在初入睡的 1h 内迅速释放，初醒的 1h 内释放值又很快降低；其脉冲振幅总的说来以晚间最高，2 ~ 3 倍于白昼。

（二）生理作用

催乳素不局限于某一特定功能，而是控制着一系列生理功能，故又称其为多能激素或广谱激素。

1. 对乳腺功能的影响　在生理条件下，对乳腺功能较为突出。影响乳房发育的确切因素目前了解得还较少，已知在青春发育期，女孩的 PRL 值明显高于男孩。乳腺的发育受多种激素的影响，乳腺管的发育有赖于雌激素、皮质激素及生长激素；乳腺小泡的发育则需要雌孕激素及催乳素。哺乳期间控制乳汁分泌的主要激素则为 PRL。乳汁中蛋白与脂肪的合成，除 PRL 外，还受生长激素、胰岛素及皮质激素的影响，而 PRL 还有促进脂蛋白利用的功能。哺乳时的乳头吸吮是维持 PRL 在一定水平的必要条件，周期性的 PRL 分泌依赖着吸吮的频率。

2. 对生理功能的影响　催乳素与 GnTH 一样对女性生殖功能起重要支配作用，是一种调节人类生殖功能不可缺少的激素。尤其排卵后，卵泡颗粒细胞对激素的反应性以及产生甾体激素的能力发生很大的变化，它从主要为 FSH 所调控的细胞类型转化为主要受 LH 或 PRL 调控。实验证明，在整个黄体期变化过程中都有 PRL 参与，妊娠早期黄体的维持需要垂体 PRL 的连续释放和密切配合。已知 PRL 有促黄体作用并维持 LH 受体数量及直接作用于黄体，LH 和 FSH 刺激黄体化颗粒细胞急剧增加黄体酮的分泌，而 PRL 则引起黄体酮较持久的分泌，其作用特点是反应较慢，提示 PRL 可能主要通过激活基因组而发挥作用。

3. 催乳素的释放　PRL 同样受性甾体激素的影响，其释放量以卵泡早期最低，中期升高，排卵期

有一个释放小峰，黄体期有所下降，但仍略高于卵泡期。卵泡液中亦含有 PRL，卵泡越小，PRL 含量越高；卵泡发育接近成熟时，PRL 随之降低；如其中含量一直偏高，则将影响排卵。

（三）高催乳素血症的发病机制

高催乳素血症大体上分器质性及功能性两种类型。下丘脑－垂体病变属前者；功能性则可能因药物，利舍平、多巴胺抑制药等引起一过性的高 PRL 血症，有些特殊疾病，如多囊卵巢综合征、原发性甲状腺功能低下等可伴有高催乳素血症。

1. 催乳素对卵巢功能的影响　与其浓度的高低有密切关系，血清生理性浓度时，支持黄体发育，促进黄体酮合成等上述一系列功能；但在病理性高催乳素血症（血清 PRL 浓度≥ 50μg/L）时，即可抑制 FSH/LH 的正常分泌；实验证明高浓度的 PRL 通过反馈机制刺激下丘脑释放出多巴胺，而改变了正常的 GnRH 分泌模式，引起 LH/FSH 比值的逆转；此外，高 PRL 血症还可引起颗粒细胞功能障碍，两者均可导致无排卵及闭经的发生。临床常有经持久剧烈运动调练的女运动员出现稀发月经或闭经症状，其原因是可能高运动量时，经 TRH 的刺激，导致 PRL 频率或反应性增加，引起 GnTH 分泌异常。

2. 高催乳素血症　可引起闭经或无排卵，但临床发现血中 PRL 水平与临床症状不完全相符现象，有时血 PRL 浓度升高，但不出现闭经、溢乳，仍有正常月经周期及生育功能；而血 PRL 水平仅稍有升高却发生月经失调及不孕情况。近年发现，PRL 的分子有 3 种异型结构，中分子量及大分子量 PRL 为聚集体，与其受体的结合力低，生物活性低，但仍有免疫效应，因而高催乳素血症中如这两类分子含量高，放射免疫分析血清 PRL 水平高，但不出现或仅有轻度症状。

二、抗催乳素药物——溴隐亭

（一）药理作用机制

溴隐亭（bromocriptine）是一种人工合成的多肽类麦角生物碱。口服胃肠道吸收率高时可达 90%，服药后 60min 显效，血药浓度在 3 ~ 4h 达高峰，抑制 PRL 的生物活性半衰期长达 20 ~ 30h。由于其高亲水性，在富有类脂的脑区及下丘脑的浓度，明显高于外周血。基于结构与多巴胺极为相似，故与多巴胺受体有较强的亲和力，因而具有多巴胺激动药特性，而抑制 PRL 的合成与分泌。此外，溴隐亭还直接作用于下丘脑及垂体，可使下丘脑局部多巴胺浓度增加，以促进 PRL 抑制因子的分泌，间接抑制垂体 PRL 的合成和释放，同时亦可直接抑制垂体前叶 PRL 细胞的功能阻抑其释放及合成。溴隐亭还通过多巴胺受体功能及反馈途径，阻止高 PRL 血症对 GnRH-GnTH 释放的负反馈作用，增加 GnTH 的释放，而致 LH 释放频率和振幅增加，出现排卵和性激素分泌增多。

（二）溴隐亭制剂

目前临床常用的制剂为口服片剂，成分为甲磺酸溴隐亭（bromocriptine mesylate），商品名：parlodel。每片含 2.5mg。

（三）临床应用

1. 适应证及用法　如下所述。

（1）脑垂体腺瘤、空泡蝶鞍综合征、颅咽管瘤等下丘脑－垂体病变所引起的病理性高催乳素血症。这类患者，尤其年轻不孕期盼生育者服用溴隐亭为首选治疗方法。从小剂量（1.25mg/d）开始，根据治疗反应及患者耐受性，每 3 ~ 5d 增加 1 次剂量，直至 5 ~ 7.5mg/d，分 3 ~ 4 次口服，在进餐时或饭后即刻服用，连续用药至泌乳停止，对于闭经及不孕患者要持续到月经恢复。据统计，停止溢乳的平均剂量为（192.5 ± 133.25）mg，排卵平均剂量为（273.5 ± 198.5）mg，月经恢复平均剂量为（440.5 ± 427.5）mg，妊娠剂量为（599.25 ± 454.9）mg。妊娠后在 1 个月内逐渐减量停药，≥ 95% 妊娠妇女在停药后能顺利度过妊娠期，小部分腺瘤患者可能在妊娠期症状恶化，仍需继续服用小剂量溴隐亭维持至足月，对胎、婴儿无不良影响。哺乳不加重症状恶化。分娩后症状恶化者应及时服用溴隐亭。

（2）产后抑乳：产后 4 ~ 6h 开始给予服用溴隐亭 2.5 ~ 5.0mg/d，连用 14d，停药后反跃性溢乳者可加服 7d。

2. 不良反应　常见为胃肠道反应，多出现于服药初期和大剂量时；以恶心、呕吐最为多见。少数病例出现眩晕、头痛、低血压现象；大剂量可出现嗜睡，或失眠，偶见精神症状：幻觉、精神错乱、视觉障碍、随意运动障碍、口干、便秘等。为减少不良反应应从小剂量开始，并在进餐中服药或配伍维生素 B_6。自发性或家族性震颤、消化道溃疡患者、精神障碍或有严重心血管病史者慎用。

3. 溴隐亭新型长效注射剂　克服了因口服造成的胃肠道功能紊乱。因其载体降解较快（<3 个月），所以可以重复注射。这种制剂注射第 1 天即可使血 PRL 迅速下降，并可使 PRL 的水平维持在低水平达 28d，作用迅速及持久，适用于有明显胃肠道反应及较大腺瘤的患者。用法：50 ~ 100mg，28d 注射 1 次，起始剂量为 50mg。治疗 4 个月后 PRL 水平降至或接近正常范围。大多数患者腺瘤体积缩小，并有月经和性功能恢复。不良反应相同于口服溴隐亭，但程度较轻。

第九章 儿科疾病药物治疗

第一节　新生儿疾病

一、新生儿神经疾患

胎儿宫内慢性缺氧，新生儿生后一周的围生期（围生儿）因生产过程中发生窒息、产伤而导致脑损伤，重度影响生后生命质量，甚至造成脑性瘫痪、继发性癫痫及智力低下。

1. 新生儿颅内出血、缺氧性脑室周围出血、脑室内出血或蛛网膜下隙出血或脑实质出血　对该类患儿，需静脉滴注（i.v.）维生素 K_1（vitamin K_1），5mg/d，3 天。如脑室明显扩大，可采用乙酰唑胺口服以减少脑脊液生成。预防早产儿出血，可用苯巴比妥、吲哚美辛、止血敏及维生素 E 等。出生前使用糖皮质激素，能促进胎儿肺发育成熟，从而减少脑室内出血。预防脑室内出血，关键是预防早产。生后常规肌内注射维生素 K_1 可减少新生儿自然出血，但还不能完全预防晚发性维生素 K 缺乏性颅内出血，必要时对生后 2 ~ 4 个月婴儿肌内注射（intramuscular injection，i.m.）一次维生素 K_1 10mg，这对单纯母乳喂养的半岁内婴儿更加重要。

2. 缺氧缺血性脑病　治疗缺氧缺血性脑病（HIE）患儿时，应维持心率、血压，血气和 pH 在正常范围，维持血糖在正常的高值 [即 5mmol/L; 葡萄糖滴入速度以 6 ~ 8mg/（kg・min）为宜]。这 3 项支持疗法是最重要和最基本的治疗措施，是一切治疗的基础，必须在生后 6 ~ 48 小时开始进行。治疗包括吸氧、呼吸管理、心功维持、激素和甘露醇减少脑水肿以及止血对症处理等。后期用细胞色素 C、阿片受体拮抗剂纳洛酮（naloxone）每次 0.1 ~ 0.2mg 静脉滴注，以及一氧化氮（NO）抑制剂，自由基消除剂（维生素 E 等）。脑损伤重者可选脑保护剂，如胞磷胆碱（citicoline），0.25g 肌内注射；三磷酸胞苷二钠，20mg，静脉滴注；磷酸肌酸钠，1g/50mL，每天 1 次，静脉滴注；细胞色素 C，15mg；三磷腺苷（ArIP），20mg，辅酶 A 100U/d；也可用复合辅酶 A（coenzyme A），100U/d 静脉滴注。1，6–二磷酸果糖（DPF），50mL/d，静脉滴注；10 ~ 20mL/d，口服（PO）。脑蛋白水解液（cerebroprotein hydrolysate，脑活素，施普善，cerebrolysin），5 ~ 10mL/d，静脉滴注，肌内注射。神经营养蛋白（NTP）可加速神经再生，促进神经修复及功能重建。如鼠神经生长因子（nerve growth factor，NGF）18μg/20μg（9 000AU），用 2mL 注射用水溶解，静脉滴注，每天 1 次，4 周为一个疗程。NGF 的生物学效应有神经营养，维持神经元存活，促进神经元分化，诱导神经突起生长，调节神经突触的建立，促进神经再生，调控细胞凋亡。NGF 也影响免疫细胞的活性，进而调节免疫系统功能，调节神经系统功能。单唾液酸四己糖神经节苷脂（ganglioside，GMI），20mg/2mL，肌内注射或静脉滴注；HIE 后 Bax 蛋白表达增强，细胞凋亡增加，GMI、NGF 两药联用可上调 Bcl–2 表达，下调 Bax 表达，使凋亡细胞减少，这可能是 GM、NGF 联合治疗新生儿缺氧缺血性脑损伤的机制之一。对胎龄≥ 36 周的围生期窒息婴儿，在出生6小时内开始进行亚低温72小时治疗可改善神经系统转归，但不能显著降低死亡或严重残疾发生率。恢复期用高压氧疗法（HBO）。

3. 新生儿惊厥发作　以局灶性惊厥发作和多灶性惊厥作为最多。依次常见的惊厥原因有：低血钙（血钙 <1.75mmol/L），低血糖症（血糖 <1.5mmol/L），低血镁症，产伤、窒息HIE，细菌性脑膜炎，颅内出血或脑室内出血。少数为遗传性代谢病。目前新生儿破伤风已很少见。对新生儿惊厥发作，可先常规静脉输入10%葡萄糖液100mL、葡萄糖酸钙（calcium gluconate）1g及维生素 B_6 50mg。必要时肌内注射硫酸镁。要限制液体输入，以防稀释性低钠血症而再发惊厥。对症治疗包括苯巴比妥钠每次20mg/kg，快速静滴10分钟，以后5mg/kg，每12小时静滴1次。或同时用地西泮（diazepam，安定），无效改用劳拉西泮或咪达唑仑。病因治疗视病因而定。

二、新生儿溶血症

新生儿ABO、Rh溶血病是由于母亲和胎儿血型不合引起的一种溶血性疾病，如血清胆红素 > 205μmol/L（120mg/L），应立即开始蓝光照射，静脉输入人体白蛋白（human albumin），每次1g/kg，口服苯巴比妥促酶剂。当黄疸迅速加重，血胆红素接近342μmol/L（200mg/L）时，宜早作脐静脉换血疗法，以防发生核黄疸后遗症。

第二节　感染性疾病

一、细菌性感染

儿童常有局部感染，细菌自黏膜皮肤破损处进入血液循环，并繁殖产生（内、外）毒素引起全身感染中毒表现称为脓毒症（sepsis）。脓毒症由革兰（Gram）阳性、阴性两大类细菌引起，小儿以革兰阳性菌特别是金黄色葡萄球菌（下称金葡菌）为最常见，其次是革兰阴性菌（主要是大肠杆菌感染）；再其次是表皮葡萄球菌、铜绿假单胞菌等。厌氧菌及各种少见机遇菌主要见于新生儿和免疫缺损者。严重病例可出现混合感染，如两种需氧菌、需氧菌与厌氧菌，细胞壁缺损型（L型）菌与厌氧菌，细菌与真菌（包括霉菌、酵母菌）二重感染等。有时细菌感染常继发于病毒感染之后，其中以呼吸道感染为最常见。脓毒症治疗以住院综合治疗为主，关键是早期静注杀菌类抗生素。应根据临床表现和脓液性质推测致病菌为革兰阳性或阴性，同时根据社区感染或医院感染，选择有效的抗生素。新生儿期肝、肾均未发育成熟，应避免应用毒性大的抗菌药物，肾排出的青霉素类、头孢菌素类等β内酰胺类药物需减量应用。

2004年8月卫生部制定了抗菌药物临床应用指导原则，各地医院应参照执行。抗菌药物治疗性应用的基本原则：诊断为细菌性感染者，方有指征应用抗菌药物；尽早查明感染病原，根据病原种类及细菌药物敏感试验结果选用抗菌药物；按照药物的抗菌作用特点及其体内过程特点选择用药；抗菌药物治疗方案应综合患者病情、病原菌种类及抗菌药物特点制订。抗生素治疗策略仍强调早期、恰当、足够。

对于治疗持续时间，足疗程很关键。儿科常用抗生素有以下几种类型。

1. 革兰阳性菌（以金葡菌为代表）　如下所述。

（1）青霉素类（penicilins）：常用青霉素G（960万U/天），苯唑西林（oxacillin），或氯唑西林（cloxacillin），或氟氯西林（flucloxacillin），0.1 ~ 0.2g/（kg·d）。

（2）头孢菌素类（cephalosporins）：常用第1代的头孢拉定（cephradine，CED），或头孢唑啉（cefazolin，CEZ），或头孢硫脒（cefathiamidine，CTM），0.1g/（kg·d）。

（3）糖肽类（glycopeptides）：万古霉素（vancomycin）或去甲万古霉素，20 ~ 25mg/（kg·d），或替考拉宁（teicoplanin），10mg/（kg·d），静滴。用于耐药金葡菌（MRSA）感染。

2. 革兰阴性菌（以大肠杆菌为代表）　如下所述。

（1）青霉素类：常用氨苄西林（ampicillin）、哌拉西林（piperacillin）、美洛西林（mezlocillin）、阿洛西林（azlocillin）、磺苄西林（sulbenicillin），0.1g/（kg·d）。

（2）头孢菌素：常用第 2 代的头孢呋辛（cefuroxime），0.1g/（kg·d）；头孢克洛（cefaclor），30mg/（kg·d）；或第 3 代的头孢曲松（ceftriaxone，CTRX）、头孢哌酮（cefoperazone，CPZ）、头孢氨噻肟（cefotaxime，CTX），头孢唑肟（ceftizoxime，czx），0.1g/（kg·d）；或第 4 代头孢吡肟（cefepime，CFP），50mg/（kg·d）。

对革兰阳性球菌的抗菌力：1 代 >4 代 >2 代 >3 代；

对革兰阴性菌的抗菌力：4 代 >3 代 >2 代 >1 代；

对 β－内酰胺酶的稳定性：4 代 >3 代 >2 代 >1 代；

对肾的毒性：4 代 <3 代 <2 代 <1 代；

透入脑脊液：三代头孢曲松和第四代头孢菌素，都能透入脑脊液。

头孢菌素可致皮疹及转氨酶一过性升高。头孢拉定可致血尿，第三代头孢菌素肝、肾双向排泄，肝、肾功损害患者亦可应用。头孢曲松钠不能与乳酸钠林格注射液及林格复方氯化钠注射液等含钙注射液混合后静脉注射或静脉滴注。

（3）氨曲南（aztreonam）：0.1g/（kg·d）。用于耐药菌株感染。

铜绿假单胞菌另外还常用头孢他啶（ceftazidime，CTZ）。

流感杆菌常用头孢克洛（cefaclor），30mg/（kg·d）；或头孢羟氨苄（cefadroxil），50mg/（kg·d），口服。

严重感染病例和医院感染常将青霉素类加头孢菌素类联合应用，既可增加抗菌谱，又能增强抗菌协同作用。甚至还用加有 β－内酰胺酶抑制剂的混合制剂，如氨苄西林－舒巴坦复方制剂（舒他西林）、阿莫西林－克拉维酸复方制剂（安奇、强力阿莫仙）、替卡西林－克拉维酸复方制剂（泰门汀）、哌拉西林－他唑西林－他唑巴坦复方制剂（他唑仙），或者头孢氨苄－甲氧苄啶复方制剂（抗力舒）、头孢哌酮钠－舒巴坦复方制剂（舒普深）等。

利福平（rifampin）有广谱抑菌、肠肝循环及自尿液排出的特点，因而肝、肾脓肿及泌尿系统感染效果好。常用 20 ~ 30mg/（kg·d）口服。克林霉素（clindamycin）骨髓浓度高，对急性化脓性骨髓炎、关节炎有良效，常用 10 ~ 30mg/（kg·d）静滴。利福昔明（rifaximin），0.1g，每天 4 次），肠道感染效果好。

以上治疗均无效时，还可用碳青霉烯类如亚胺培南（imipenem）/ 西司他丁（cilastatin）（泰能），50mg/（kg·d）静滴，或美罗培南（meropenem）（美平），10mg/（kg·d），静滴。这类药与万古霉素、氨曲南一样，都应保留用于极重面又耐菌的革兰阳性、阴性菌感染。

胞内菌、L 型细菌、支原体、衣原体感染则用青霉素、头孢菌素无效，而需用新一代大环内酯药，如阿奇霉素（azithromycin），10 ~ 20mg/（kg·d），口服或静滴 3 天为一个疗程，罗红霉素（roxithromycin），5 ~ 7. 5mg/（kg·d）口服，或克拉霉素（clarithromycin），15mg/（kg·d）口服。

厌氧菌感染用甲硝唑 [metronidazole，20mg/（kg·d）]；或替硝唑（tinidazole），奥硝唑（ornidazole），左奥硝唑（levornidazole），剂量同上，口服或静滴。

真菌感染常用咪唑类的氟康唑（fluconazole），5mg/（kg·d），口服或静滴；伊曲康唑（itraconazole），5mg/（kg·d），口服；益康唑（econazole），8mg/（kg·d）；伏立康唑（voriconazole），15mg/（kg·d）。两性霉素 B（amphotericin B，AmB）及其脂质复合物－两性霉素 B 甲酯（CAB）、脂质体两性霉素 B、两性霉素 B 脂质复合体 [ABLC，3 ~ 5mg/（kg·d）]，两性霉素 B 胶质分散体（ABCD）（liposome，L-AmB，amphotec，ambisome）：适用于侵袭性真菌感染的治疗，如毛霉菌、曲霉菌及新型隐球菌脑膜炎及克柔念珠菌等深部真菌病。

二、病毒性感染

儿童病毒感染大都仍呈自限性经过，治疗以对症处理为主，近年来有一些抗病毒类药可供选择。

（1）更昔洛韦（ganciclovir）：10mg/（kg·d），静滴，5 ~ 7 天，主要用于单纯疱疹脑炎等。

（2）阿昔洛韦（aciclovir）：10 ~ 20mg/（kg·d），静滴，5 ~ 7 天，主要用于带状疱疹等。

（3）利巴韦林（ribavirin）：每次 0.15g，口服，每次 0.1g，肌内注射，静滴，5 ~ 7 天。主要用于呼吸道合胞病毒感染等。

（4）泛昔洛韦（famciclovir）：100mg/（kg·d），口服 5 ~ 10 天，主要用于腮腺炎、水痘、EB 病毒，巨细胞病毒感染等。

（5）万拉洛韦（valaciclovir）：10mg/（kg·d），口服 5 ~ 10 天，主要用于艾滋病等。

（6）膦甲酸钠（foscamet sodium）：可抑制 DNA 多聚酶、逆转录酶（rT）病毒，如人类免疫缺陷病毒（HIV）。

（7）干扰素（interferon，IFNa，β，γ；α-2a、α-2b，α-1b）：α-IFN 抗病毒作用强，有非特异性广谱抗 DNA、RNA 病毒及增强免疫作用，每次 100 万 ~ 300 万 U，肌内注射，3 ~ 5 天。

（8）拉米夫定（lamivudine）：0.1g，每天 1 次口服，共 14 天，主要用于乙型肝炎、艾滋病等。

（9）抗逆转录病毒药物：司他夫定（d4T），拉米夫定（LMV、3TC），奈韦拉平（NUP），齐多夫定（AZT、ZDV）等。目前，我国肯定了国产抗病毒药物具有良好的抑制病毒效果的同时，确定了司他夫定 + 拉米夫定 + 奈韦拉平和拉米夫定 + 齐多夫定 + 奈韦拉平为最佳的国产药物组合。于产妇妊娠中期及婴儿出生时，肌内注射 1 次，可阻断 HIV/AIDS 母婴传播。

抗生素药物的发现和应用，对感染性疾病的治疗是一个革命，然而，耐药菌株的出现导致了继发感染发病率和病死率的上升。为防止或延缓耐药微生物的产生和蔓延，首先要减少抗生素的滥用，建立合理应用指南（包括轮替应用抗生素），同时系统监测病原菌变迁及其敏感试验的变化；对耐药菌病患实施消毒、隔离处置。另外，应将感染分为社区感染和医院感染两大类，分别选用不同的抗生素方案。目前临床上金黄色葡萄球菌、大肠杆菌、铜绿假单胞菌、痢疾杆菌及结核杆菌等，耐药问题比较严重，更应该注意防范，否则抗生素治疗难度加大。病毒性感染用抗生素无效，要防止滥用抗生素预防细菌感染。毛霉菌或曲霉菌二重感染，常侵犯中枢神经系统，经常引起死亡。新生儿最常用的安全有效抗生素主要是青霉素类和头孢菌素类，重者两者联用，增加协同作用。这两类药在新生儿因 IgE 缺少而很少有过敏反应，可放心使用。

第三节　呼吸系统疾病

一、儿童上呼吸道感染（URI）

婴幼儿、儿童上呼吸道感染（上感）90% 为鼻病毒等病毒感染所致，自然病程大约一周，一周不愈多有继发细菌感染。感冒后强调继续母乳喂养，多饮水，注意保温，一般口服治感冒中成药即可，不必肌内注射、静注中成药。也不必常规使用抗生素，WHO 认为上感患儿使用抗生素不能减轻病情，不能缩短病程，不能防止并发病（如中耳炎、肺炎）。过多地滥用抗生素，可带来耐药菌株增多和二重感染。凡 2 个月以内小婴儿，上感仍需用抗生素。病毒性上感可用利巴韦林每次 0.1 ~ 0.15g，口服或肌内注射。病毒性上呼吸道感染的处理主要是对症处理，如退热、止咳。对病程超过 7 天的上感，症状不缓解，流脓鼻涕较多者以及白细胞数和中性增高或急性鼻窦炎患者服退热剂的同时，仍宜加用抗生素药物。对 2 个月以上婴幼儿和儿童发热 38 ~ 38.5℃以上时，应及时口服退热剂布洛芬（ibuprofen），剂量是每次 5 ~ 10mg/kg，首剂加倍，每 6 ~ 8 小时一次，直至体温降至 38 ~ 38.5℃以下。它退热疗效好，能维持 8 小时，且安全。或用对乙酰氨基酚（paracetamol），每次 10mg/kg，每 6 小时一次，剂量 >100 ~ 150mg/（kg · d）时易发生肝损。

止咳药常用复方甘草合剂及其同类药物。干咳可用苯丙哌林（哌欣）、美沙芬制剂，有痰或 2 岁以下婴幼儿不要用可待因。有痰常用L- 半胱氨酸制剂。新药尚有乙酰半胱氨酸（N-acetylcysteine），每次0.1g，每次 5mL；羧甲半胱氨酸（羧甲司坦），每次 2.7g；稀化黏素，每次 120mg 等。氨溴索（沐舒坦）可口服或静滴，每次 15mg。合并鼻窦炎用佛可麻，赛洛唑啉（xylometazoline），羟甲唑啉（oxymetazoline）滴鼻或喷鼻。

细菌性上感可用青霉素 V 钾，0.25g，每天 3 次口服，共 5 天（急性化脓性扁桃体炎用 10 天）；或阿莫西林 0.1g/（kg · d）口服；或头孢克洛 30mg/（kg · d）口服。青霉素钠盐静滴每天 1 ~ 2 次，因半衰期短，并不适宜。有时还可用口含片（喉片）如吉他霉素（kitasamycin，安吉含片 4 000U/ 片）、含碘喉片、板蓝根含片等，或者喷咽剂。

小儿流行性感冒（流感）可用金刚烷胺（amantadine），0.1 ~ 0.2g，每天 2 次；金刚乙胺（rimantadine），0.05 ~ 0.1g，每天 2 次，或 5mg/（kg · d），5 天疗程。人禽流感、H5N1 型病毒流：一般用神经氨酸酶抑制剂奥司他韦（oseltamivir，国产磷酸奥司他韦 – 奥尔菲），成人剂量每日 150mg，分两次服用；1 岁 ~ 12 岁体重在 15kg 以内的儿童每次给药 30mg，16 ~ 23kg 每次给药 45mg，24 ~ 40kg 每次给药 60mg，或 40kg 以上及 13 岁以上儿童剂量同成人。或扎那米韦（zanamivir），50mg/d，5 天疗程。

对于复发性上感宜补充维生素 A、维生素 D、锌及免疫调节剂，诸如：

（1）左旋咪唑（levamisole）：每次 12.5 ~ 25mg，每天 1 次。

（2）胸腺肽素（thymosin，thymin）：每次 10mg，每周肌内注射 2 次。

（3）干扰素（interferon）：干扰素作用于病毒复制的初期阶段，抑制 RNA 的翻译，干扰核酸的合成，使宿主细胞对病毒感染具有抵抗力，因而具有广谱非特异性抗病毒作用。100 万 ~ 300 万单位 / 次，肌内注射，每周 1 次，或含片。α –IFN：抗病毒作用强；β –IFN：抗冠状病毒作用强；γ –IFN：免疫调节作用强。

（4）活性初乳冲剂（含分泌型 IgA）：每次 15mg，每天 3 次。

（5）静脉免疫球蛋白（IVIG）：2.5g 静滴，每 4 周一次。目前已少用肌内注射了。

（6）转移因子（transfer factor）：能使正常 T 淋巴细胞转化为致敏淋巴细胞，提高机体细胞免疫功能。常用 1 ~ 2mL，三角肌内侧皮下注射，每日一次，5 日为一个疗程，以后每周 1 ~ 2 次。

（7）泛福舒：为流感杆菌、肺炎链球菌、化脓链球菌、金黄色葡萄球菌、克雷伯菌等 8 种细菌冻干溶解物，每次 3.5mg/ 粒，每天 1 次，共服 10 天，停药 20 天，共 3 个疗程。

（8）匹多莫德（pidotimod）：0.4g/7mL，每天 2 次，口服，共 2 周，以后每天 1 次，共 2 个月。

（9）施和利通（esberitox）：0.3g，每天 2 次。

（10）甘露聚糖肽（多抗甲素，polyactin）：10mg，每天 2 次。

二、小儿肺炎

小儿肺炎大多属支气管肺炎，多数为病毒性肺炎，半数继发细菌性肺炎。近年来，肺炎支原体、衣原体肺炎愈来愈多。免疫缺陷病、医院内感染的肺炎尤其小婴儿肺炎病原体种类众多，而且耐药菌株多，可引起致死性肺炎。致死原因有肺炎合并呼吸衰竭、心力衰竭、中毒性脑病、中毒性肠麻痹、弥散性血管内凝血（DIC）等。西韦来司钠（sodium sivelestat，50mg/d，静滴，10 天），可抑制中性粒细胞释放的弹性蛋白酶，缓解急性肺损伤 / 呼吸窘迫综合征（acute lung injuries/RDS/SARS）。

关于小儿肺炎能否合并心力衰竭，长期以来国内外一直存在不同意见。一派认为，小儿肺炎可发生以右心衰竭为主的全心衰竭。临床在用强心、血管扩张剂（地高辛，酚妥拉明）、利尿剂（呋塞米）后以上症状体征明显好转，病死率下降。持相反意见的人认为，以上“心衰”表现，并非心衰，而是肺炎呼吸衰竭的表现，而心肌炎时对洋地黄敏感，滥用洋地黄可致洋地黄中毒。

小儿肺炎关键是及时用抗生素，即使病毒性肺炎也要用抗生素以防死亡。抗生素的选择视患者年龄、病情较重、病原微生物而定，并用至肺部啰音消失，一般 10 ～ 14 天为一个疗程。新生儿和 2 个月内小婴儿肺炎，常选用氨苄西林或美洛西林加头孢噻肟钠，各 0.1g/（kg・d）静脉滴注。

5 岁内肺炎，常选青霉素加氨苄西林，3 天无效改用头孢菌素（3 代）。流感嗜血杆菌肺炎常用头孢克洛、美洛西林。5 岁以上肺炎，常选青霉素加苯唑西林。

社区获得性肺炎（CAP）：其病原体主要为肺炎链球菌、流感嗜血杆菌、卡他莫拉菌、非典型病原体（肺炎支原体、肺炎衣原体、沙眼衣原体、嗜肺军团菌）等。常选用阿奇霉素、头孢克洛或头孢羟氨，头孢呋辛口服。医院肺炎（HAP）：选青霉素类、阿奇霉素加头孢曲松静滴。

肺炎链球菌肺炎（PSSP）：选青霉素类，阿莫西林，头孢曲松。

金葡菌肺炎：常选苯唑西林加头孢拉定。头孢泊肟（cefpodoxime）、头孢地尼（cefdinir）有广谱抗菌作用，更优于头孢克肟（cefixime）。呼吸道合胞病毒肺炎或毛细支气管炎：常用利巴韦林（0.1g/d）肌内注射或雾化吸入，每天 2 次。

肺炎支原体肺炎：常选阿奇霉素（0.1 ～ 0.25g）共 3 次口服或静滴，10 天、20 天后再用 2 个疗程。

军团菌肺炎：亦可用阿奇霉素或利福平。

真菌性肺炎、侵袭性肺部真菌感染（IPFIs）：常见的真菌主要是念珠菌属、曲霉届、毛霉、隐球菌属和肺孢子菌等。临床诊断后，当先发治疗。白念珠菌感染应用氟康唑或伏立康唑。侵袭性肺曲霉病用两性霉素 B（或含脂制剂），或加伏立康唑。肺毛霉病用两性霉素 B 联合氟胞嘧啶。肺隐球菌病用两性霉素 B 联合氟胞嘧啶或氟康唑治疗。

卡氏肺孢菌（肺孢子虫肺炎）：用 SMZ 复方制剂，甲硝唑，或喷他脒（pentamidine），5mg/（kg・d），静滴 2 周。

传染性非典型肺炎（冠状病毒肺炎、严重的急性呼吸综合征，SARS）：一般抗生素治疗无效，可试用利巴韦林、更昔洛韦、利福平、甘草甜素（glycyrrhizin）、5- 羟色胺抑制剂以及清开灵注射液。适当用甲泼尼龙。

三、婴幼儿哮喘和儿童哮喘

哮喘是一种慢性气道过敏炎症性疾病，儿童哮喘同样要推行全球哮喘防治创意（GINA）。哮喘的治疗原则是：坚持长期、持续、规范、个体化治疗。哮喘发作期要快速缓解症状、抗炎、平喘；缓解期要长期检测症状、抗炎、降低气道高反应，避免触发因素，自我保健。

由于哮喘的形成和发作归类为气道慢性过敏性炎症和气道高反应性两大发病机制，因此在治疗哮喘时，应选用平喘药，但不能一味扩张支气管而忽略同时抗过敏炎症和降低气道高反应性的重要性。也就是说，应在激素抗炎的基础上，辅以解痉药平喘。

婴幼儿和儿童哮喘的平喘药物选择：对于支气管平滑肌肌痉挛所致哮喘，可使用肾上腺素受体激动剂以扩张支气管、解除哮喘。β 受体分为 β_1、β_2 受体，β_2 受体激动剂能高度选择性扩张支气管，适合哮喘时应用和发作前预防用药。

1. 茶碱和氨茶碱　茶碱（theophylline）和氨茶碱（aminophylline）除松弛支气管平滑肌以平喘外，还有扩张冠状动脉作用（故心源性哮喘时有效）和肾动脉作用（故有利尿作用）以及脑血管扩张作用，尚有中枢兴奋作用。可用于顽固性哮喘及哮喘持续状态等。氨茶碱（aminophylline）每片 25mg，多索茶碱（doxofylline，每片 0.2g），茶碱缓释片（SRT）舒弗美，每片 0.1g，茶碱控释胶囊（CRC）时尔平，每粒 0.1g，每天 2 次。

2. 异丙托溴铵　异丙托溴铵（ipratropine bromide）雾化吸入剂（爱全乐），每瓶 10mL，每喷 20μg，每天 3 次；其复合剂型可必特，除含异丙托溴胺 21μg 外，还含有沙丁胺醇 120μg，吸入用。或噻托溴铵（tiotropium bromide，0.022 5mg）干粉吸入。

3. 沙丁胺醇（salbutamol，舒喘灵）　它能选择性兴奋 β_2 受体，使支气管扩张而平喘，5 ～ 10 分钟显效。每片 2.4mg，小儿半片～1片，口服，每天3次。气雾剂为万托宁0.2%溶液雾化吸入剂，每喷100μg。另有旋碟式和涡流式吸入器吸入及干粉剂。沙丁胺醇和异丙托溴铵的复合定量喷雾剂称可必特。

4. 第二、三代 β_2受体激动剂 如下所述。

（1）特布他林（terbu taline，博利康尼）：它是第二代短效 β_2受体激动剂。不良反应有头晕、震颤等。每片2.5mg，小儿0.5～1片，口服，每天3次。雾化溶液：5mg/mL（0.5%），可悬液－泵雾化吸入。气雾剂（喘康速、博利康尼），每瓶100mg，每喷100μg，每天2～3次。另有都保干粉剂。

（2）富马酸福莫特罗（formoterol，安通克）：它有强而快且持续（8～12小时）支气管扩张和抗炎效果。每片40μg，有干粉吸入剂（4.5μg/喷×60喷），或20μg/包，干糖浆，2～4μg/（kg·d），分2次口服。福莫特罗（4.5μg）和布地奈德（80μg）称信必可（symbicort），都保，1～2喷，每天2次，颗粒小（2～4μm）；小气道沉积率高，快速起效且长期控制，>6岁可用信必可。

（3）丙卡特罗（procaterol，美普清）：每片25μg，每次1片，口服，每天2～3次。

（4）班布特罗（bambuterol，帮备）：每片10mg，每晚睡前服1次，为长效制剂。班布特罗在体内经丁基胆碱酯酶转化为特布他林。

（5）沙美特罗（salmeterol，施立稳）：每片50μg，每天2次，口服。沙美特罗50μg加氟替卡松100μg，称舒利迭（Seretide）干粉吸入，每天2次。

吸入性皮质类固醇/长效 β 受体激动剂（ICS/IABA）（舒利迭–Seretide和信必可–Symbicort）可联合治疗（SMART）的简化模式，两种成分联合治疗 =1+1>2，可能成为哮喘治疗的新策略和新趋势，简化治疗策略是一种有助于提高治疗依从性和哮喘控制的有价值疗法。

（6）非诺特罗（fenoterol，备劳特）：0.5%×20mL/瓶，雾化吸入液。

（7）左布特罗（levalbuterol）：吸入，每天2次，

5. 糖皮质激素吸入剂 临床上使用的吸入型糖皮质激素的常用制剂如下。

（1）布地奈德（budesonide，BUD，普米克都保）：每瓶100μg×300喷，200μg×100喷或干粉剂吸入，每天2次。抗炎作用强，是必可酮的2倍。普米克令舒0.5mg/2mL，2mL/瓶，雾化吸入用1mg每天2次。另有雷诺考特（thinocort）喷鼻水剂（1mg/mL），用于过敏性鼻炎者滴鼻用（64μg/剂）。

（2）丙酸氟替卡松（fluticasone propionate，FL，辅舒酮气雾剂）：与糖皮质激素受体有高亲和力，比上药对肺部更有显著抗炎作用，儿童每喷125μg，作用持久，每日用2次。总之，目前普遍推荐首选激素早期吸入，并坚持吸入3～6个月为一个疗程。另有氟替卡松鼻喷雾剂。

6. 其他平喘药 如下所述。

（1）扎鲁司特（zafirlukast，安可来）和孟鲁司特钠（montelukast，顺尔宁）：它们属于白三烯受体（LTB4–R）拮抗剂。哮喘的发病与肺组织细胞产生的一种炎性介质－白三烯有关，白三烯可刺激呼吸道黏膜分泌黏液，增加血管通渗性，促进水肿发生以及引起强烈气道收缩而发生哮喘。白三烯受体拮抗剂可抗炎，缓解病情。扎鲁司特每片20mg，40mg；孟鲁司特钠每片5mg，每次1片，每天1～2次。小儿酌减。

（2）色甘酸钠（dinatrium cromoglycate）：它能抑制肺部肥大细胞中磷酸二酯酶，减少对各种刺激的脱颗粒作用，抑制组胺释放，因而可抗炎和预防速发型变态反应，有哮喘预防效果，轻度哮喘可长期服用。每片20mg，每天2～3次，口服。或雾化吸入（每瓶700mg，每喷2mg，每天3次。克乐净含5mg×112喷，或粉末喷雾吸入，每次20mg，每天3次）。

（3）奈多罗米（nedocromil）：每喷4mg，每天4次，吸入。

（4）抗过敏药：西替利嗪（cetirizine，5～10mg/d）或西替利嗪滴剂（oral drops），20mg/d，7滴（2.5mg），每天2次，起效快（20分钟，血药浓度达峰时间——t_{max}为30～60分钟，血药峰浓度为300ng/mL，血浆半衰期约10小时）；氯雷他定（loratadine，服后1～3h起效，8～12小时达最大效应，持续作用达24小时以上）、地氯雷他定（desloratadine，2.5～5mg）；或用赛庚啶（cyproheptadine，2mg），咪唑斯汀（mizolastine，5mg），阿伐斯汀（acrivastine，8mg），阿司咪唑（astemizole，10mg），睡前服用。

哮喘是慢性过敏性气道炎症的结果，因此，最有效的平喘药是糖皮质激素。糖皮质激素有抗炎、抗毒、抗过敏、降温等作用，它还能上调 β 受体，抑制哮喘炎性介质、前列腺素（PG）和白三烯（LT3）的生成，增加气道平滑肌对 β_2 激动剂的敏感性，收缩支气管内小血管，减少炎性渗出等作用。急性期可静注、静滴琥珀酸氢化可的松（hydrocortisone），5 ~ 10mg/（kg · d）；甲基泼尼松龙（methyl prednisolone），2mg/（kg·d），3 ~ 5 天。恢复期可小剂量口服泼尼松（prednisone），1 ~ 2mg/（kg·d），7 ~ 10 天。但长期应用有不良反应。为减少全身不良反应，吸入型糖皮质激素（ICS）是目前最有效的首选药物，或再辅以支气管扩张剂，达到全面控制哮喘，目前普遍推荐首选激素早期吸入，并坚持吸入 12 ~ 36 个月为一个疗程，达到全面控制哮喘，证明确实安全、有效，可大大改善哮喘预后。

综上，在测得呼气流速值（PEF）以后，如为哮喘应首选气雾剂吸入或其干粉吸入。必须强调正确使用雾化剂的重要性，否则疗效不好，正确的方法是一摇、二呼、三吸、四屏气、五漱口。婴幼儿可采用有活瓣的面罩或储雾罐接上气雾器同时吸入。德国产 PARI Boy 加缩雾化吸入仪优于一般超声雾化器，因它的雾化容积小（每次全乐宁雾化溶液 0.5 ~ 1mL），用药量小，而浓度较高；雾化颗粒更小（4.1 μ m）更能吸入下呼吸道黏膜上，而且可同时雾化各种药物，因而疗效更佳。有口含器和面罩两型。另外还可以用氧气作动力帮助吸入。

第十章
麻醉药及其辅助药物

第一节　全身麻醉药

一、吸入麻醉药

（一）恩氟烷

1. 其他名称　安氟醚、易使宁、安利醚、Ethrane。

2. 药理作用　恩氟烷诱导麻醉和从麻醉中恢复都是快速的。恩氟烷可引起微弱的刺激流涎或支气管分泌。咽喉反射迅速变得迟钝。可以通过改变吸入的恩氟烷浓度来迅速地改变麻醉的水平。恩氟烷在麻醉深度增加时可以减少换气。如果不能支持换气，那么在麻醉较深的水平下，将会得到较高水平的二氧化碳分压。恩氟烷激发用乙醚曾见过的记忆反应。在麻醉诱导时会发生血压的降低，手术刺激后又恢复到几乎正常。麻醉深度的进一步增加将产生对应的低血压的增加。心率保持相对稳定，没有明显的心搏徐缓现象。心电图监测和记录表明心律保持稳定。人体研究表明在恩氟烷麻醉时含肾上腺素溶液给药时有相当大的安全范围。恩氟烷麻醉已用于人体中嗜铬细胞瘤的切除手术而没有发生室性心律失常现象。

在麻醉的正常水平下进行腹内手术时肌肉应当有足够的松弛，肌肉松弛药可以用来获得较大的松弛状态，并且所有肌肉松弛药物都可以和恩氟烷相兼容，非去极化肌肉松弛剂都有效。当用于产科镇痛时，恩氟烷的止痛浓度达到约 1%，在生产和分娩时不会显著地抑制子宫收缩的速率和力量。

3. 适应证　适用于全身麻醉的诱导和维持。也适用于剖宫产，但没有足够数据支持本品在其他产科手术中的应用。

4. 用法用量　恩氟烷应使用专用的有准确刻度的蒸发器。

术前用药：术前用药应根据患者的具体情况而定，需考虑到使用恩氟烷后患者分泌物会轻度增加，心脏节律仍保持稳定。抗胆碱药物的使用没有禁忌。

诱导：通过吸入恩氟烷和纯氧，或恩氟烷与氧气 / 氧化亚氮混合物进行诱导。为使患者丧失意识也可合用催眠剂量的短效巴比妥类药物。建议使用恩氟烷诱导的初始浓度为 0.5%，在呼吸抑制后逐渐增加 0.5%，直至达到手术所需的麻醉深度。此时恩氟烷的浓度应小于 4%。

维持：浓度 0.5% ~ 2% 的恩氟烷可维持一定的麻醉深度。该浓度恩氟烷下，肌松剂作用增强。为维持 $PaCO_2$ 于 35 ~ 45mmHg 水平，宜采用正常通气而非过度或过低通气，以便降低心房超常传导的发生率。在没有其他并发症的情况下，患者的动脉压与恩氟烷的浓度呈负相关。动脉压过低（低血容量除外）可能是由于麻醉过深，可通过降低麻醉深度来纠正。

苏醒：手术操作快结束时可将恩氟烷浓度降低至 0.5%，也可在开始缝合切口时停药。停药后可用纯氧“清洗”患者的呼吸通路数次，直至患者完全清醒。

5. 不良反应

（1）使用恩氟烷麻醉过深时，尤其伴有过度通气时，可引起以肌张力过高为特点的强直性肌痉挛。

（2）以恩氟烷进行诱导时，报道过有低血压和呼吸抑制的发生，在开始手术刺激后自行消失。

（3）清醒时恶心呕吐的发生率与恩氟烷之间的相关性比与其他大多数麻醉药的相关性均弱。偶见呃逆和呕吐的发生。

（4）极少病例出现一过性心律失常。

（5）有些患者在使用恩氟烷后偶见血糖轻度增高，所以将恩氟烷用于糖尿病患者应慎重。

6. 禁忌

（1）禁用于对氟烷类麻醉药高敏或在使用氟烷类麻醉药或化学结构类似的物质后产生不明原因的发热症状者。

（2）孕妇、哺乳期妇女和有惊厥史的患者一般禁止使用恩氟烷。

7. 注意事项

（1）由于恩氟烷的麻醉深度改变迅速，应该使用有准确计量的蒸发器。

（2）在获得明确结果之前，对于使用恩氟烷后发生不明原因的发热或伴有黄疸者最好不使用恩氟烷麻醉。

（3）对恩氟烷敏感的患者可能出现骨骼－肌肉高代谢状态以及恶性高热。其治疗方法包括终止麻醉、给予丹曲林及支持治疗。可能继发肾功能衰竭，条件允许时应该导尿。

（4）恩氟烷对脑电图的影响与其他吸入性麻醉药物类似。使用超过推荐剂量的恩氟烷来加深麻醉时，可产生特异性脑电图改变，其特点为在电静息过程中产生高电压和高频率的棘形复合波。

（5）恩氟烷不宜用于有痉挛性疾患的患者。

（6）FDA 对本药的妊娠安全性分级为 B 级。

8. 药物相互作用

（1）恩氟烷可加强非去极化肌松剂的作用，所以合用时肌松剂的剂量应减小。

（2）在使用恩氟烷的同时，经皮下、表面浸润或注射肾上腺素可导致心律失常，所以这种情况下应尽量避免静脉使用肾上腺素。

（3）避免同时合用恩氟烷和三环类抗抑郁药，尤其是患者有惊厥史、需要过度通气或需要使用大剂量麻醉药时。

9. 规格　100mL；150mL；250mL。

（二）异氟烷

1. 其他名称　异氟醚、活宁、宁芬、Forane。

2. 药理作用　使用异氟烷诱导、恢复十分迅速。虽然异氟烷的轻微刺激性可能影响诱导速度，但并不刺激唾液和气管支气管的分泌。吸入异氟烷后咽、喉反射迅速减弱。异氟烷麻醉深度改变迅速，其过程中心脏节律保持稳定，随着麻醉的加深，自主呼吸将被抑制，应进行严密监护。

异氟烷诱导期间可发生血压下降，随手术刺激的开始而恢复正常。

麻醉维持期间，随麻醉深度加深，血压有下降趋势，其原因是外周血管的扩张，此时心脏节律维持稳定。

轻度异氟烷麻醉下脑血流量不变，但随麻醉的加深而增加。通过麻醉前或麻醉中对患者过度通气，可以防止或纠正脑脊液压力过高。

异氟烷可引起心肌对肾上腺素的敏感度增加，但程度比安氟醚弱。

3. 适应证　用于普通手术麻醉的诱导、维持。

4. 用法用量　应使用异氟烷专用带刻度的蒸发器，以便准确调节麻醉剂浓度。

术前用药：根据患者具体情况选择术前用药，应考虑到异氟烷的呼吸抑制作用，可选用抗胆碱药物，对于采用异氟烷进行吸入诱导的儿科患者尤应使用抗胆碱药。

诱导：静脉给予短效的巴比妥类或其他静脉诱导药物后再吸入异氟烷气体混合物。可吸入异氟烷与纯氧混合气，或异氟烷与氧气 / 氧化亚氮混合气。以异氟烷诱导时建议从 0.5% 浓度开始，在 7 ~ 10 分钟内浓度逐渐提高到 1.5% ~ 3%。可达到外科手术所需的麻醉深度。

维持：使用 1% ~ 2.5% 异氟烷与氧气 / 氧化亚氮混合气体可以维持手术所需的麻醉深度。如果不用氧化亚氮，需增加异氟烷浓度 0.5% ~ 1%。

剖宫产手术适合使用 0.5% ~ 0.75% 异氟烷与氧气或氧化亚氮混合气体进行麻醉。

5. 不良反应

（1）偶有心律不齐的报道。

（2）曾发现在未行手术情况下，白细胞计数增加。

（3）由于异氟烷的生物降解作用，使用异氟烷中及使用异氟烷后，发生血清有机氟浓度轻度增加的情况。这种轻微的有机氟浓度增加（据某研究报道平均为 4.4mmol/L）不太可能引起肾脏毒性，因为该浓度远远低于引起肾脏毒性的阈值。

（4）麻醉复苏期时轻度不适反应（如寒战、恶心和呕吐），与其他麻醉药的反应类似。

（5）曾报道可发生恶性高热。

（6）异氟烷引起脑电图改变和伴发的惊厥十分罕见。

（7）临床研究表明，异氟烷极少引起肝功能损害。

6. 禁忌

（1）已知对异氟烷或其他卤素麻醉剂过敏的患者。

（2）已知或怀疑患有遗传性的易感恶性高热的患者。

7. 注意事项

（1）由于需要根据麻醉深度迅速调节异氟烷浓度，所以应使用有精确刻度的专用蒸发器，或在可监测吸入和呼出麻醉药浓度的条件下用药。低血压和呼吸抑制的表现均一定程度上反映了麻醉深度。

（2）异氟烷应慎用于颅内压升高者。该种情况下应进行过度通气。

（3）正常异氟烷麻醉浓度下可满足腹部手术所需的肌松程度，但如果需要更高的肌松程度则可静脉加用小剂量的肌松剂。

8. 药物相互作用

（1）异氟烷可显著加强所有常用的肌松剂的肌松作用，该作用在非去极化肌松剂尤为显著。

（2）新斯的明可拮抗非去极化肌松剂的肌松作用，但无法纠正异氟烷本身的肌松作用。

（3）所有常用的肌松剂均可与异氟烷配伍使用。

9. 规格　100mL；250mL。

（三）七氟烷

1. 其他名称　七氟醚、奇弗美、凯特立、七氟异丙甲醚、Sevofrane、Travenol。

2. 药理作用

（1）麻醉作用：本品气管刺激性较小，麻醉诱导和觉醒平稳而迅速，麻醉深度容易调节。

（2）对神经系统的影响：麻醉中的脑波变化为：当快速诱导时，急速形成慢波类型，接着出现大而慢的波，其后变为以纺锤波为主混杂有慢波的脑波图像。缓慢诱导时，随着麻醉加深而出现快波，其后从纺锤波群为主的脑波图像转变为混杂慢波，与快速诱导时的最终类型相同。另外，未发现棘波和发作波等异常脑波。

（3）对呼吸系统和循环系统的影响：呼吸频率随麻醉诱导而增加，通气量减少，每分通气量基本上不变，随麻醉加深呈现呼吸抑制倾向，可通过辅助呼吸保持必要的通气量，麻醉后的呼吸抑制比氟烷轻。心律不变或有下降趋势。诱导期间收缩压可呈下降趋势，以后趋于平稳，很少出现心律不齐。在狗的实验中，七氟烷使心肌对肾上腺素的敏感性增加，但比氟烷轻，而且对房室传导几乎无影响。

3. 适应证　用于全身麻醉。

4. 用法用量

（1）诱导：以七氟烷和氧气或氧气 / 氧化亚氮混合诱导。另外也可以在给予睡眠量静脉麻醉剂后，以七氟烷和氧气或氧气 / 氧化亚氮混合诱导。本品诱导浓度为 0.5% ~ 5.0%。

（2）维持：通常并用氧气或氧气 / 氧化亚氮混合气，根据患者的情况，采用最小的有效浓度维持麻醉状态，通常浓度为 4% 以下。

5. 不良反应

（1）主要是血压下降、肝功能异常、心律不齐、血压上升、恶心呕吐。

（2）重大不良反应：恶性高热，横纹肌溶解症，休克、类过敏症状。

6. 禁忌

（1）以前因使用卤素麻醉剂而发生黄疸或无名发热的患者。

（2）对本品的成分有过敏史的患者。

7. 注意事项

（1）慎重给药：①肝、胆疾患的患者。②肾功能障碍的患者。③高龄者。④静脉注射琥珀酰胆碱后出现肌强直者。⑤恶性高热家族史。

（2）重要的基本注意事项：①麻醉前禁食禁水。②原则上需术前用药。③麻醉中保持呼吸道通畅，注意呼吸及循环变化。④麻醉深度须控制在手术或检查所需的最低限度。

（3）使用中的注意事项：①由麻醉技术熟练的麻醉师使用。②本品在封闭麻醉系统回路中接触碱石灰时会分解，予以注意。③七氟烷的指示色为黄色。④最好使用能够供给正确浓度的专用七氟烷蒸发器。⑤包装瓶颈部装有注入装置的接口。

8. 药物相互作用

（1）与肾上腺素、去甲肾上腺素同用可出现心律不齐。

（2）由于本品可增强非去极化肌松剂的作用，故在七氟烷麻醉中，使用非去极化肌松剂应减量。

9. 规格　120mL，250mL。

（四）地氟烷

1. 其他名称　地氟醚、去氟烷、优宁、Supame。

2. 药理作用　本品是挥发性卤化麻醉药，它比其他卤化的挥发性麻醉药更迅速地进入人体。但是本品的刺激味及其呼吸道应激性减慢了本品的吸入。

用本品麻醉后的恢复较其他卤化挥发性麻醉药快；与其他卤化挥发性麻醉药一样，同其他辅助麻醉药如一氧化二氮、芬太尼和咪达唑仑合用后最低有效浓度值减小。

本品有与异氟醚相似的抑制神经肌肉功能，可减少肌松剂琥珀胆碱、阿曲库铵、维库溴铵和泮库溴铵的需用量；与异氟醚一样产生相似的心血管作用，包括与剂量成比例地降低血压、增加右心充盈压和心率。本品抑制呼吸。

3. 适应证　适用于成年人手术时的诱导和维持麻醉；婴儿和儿童只可作维持麻醉，不可作为诱导麻醉。

4. 用法用量　本品必须通过专用的雾化吸入器使用。做全身麻醉时必须视患者反应而给药。

本品成年人剂量为 2.5% ~ 8.5%，儿童剂量为 5.2% ~ 10%，单用或加用一氧化二氮均可达到维持进行手术的麻醉深度。维持麻醉时应控制本品吸入量，以免过深发生血压过低。与阿片类或苯并二氮杂䓬合用应减少本品的麻醉用量。

5. 不良反应

（1）本品用于诱导麻醉时，可能引起咳嗽、窒息、呼吸困难、增加分泌物、喉痉挛和咽炎。

（2）本品用于维持麻醉时，可见头痛、心动过缓、高血压、窦性心律失常、心动过速、恶心、呕吐、增加流涎、窒息、呼吸困难、咳嗽增多、喉痉挛和结膜炎。

本品的不良反应多数是轻度和暂时一过性的。

6. 禁忌 对可能产生恶性高热者禁用。

7. 注意事项

（1）因本品在怀孕或分娩时的安全性未确定，故孕妇慎用。

（2）本品对婴儿和儿童不宜通过面罩作全身诱导麻醉，因为中重度不良反应发生率较高。

（3）本品可能增加对卤化麻醉药敏感者的危险。

（4）已知或疑有脑脊液压增加者，本品的浓度应 <0.8MAC（最低有效浓度），并密切注意维持脑脊液压。

8. 药物相互作用

（1）本品与常用的麻醉前药物或麻醉中的药物，例如肌肉松弛剂、静脉和局部麻醉药没有临床明显的不良相互作用。

（2）苯并二氮杂䓬和阿片类镇痛药可减少本品的 MAC。

（3）与其他麻醉药合用时可能暂时性升高血糖和白细胞数。

9. 规格 240mL。

二、静脉麻醉药

（一）硫喷妥钠

1. 其他名称 戊酸巴比妥钠、Sodium Pentothal、Pentothal。

2. 药理作用 本品为超短时作用的巴比妥类药物，脂溶性高，静脉注射后迅速通过血 – 脑脊液屏障，对中枢系统产生抑制作用，依所用剂量大小，出现镇静、安眠及意识消失等不同的作用。本品可降低脑耗氧量及脑血流量，在脑缺氧时对脑起到保护作用。有抑制交感神经、兴奋迷走神经的作用，如有严重刺激时可引起喉痉挛及气管痉挛；对循环和呼吸系统的抑制，与给药剂量及注入速度相关，大量快速注射，因直接抑制心肌和左心室功能及呼吸中枢，可使血压明显下降，呼口及微弱或停止；对肝、肾功能无明显影响，大剂量时对肝功能有一过性轻微抑制；术中低血压可使尿量减少，药物排泄时间延长；可降低眼压，但不影响糖代谢；可通过胎盘影响胎儿，使出生后的新生儿四肢无力，反应迟钝。

3. 适应证 静脉全身麻醉药。用于全身麻醉诱导、复合全身麻醉及小儿基础麻醉。

4. 用法用量 临用前，用灭菌注射用水溶解成 2.5% 溶液后应用。

（1）静脉麻醉：一般多用 5% 或 2.5% 溶液，缓慢注入。成人，一次 4 ~ 8mg/kg，经 30 秒左右即进入麻醉，神志完全消失，但肌肉松弛不完全，也不能随意调节麻醉浓度，故多用于小手术。如患者有呼吸快、发声、移动等现象，即为苏醒的表现，可再注射少量以持续麻醉。极量：一次 1g（即 5% 溶液 20mL）。

（2）基础麻醉：用于小儿、甲状腺功能亢进症及精神紧张患者，每次灌肠 30mg/kg（多用于小儿）；或肌内注射，每次成人 0.5g，小儿 15 ~ 20mg/kg，以 2.5% 溶液，作深部肌内注射。

（3）诱导麻醉：一般用 2.5% 溶液缓慢静注，一次 0.3g（不超过 0.5g），继以乙醚吸入。

（4）抗惊厥：每次静注 0.05 ~ 0.1g。

5. 不良反应

（1）本品易致呼吸抑制，静注时速度宜缓慢。

（2）可引起咳嗽、喉与支气管痉挛。

（3）麻醉后胃贲门括约肌松弛，易致误吸和反流。

（4）剂量过大或注射速度过快，易导致严重低血压和呼吸抑制；较大剂量可出现长时间延迟性睡眠。

（5）少数病例会出现异常反应，如神志持久不清、兴奋乱动、幻觉、皮肤及面部红晕、口唇或眼睑肿胀、瘙痒或皮疹、腹痛、全身发抖或局部肌肉震颤、呼吸不规则或困难甚至出现心律失常，应立即做有效的对症治疗。

（6）苏醒中常出现寒战发抖，一般可自行消失，如长时间昏睡不够清醒、头痛以及恶心呕吐时，应引起重视，需加强监护，以防出现意外。

6. 禁忌　休克低血压未纠正前、心力衰竭以及卟啉症患者等禁用。

7. 注意事项

（1）本品水溶液不稳定，应临用前配制，如发现沉淀、浑浊或变色即不能应用。

（2）本品呈强碱性，2.5% 的溶液 pH 值在 10 以上，静脉注射可引起组织坏死；误入动脉可出现血管痉挛、血栓形成，重者可出现肢端坏死；肌内注射易致深层肌肉无菌性坏死，无特殊情况不要应用。

（3）用于血容量不足或脑外伤患者，易出现低血压和呼吸抑制危象，甚至心搏骤停。

（4）用药时注意监测呼吸深度和频率、血压、脉搏、心律等。

（5）黏液水肿、阿狄森病、重症肌无力患者等应慎用。

（6）严重肝、肾、甲状腺功能不全及新生儿慎用。

（7）FDA 对本药的妊娠安全性分级为 C 级。

8. 药物相互作用

（1）与巴比妥药物间存在交叉过敏反应。

（2）本品与酸性药物配伍即出现沉淀。

（3）因有明显抑制呼吸作用，与吗啡等中枢神经抑制药合用作用加强，应适当减量。

（4）与降压药并用，应适当减少本品用量并减慢注射速度，以免血压剧降。

（5）与大量的氯胺酮同时并用，常出现呼吸慢而浅，两药均应减量。

（6）与静脉注射硫酸镁并用，中枢抑制加深。

（7）与吩噻嗪类药物尤其是异丙嗪并用时，在血压下降的过程中，中枢神经可先出现兴奋，而后进入抑制。

（8）与下列药物存在配伍禁忌：阿米卡星、青霉素 G、甲氧西林、头孢匹林、克林霉素、氯霉素、葡萄糖、茶苯海拉明、苯海拉明、麻黄碱、胰岛素、转化糖、果糖、间羟胺、去甲肾上腺素、纤溶酶、喷他佐辛、普鲁卡因、丙氯拉嗪、丙嗪、碳酸氢钠、磺胺异噁唑、琥珀酰胆碱、红霉素葡庚糖酸盐、红霉素乳糖醛酸盐、四环素。

9. 规格　注射剂：0.5g，1g（含无水碳酸钠 6%）。

（二）氯胺酮

1. 其他名称　凯他敏、Ketalar、Cl–18。

2. 药理作用　本品主要选择性抑制丘脑的内侧核，阻滞脊髓至网状结构的上行传导，兴奋边缘系统，并对中枢神经和脊髓中的阿片受体有亲和力。产生麻醉作用，主要是抑制兴奋性神经递质（乙酰胆碱、L–谷氨酸）及 N– 甲基 –D– 天门冬酸受体的结果；镇痛作用，主要由于阻滞脊髓至网状结构对痛觉传入的信号及与阿片受体的结合，而对脊髓丘脑传导无影响，故对内脏疼痛改善有限。静脉注射 1 ~ 2mg/kg 或肌内注射 4 ~ 6mg/kg，分别于 30 秒钟及 3 ~ 5 分钟意识消失。麻醉后出现睁眼凝视及眼球震颤，肢体肌力增强，呈木僵状态；眼泪、唾液分泌增多，术前用抗胆碱药可避免或减少发生。对交感神经和循环有兴奋作用，表现为血压升高、心率加快、眼内压和颅内压均升高、肺动脉压及心排出量皆高。但它对心肌有直接抑制作用，在循环衰竭患者更为突出。大剂量应用时，可出现呼吸抑制和呼吸暂停。对肝肾功能无明显影响。在麻醉恢复期常有恶心、呕吐发生。可使儿茶酚胺增高、血糖上升、内分泌亢进。不影响子宫收缩，但在剖宫产时应用本品，因血压升高而致出血量较多。

3. 适应证　本品适用于各种表浅而短小手术麻醉、不合作小儿的诊断性检查麻醉及全身复合麻醉。

4. 用法用量

（1）全身麻醉诱导：成人按体重静注 1 ~ 2mg/kg，维持可采用连续静滴。加用苯二氮䓬类药，可减少其用量。

（2）镇痛：成人先静注 0.2 ~ 0. 75 mg/kg，2 ~ 3 分钟注完，而后连续静滴。

（3）基础麻醉：临床个体间差异大，小儿肌内注射 4 ~ 5mg/kg，必要时追加 1/2 ~ 1/3 量。

5. 不良反应

（1）麻醉恢复期可出现幻觉、躁动不安、噩梦及谵语等，青壮年多见且严重。

（2）术中常有泪液、唾液分泌增多，血压、颅压及眼压升高。不能自控的肌肉收缩偶见。

（3）偶有呼吸抑制或暂停、喉痉挛及气管痉挛，多半是在用量较大、分泌物增多时发生。

6. 禁忌 顽固难治性高血压、严重的心血管疾病及甲状腺功能亢进患者禁用。

7. 注意事项

（1）颅内压增高、脑出血、青光眼患者不宜单独使用。

（2）静脉注射切忌过快，否则易致一过性呼吸暂停。

（3）苏醒期间可出现噩梦、幻觉，预先应用镇静药，如苯二氮䓬类，可减少此反应。

（4）完全清醒后心理恢复正常需一定时间，24 小时内不得驾驶车辆和操作机械。

（5）失代偿的休克患者或心功能不全患者可引起血压剧降，甚至心搏骤停。

（6）FDA 对本药的妊娠安全性分级为 B 级。

8. 药物相互作用

（1）氯胺酮与苯二氮䓬类及阿片类药物并月时，可延长作用时间并减少不良反应的发生，剂量应酌情减少。

（2）与氟烷等含卤全身麻醉药同用时，氯胺酮的作用延长，苏醒迟延。

（3）与抗高血压药或中枢神经抑制药合用时，尤其是氯胺酮用量偏大、静注过快时，可导致血压剧降或（和）呼吸抑制。

（4）服用甲状腺素的患者，氯胺酮有可能引起血压过高和心动过速。

9. 规格 注射剂：2mL ∶ 0.1g；10mL ∶ 0.1g；20mL ∶ 0.2g。

（三）依托咪酯

1. 其他名称 甲苄咪唑、福尔利、宜利妥。

2. 药理作用 本品为快速催眠性静脉全身麻醉药，其催眠效应较硫喷妥钠强 12 倍，具有类似 GABA 样作用。与巴比妥类药不同，本品在催眠作用开始时导致新皮层睡眠，降低皮质下抑制。本品对心血管和呼吸系统影响较小，可用于休克或创伤患者的全身麻醉诱导，单次静脉注射量大可引起短期呼吸暂停。不增加组胺释放，可降低脑内压、脑血流和眼内压。诱导剂量静脉注射（0.3mg/kg）依托咪酯可降低血浆皮质激素浓度，且可持续 6 ~ 8 小时，使肾上腺皮质对促肾上腺皮质激素（ACTH）失去正常反应。

3. 适应证 用于静脉全身麻醉诱导或麻醉辅助。

4. 用法用量 本品仅供静脉注射，剂量必须个体化。

用作静脉全身麻醉诱导，成人静脉注射 0.3mg/kg（范围 0.2 ~ 0.6mg/kg），于 30 ~ 60 秒内注完。合用琥珀酰胆碱或非去极化肌松药，便于气管内插管。术前给以镇静药，或在全身麻醉诱导 1 ~ 2 分钟注射芬太尼 0.1mg，应酌减本品用量。

10 岁以上儿童用量可参照成人。

5. 不良反应

（1）本品可阻碍肾上腺皮质产生可的松和其他皮质激素，引起暂时的肾上腺功能不全而出现水盐失衡、低血压甚至休克。术后或危重患者由于应用此药已有需要补充肾皮质激素的报道。

（2）本品用后常见恶心、呕吐、呃逆。

（3）本品可使肌肉发生阵挛，肌颤发生率约为 6%，不自主的肌肉活动发生率可达 32%。

（4）注射部位疼痛可达 20%，但若在肘部较大静脉内注射或用乳剂则发生率较低。

6. 禁忌

（1）癫痫患者及肝肾功能严重不全者禁用。

（2）有免疫抑制、脓毒血症及进行器官移植的患者禁用。

7. 注意事项

（1）使用本品须备有复苏设备，并能供氧。

（2）给药后有时可发生恶心呕吐，麻醉前给予东莨菪碱或阿托品可以预防误吸。

（3）与任何中枢性抑制剂并用，用量应酌减。

（4）麻醉前应用氟哌利多或芬太尼可减少肌阵挛的发生。

（5）如将本品作为氟烷的诱导麻醉剂，宜将氟烷用量减少。

（6）FDA 对本药的妊娠安全性分级为 C 级。

8. 药物相互作用

（1）与任何降压药合用，均可导致血压剧降，应避免伍用。

（2）长期大剂量静脉滴注依托咪酯可抑制肾上腺皮质对促肾上腺素的反应，导致血浆皮质激素低于正常，如遇中毒性休克、多发性创伤或肾上腺皮质功能低下的患者，可同时给适当氢化可的松。

9. 规格　注射剂：10mL，20mg。

（四）羟丁酸钠

1. 其他名称　γ－羟基丁酸钠、Sodium Oxybate。

2. 药理作用　本品静脉注射后 3 ～ 5 分钟出现嗜睡，10 ～ 15 分钟进入深睡，作用持续 90 ～ 120 分钟，有时可持续数小时不等。

（1）中枢神经系统：本品对中枢神经活动的抑制主要是由兴奋 GABA 受体所致。一般剂量作用于大脑皮质，大剂量也影响脑干及中脑，产生催眠作用，但不抑制网状激活系统，易出现肌肉抽搐、不随意运动及锥体外系症状。本品无镇痛作用。

（2）循环系统：对循环系统有兴奋作用，使血压稍高、脉搏慢而有力，对心排血量无影响，不引起颅内压增高。促使 K^+ 进入细胞内，心电图可显示 T 波低平、倒置，或出现 U 波。

（3）呼吸系统：一般剂量可使呼吸频率稍减慢，潮气量略增，但大剂量快速注射后能产生呼吸抑制。

（4）其他：能使咽喉反射迟钝、抑制，下颌松弛，表面麻醉后能施行气管内插管。

3. 适应证　静脉全身麻醉药。常与全身麻醉药或麻醉辅助药合用，用于复合全身麻醉的诱导和维持。

4. 用法用量

（1）常用量：①全身麻醉诱导：静脉注射，一次 60 ～ 80mg/kg，注射速度每分钟约 1g。小儿最大剂量 100mg/kg。成人诱导量 2 ～ 5g，手术时间长者每隔 1 ～ 2 小时追加 1 ～ 2g。②全身麻醉维持：静脉注射，一次 12 ～ 80mg/kg。③基础麻醉：成人用量为按体重 50 ～ 60mg/kg，小儿为 60 ～ 80mg/kg。

（2）极量：成人一次总量 300mg/kg。

5. 不良反应

（1）麻醉诱导与苏醒过程中可引起锥体外系症状。

（2）用药后呼吸道分泌物增加。

（3）本品能抑制呼吸，出现呼吸频率减慢。

6. 禁忌　严重低钾血症、严重高血压、酸血症、心脏房室传导阻滞以及癫痫患者禁用。

7. 注意事项

（1）注射 15 分钟后可出现血清钾一过性下降，对于低血钾患者应纠正后方能使用，在术中应监测心电图，如有 U 波出现，应及时处理。

（2）快速、大剂量静脉注射可引起心率减慢，有传导阻滞患者及心率低于 50 次 / 分钟患者慎用。

8. 药物相互作用

（1）与阿托品并用可减少本品对副交感神经兴奋作用，防止心率减慢发生。

（2）与肌松药并用时，可增强肌松作用。

（3）与巴比妥类及安定类药物并用时可减少锥体外系症状。

9. 规格　注射剂：10mL ∶ 2.5g。

（五）丙泊酚

1. 其他名称 丙扑佛、普罗佛尔、异丙酚、二异丙酚、普鲁泊福、Disoprofol、Diprivan。

2. 药理作用 本品通过激活 GABA 受体 – 氯离子复合物，发挥镇静催眠作用。临床剂量时，丙泊酚增加氯离子传导，大剂量时使 GABA 受体脱敏感，从而抑制中枢神经系统，产生镇静、催眠效应，其麻醉效价是硫喷妥钠的 1.8 倍。起效快，作用时间短，苏醒迅速。能抑制咽喉反射，有利于插管，很少发生喉痉挛。对循环系统有抑制作用，本品作全身麻醉诱导时，可引起血压下降，心肌血液灌注及氧耗量下降，外周血管阻力降低，心率无明显变化。丙泊酚可抑制二氧化碳的通气反应，表现为潮气量减少，清醒状态时可使呼吸频率增加。静脉注射常发生呼吸暂停，对支气管平滑肌无明显影响。丙泊酚能降低颅内压及眼压，减少脑耗氧量和脑血流量，镇痛作用很微弱。与其他中枢神经抑制药并用时有协同作用。应用丙泊酚可使血浆皮质激素浓度下降，但肾上腺皮质对外源性皮质激素反应正常。

3. 适应证 用于静脉全身麻醉诱导、“全静脉麻醉”的组成部分或麻醉辅助。

4. 用法用量 使用丙泊酚通常需要配合使用止痛药。丙泊酚可辅助用于脊髓和硬膜外麻醉。并与常用的术前用药、神经肌肉阻断药、吸入麻醉药和止痛药配合使用。作为全身麻醉以辅助区域麻醉技术，所需的剂量较低。

（1）麻醉给药：建议应在给药时（一般健康成年人每 10 秒约给药 40mg）调节剂量，观察患者反应直至临床体征表明麻醉起效。大多数年龄小于 55 岁的成年患者，需要 2 ~ 2.5mg/kg 的丙泊酚；超过该年龄需要量一般要减少；ASA Ⅲ级和Ⅳ级患者的给药速率应更低，每 10 秒约 20mg。

（2）麻醉维持：通过持续输注或重复单次注射给予丙泊酚都能够较好地达到维持麻醉所需要的浓度。持续输注所需的给药速率在个体之间有明显的不同，通常每小时 4 ~ 12mg/kg 的速率范围能保持令人满意的麻醉。用重复单次注射给药，应根据临床需要，每次给予 25 ~ 50mg 的量。

（3）ICU 镇静：当作为对正在强化监护而接受人工通气患者的镇静药物使用时，建议持续输注丙泊酚。输注速率应根据所需要的镇静深度进行调节，通常每小时 0.3 ~ 0.4mg/kg 的输注速率范围，应能获得令人满意的镇静效果。

（4）人工流产手术：术前以 2.0mg/kg 剂量实行麻醉诱导，术中若因疼痛患者有肢体动时，以 0.5mg/kg 剂量追加，应能获得满意的效果。

年龄超过 55 岁的患者应在给药时观察患者的反应，通常麻醉诱导所需的剂量可能较低。

儿童不建议使用丙泊酚注射液。不推荐丙泊酚作为小儿镇静药物使用。

（5）给药方式：未稀释的丙泊酚注射液能直接用于输注。当使用未稀释的丙泊酚注射液直接输注时，建议使用微量泵或输液泵，以便控制输注速率。

丙泊酚注射液也可以稀释后使用，但只能用 5% 葡萄糖注射液稀释，存放于 PVC 输液袋或输液瓶中。稀释度不超过 1 ∶ 5（2mg/mL）。用于麻醉诱导部分的丙泊酚注射液，可以以小于 20 ∶ 1 的比例与 0.5% 或 1% 的利多卡因注射液混合使用。稀释液应无菌制备，给药前配制。该稀释液在 6 小时内是稳定的。

5. 不良反应

（1）可能出现低血压和短暂的呼吸暂停，这与药物剂量、术前用药或使用其他药物有关。偶尔发生低血压时，需要减慢给药速度和（或）进行液体治疗，必要时用血管收缩药进行治疗。有发生心动过缓和心脏停搏的病例报告。

（2）丙泊酚麻醉诱导时可能出现轻微躁动。个别病例出现肺水肿。

（3）麻醉维持期间偶尔出现咳嗽。

（4）在麻醉恢复期间，极少数病例可能发生恶心、呕吐、头痛、寒战或发冷、欣快感及性欲亢进。

（5）有报告极少数病例使用丙泊酚出现癫痫样活动，如惊厥和角弓反张，个别病例延迟数小时到数天后发生。癫痫患者使用丙泊酚时，个别病例出现惊厥。

（6）有报告长期应用丙泊酚，极少数病例出现术后发热及尿颜色改变。

（7）极少数病例使用丙泊酚后发生过敏反应，包括 Quincke 水肿、支气管痉挛、红斑和低血压。

（8）应用丙泊酚后，报告有发生胰腺炎的罕见病例，但没有明显的因果关系。

（9）在罕见的病例中，当丙泊酚在 ICU 用于镇静超过每小时 4mg/kg 的剂量时，有发生横纹肌溶解、代谢性酸中毒、高钾血症或心脏衰竭的报告，有时甚至死亡，极少发生血栓症与静脉炎。

（10）本品可引起注射部位的局部疼痛，故可与利多卡因合用或选择前臂大静脉或肘静脉穿刺以减轻。与利多卡因合用时，可能出现以下不良反应：头晕、呕吐、困倦、惊厥、心动过缓、心律不齐和休克。

（11）当发生静脉处渗漏时，个别病例可能出现严重组织反应。

6. 禁忌　对丙泊酚或其中的乳化剂成分过敏者禁用。

7. 注意事项

（1）丙泊酚注射液应该由受过训练的麻醉医师或加强监护病房医生来给药。用药期间应保持呼吸道畅通，备有人工通气和供氧设备。丙泊酚注射液不应由外科医师或诊断性手术医师给药。患者全身麻醉后必须保证完全苏醒后方能出院。

（2）癫痫患者使用丙泊酚可能有惊厥的危险。

（3）对于心脏病、呼吸系统疾病、循环血量减少者及衰弱患者，使用丙泊酚注射液与其他麻醉药一样应该谨慎。

（4）丙泊酚注射液若与其他可能会引起心动过缓的药物合用时应该考虑静脉给予抗胆碱能药物。

（5）脂肪代谢紊乱或必须谨慎使用脂肪乳剂的患者使用丙泊酚注射液应谨慎。

（6）使用丙泊酚注射液前应该摇匀。输注过程不得使用串联有终端过滤器的输液装置。一次使用后的丙泊酚注射液所余无论多少，均应该丢弃，不得留作下次重用。

（7）FDA 对本药的妊娠安全性分级为 B 级。

8. 药物相互作用

（1）丙泊酚与吸入麻醉药、肌松药伍用，相互间无相关作用。

（2）与地西泮、咪达唑仑合用时延长睡眠时间。

（3）阿片类药物可增强其呼吸抑制作用。

9. 规格　注射剂：20mL ∶ 0.2g；50mL ∶ 0.5g；100mL ∶ 1g。

（六）咪达唑仑

1. 其他名称　速眠安、力月西、Dormicum。

2. 药理作用　本品为苯二氮草类的一种，通过和苯二氮草受体（BZ 受体）结合发挥作用，BZ 受体位于神经元突触膜上，与 GABA 受体相邻，偶合于共同的氯离子通道，在 BZ 受体水平存在着 GABA 调控蛋白，它能阻止 GABA 与其受体结合，而本品与 BZ 受体结合时就阻止调控蛋白发生作用，从而增强 GABA 与其受体的结合，由此一系列作用，并依据和 BZ 受体结合的多少，依次产生抗焦虑、镇静、催眠甚至意识消失。动物实验结果表明，本品具有明显的镇静、肌松、抗惊厥、抗焦虑药理作用。

3. 适应证

（1）麻醉前给药。

（2）全身麻醉醉诱导和维持。

（3）椎管内麻醉及局部麻醉时辅助用药。

（4）诊断或治疗性操作（如心血管造影、心律转复、支气管镜检查、消化道内镜检查等）时患者镇静。

（5）ICU 患者镇静。

4. 用法用量　本品为强镇静药，注射速度宜缓慢，剂量应根据临床需要、患者生理状态、年龄和伍用药物情况而定。

（1）肌内注射：用 0.9% 氯化钠注射液稀释。

（2）静脉给药：用 0.9% 氯化钠注射液、5% 或 10% 葡萄糖注射液、5% 果糖注射液、林格液稀释。

（3）麻醉前给药：在麻醉诱导前 20 ~ 60 分钟使用，剂量为 0.05 ~ 0.075mg/kg，肌内注射。老年患者剂量酌减。全身麻醉诱导常用 5 ~ 10mg（0.1 ~ 0.15mg/kg）。

（4）局部麻醉或椎管内麻醉辅助用药：分次静脉注射 0.03 ~ 0.04mg/kg。

（5）ICU 患者镇静：先静注 2 ~ 3mg，继之以 0.05mg/（kg・h）静脉滴注维持。

5. 不良反应

（1）较常见的不良反应为嗜睡、镇静过度、头痛、幻觉、共济失调、呃逆和喉痉挛。

（2）静脉注射还可发生呼吸抑制及血压下降，极少数可发生呼吸暂停、停止或心搏骤停，有时可发生血栓性静脉炎。

（3）直肠给药，一些患者可有欣快感。

6. 禁忌　对苯二氮䓬类过敏患者、重症肌无力患者、精神分裂症患者、严重抑郁状态患者禁用。

7. 注意事项

（1）用作全身麻醉诱导术后常有较长时间再睡眠现象，应注意保持患者气道通畅。

（2）本品不能用 6% 葡聚糖注射液或碱性注射液稀释或混合。

（3）长期静脉注射咪达唑仑，突然撤药可引起戒断综合征，推荐逐渐减少用量。

（4）肌内或静脉注射咪达唑仑后至少 3 个小时不能离开医院或诊室，之后应有人伴随才能离开。至少 12 个小时内不得驾驶车辆或操作机器等。

（5）慎用于体质衰弱者或慢性阻塞性肺疾病、慢性肾功能衰竭、肝功能损害或充血性心力衰竭患者，若使用咪达唑仑应减小剂量并进行生命体征的监测。

（6）FDA 对本药的妊娠安全性分级为 D 级。

8. 药物相互作用

（1）咪达唑仑可增强催眠药、镇静药、抗焦虑药、抗抑郁药、抗癫痫药、麻醉药和镇静性抗组胺药的中枢抑制作用。

（2）一些肝药酶抑制药，特别是 CYP 3A4 抑制药物，可影响咪达唑仑的药代动力学，使其镇静作用延长。

（3）酒精可增强咪达唑仑的镇静作用。

9. 规格　注射剂：1mL ∶ 5mg；2mL ∶ 10mg；3mL ∶ 15mg。

第二节　局部麻醉药

一、普鲁卡因

1. 其他名称　奴佛卡因、凯宁。

2. 药理作用　本品为酯类局部麻醉药，能暂时阻断神经纤维的传导而具有麻醉作用。本品对皮肤、黏膜穿透力弱，不适于表面麻醉。本品对中枢神经系统常量抑制，过量兴奋。首先引起镇静、头昏，痛阈提高，继而引起眩晕、定向障碍、共济失调，中枢抑制继续加深，出现知觉迟钝、意识模糊，进而进入昏迷状态。剂量继续加大，可出现肌肉震颤、烦躁不安和惊厥等中枢兴奋的中毒症状。本品小剂量有兴奋交感神经的作用，使心率加快、血压上升，剂量加大，由于心肌抑制、外周血管扩张、神经节轻度阻断而血压下降，心率增快。本品抑制突触前膜乙酰胆碱释放，产生一定的神经肌肉阻断，可增强非去极化肌松药的作用，并直接抑制平滑肌，可解除平滑肌痉挛。

3. 适应证　用于浸润麻醉、阻滞麻醉、腰椎麻醉、硬膜外麻醉及封闭疗法等。

4. 用法用量　浸润麻醉：0.25% ~ 0.5% 水溶液，每小时不得超过 1.5g。阻滞麻醉：1% ~ 2% 水溶液，每小时不得超过 1.0g。硬膜外麻醉：2% 水溶液，每小时不得超过 0.75g。

5. 不良反应

（1）本品可有高敏反应和过敏反应，个别患者可出现高铁血红蛋白症。

（2）剂量过大，吸收速度过快或误入血管可致中毒反应。

6. 禁忌

（1）心、肾功能不全，重症肌无力等患者禁用。

（2）对本品过敏者禁用。

7. 注意事项

（1）给药前必须做皮内敏感试验，遇周围有较大红晕时应谨慎。

（2）除有特殊原因外，一般不必加肾上腺素，如确要加入，应在临用时加，且高血压患者应谨慎。

（3）药液不得注入血管内，给药时应反复抽吸，不得有回血。

（4）本品的毒性与给药途径、注速、药液浓度、注射部位、是否加入肾上腺素等有关。营养不良、饥饿状态更易出现毒性反应，应予减量。

（5）给予最大剂量后应休息 1 小时以上方准行动。

（6）脊椎麻醉时尤其需调节阻滞平面，随时观察血压和脉搏的变化。

（7）注射器械不可用碱性物质如肥皂、煤酚皂溶液等洗涤消毒。注射部位应避免接触碘。

8. 药物相互作用

（1）可加强肌松药的作用，使肌松药作用时间延长，与肌松药合用宜减少肌松药的量。

（2）与其他局部麻醉药合用时应减量。

（3）本品可减弱磺胺类药物的药效，不宜同时应用磺胺类药物。

（4）本品可增强洋地黄类药物的作用，合用可导致其毒性反应。

（5）新斯的明等抗胆碱酯酶药物可干扰本品代谢，使本品毒性增强，忌联合应用。

（6）本品可加深麻醉性镇痛药对呼吸的抑制及致低血压的作用。

（7）本品忌与下列药品配伍：碳酸氢钠、巴比妥类、氨茶碱、硫酸镁、肝素、硝普钠、甘露醇、甲基硫酸新斯的明、氢化可的松、地塞米松等。

9. 规格　注射剂：2mL，40mg；10mL，100mg；20mL，50mg；20mL，100mg。普鲁卡因维生素 C 射剂：20mL（普鲁卡因 50mg，维生素 C 100mg）。

二、丁卡因

1. 其他名称　地卡因、潘托卡因、四卡因。

2. 药理作用　临床常用其盐酸盐。作用于外周神经，稳定神经组织细胞膜，减少钠离子内流，使正常的极化与去极化交替受阻，神经冲动传递无法进行，起到止痛作用。

3. 适应证　用于硬膜外阻滞、蛛网膜下隙阻滞、神经传导阻滞、黏膜表面麻醉。

4. 用法用量

（1）硬膜外阻滞：常用浓度为 0.15% ~ 0.3% 溶液，与盐酸利多卡因合用，最大浓度为 0.3%，一次常用量为 40 ~ 50mg，极量为 80mg。

（2）蛛网膜下隙阻滞：常用其混合液（1% 盐酸丁卡因 1mL 与 10% 葡萄糖注射液 1mL、3% 盐酸麻黄碱 1mL 混合使用），一次常用量为 10mg，15mg 为限量，20mg 为极量。

（3）神经传导阻滞：常用浓度为 0.1% ~ 0.2%，一次常用量为 40 ~ 50mg，极量为 100mg。

（4）黏膜表面麻醉：常用浓度为 1%，眼科用 1% 等渗溶液，耳鼻喉科用 1% ~ 2% 溶液，一次限量为 40mg。

5. 不良反应

（1）毒性反应：本品药效强度为普鲁卡因的 10 倍，毒性也比普鲁卡因大 10 倍，毒性反应发生率也比普鲁卡因高，常由于剂量大、吸收快或操作不当引起，如误注入血管使血药浓度过高等。用药过量的中毒症状表现为：头昏、目眩，继之寒战、震颤、恐慌，最后可致惊厥和昏迷，并出现呼吸衰竭和血压下降，需及时抢救。

（2）变态反应：对过敏患者可引起猝死，即使表面麻醉时也需注意。

（3）其他：可产生皮疹或荨麻疹，颜面、口或（和）舌咽区水肿等。

6. 禁忌

（1）对本品过敏者禁用。

（2）严重过敏体质者禁用。

（3）心肾功能不全、重症肌无力等患者禁用。

7. 注意事项

（1）本品为酯类局部麻醉药，与普鲁卡因可能有交叉过敏反应，故对普鲁卡因或具有对氨基苯甲酸结构的药物过敏者慎用。

（2）与其他局部麻醉药合用时，本品应减量。

（3）大剂量可致心脏传导系统和中枢神经系统出现抑制。

（4）本品可与肾上腺素合用，一般浓度为 1 ∶ 200 000，即 20mL 药液中加 0.1% 肾上腺素 0.1mL。其作用为使血管收缩、血流量减少、药物吸收减慢、作用持续时间延长等。但这种合用不适用于心脏病、高血压、甲状腺功能亢进、周围血管疾病等患者。

（5）药液不得注入血管内，注射时需反复抽吸，不可有回血。

（6）注射部位不能遇碘，以防引起本品沉淀。

（7）年老体弱、营养不良、饥饿状态易出现毒性反应，应减量。

（8）肝功能不全、血浆胆碱酯酶活动减弱时应减量。

（9）皮肤或黏膜表面损伤、感染严重的部位需慎用。

（10）椎管内麻醉时尤其需调节阻滞平面，并随时观察血压和脉搏的变化。

（11）神经传导阻滞、硬膜外阻滞以及蛛网膜下隙阻滞，由于使用不当致死者屡见。为了防止中毒、死亡，在用药期间即使表面黏膜麻醉也应监测呼吸与循环系统的功能状态，包括心血管情况、中枢神经活动情况、胎儿心率。同时对呼吸和循环等方面的意外，应做到有预见，觉察及时，防治和抢救得法，时间上没有延误。

（12）本品的毒性与给药途径、给药速度、药液浓度、注射部位、是否加入肾上腺素等有关，必须严格操作和管理，控制单位时间内的用量。

（13）给予最大用量后应休息 3 小时以上方准行动。

（14）注射器械不可用碱性物质如肥皂、煤酚皂溶液等洗涤消毒。

（15）禁用于浸润局部麻醉、静脉注射和静脉滴注。

（16）FDA 对本药的妊娠安全性分级为 C 级。

8. 药物相互作用

（1）不得与碱性药液合用。

（2）如合用某些酸性药液，由于 pH 值不同，也可影响本品的解离，以致局部麻醉减效或起效时间延迟。

（3）不宜同时服用磺胺类药物。

9. 规格　注射剂：5mL ∶ 50mg；胶浆剂：5g ∶ 0.05g；滴眼液：0.5% ～ 1%；溶液：0.5% ～ 20%。

三、丙关卡因

1. 其他名称　丙对卡因、爱尔凯因。

2. 药理作用　本品为表面麻醉药，作月强度略大于同浓度的丁卡因，作用开始迅速。因毒性较大，不作注射用。

3. 适应证　眼科表面麻醉，如眼压计测量眼内压、手术缝合及取异物、结膜及角膜刮片，前房角膜检查、三面镜检查以及其他需表面麻醉的操作。

4. 用法用量

（1）短时间麻醉：操作前 1 ~ 2 滴，必要时可追加 1 滴。

（2）取异物或缝线拆除等小手术：每 5 ~ 10 分钟 1 ~ 2 滴，1 ~ 3 次。

（3）长时间麻醉如白内障摘除术：等每 5 ~ 10 分钟 1 ~ 2 滴，3 ~ 5 次。

5. 不良反应　偶有过敏现象发生。

6. 禁忌　对丙美卡因过敏者禁用。

7. 注意事项

（1）甲状腺功能亢进或心脏病患者使用本品应特别慎重。

（2）表面麻醉剂不宜长期使用，长期使用可能引起角膜损伤、视力减退或伤口愈合延迟。

（3）使用本品时应防止异物进入眼内并禁止揉擦眼睛。

9. 规格　滴眼剂：15mL ∶ 75mg。

四、奥布卡因

1. 其他名称　丁氧普鲁卡因、倍诺喜。

2. 药理作用　本品为苯甲酸酯类局部麻醉药，通过阻断作用位点附近的感觉神经末梢神经冲动的传播和传导而发挥局部麻醉作用。本品滴眼，部分动物只引起短暂的结膜刺激或充血，对瞳孔直径、调节机能、光觉、眼压等功能及角膜上皮无影响。

3. 适应证　用于各科检查、处置、小手术的表面麻醉和润滑止痛。

4. 用法用量

（1）滴眼剂：滴入眼结膜囊内，成人一次 1 ~ 4 滴，可根据年龄、体质适当增减。

（2）凝胶剂：①胃镜检查或食管扩张：可将本品 10 ~ 20mL 含在咽喉部位，大约 5 分钟后咽下，或滴于患者舌根部，令患者做吞咽动作，立即起麻醉作用。同时将本品涂于胃镜管或扩张器的表面（起润滑作用）即可操作。做咽喉或声带检查时，可用上述方法进行。②拔牙：拔牙后将本品滴于拔除处，即可起止痛作用。如牙痛难忍又不能马上拔除时，可用本品暂时止痛。③男性尿道插管：先将尿道口洗净消毒，将软管插入尿道，将本品挤入（10 ~ 20mL），用阴茎夹夹住 2 分钟后即可插入膀胱镜等器械进行镜检或检查、处置。导尿方法同上。用于女性尿道时基本方法同上。④妇科阴道检查：基本方法同上，同时可在阴道镜或其他器械上涂本品适量，以增加润滑减少阴道损伤。用于人工流产时，可将本品涂在宫颈上，2 分钟左右宫颈即可松弛。⑤肛裂：直接将本品涂于肛门上即可。

5. 不良反应

（1）可出现眼部刺激症状，偶尔会出现角膜糜烂等，也可能发生过敏反应，均应立即停止使用。

（2）严重不良反应为休克，一旦出现恶心、面色苍白等症状时应立即停止使用并采取适当的救治措施。

6. 禁忌　对本品及苯甲酸酯类局部麻醉药（可卡因除外）过敏者禁用。

7. 注意事项

（1）本品不含防腐剂，采用单剂量无菌塑料瓶包装，为一次性使用产品。

（2）忌作为镇痛剂使用。

（3）忌注射使用。

（4）勿将本品交患者自行使用。

（5）滴眼时，请勿使容器前端触及眼睛及睫毛，避免污染瓶内药水。

（6）滴入药水后，应密切观察患者的全身状态，并尽可能用最小量的药物。

（7）滴入药水时可能会出现一过性刺激，一般仍可继续使用。

（8）频繁使用可能会引起角膜损伤。

（9）FDA 对本药的妊娠安全性分级为 C 级。

8. 药物相互作用

（1）高血压、动脉硬化、心功能不全、甲状腺功能亢进、糖尿病、血管痉挛等疾病的患者使用本品时同用血管收缩药如肾上腺素、去甲肾上腺素等，可能会引起上述症状的加剧，应禁用。

（2）含卤素的吸入麻醉药（如环丙烷、氟烷等）与血管收缩药同用的情况下使用本品，可能会增大发生心律不齐的可能性，应慎用。

（3）三环类抗精神病药与血管收缩药同用的情况下使用本品，可能会引起急性血压升高，应慎用。

9. 规格 滴眼剂：0.5mL ： 2mg；20mL ： 80mg；凝胶剂：10mL ： 30mg。

五、利多卡因

1. 其他名称 塞罗卡因。

2. 药理作用 为酰胺类局部麻醉药。从血液吸收后或静脉给药，对中枢神经系统有明显的兴奋和抑制双相作用，且可无先驱的兴奋，血药浓度较低时，出现镇痛和思睡、痛阈提高；随着剂量加大，作用或毒性增强，亚中毒血药浓度时有抗惊厥作用；当血药浓度超过 5mg/mL 时可发生惊厥。本品在低剂量时，可促进心肌细胞内 K^+ 外流，降低心肌的自律性，而具有抗室性心律失常作用；在治疗剂量时，对心肌细胞的电活动、房室传导和心肌的收缩无明显影响；血药浓度进一步升高，可引起心脏传导速度减慢，房室传导阻滞，抑制心肌收缩力，使心排血量下降。

3. 适应证 本品为局部麻醉药及抗心律失常药。主要用于浸润麻醉、硬膜外麻醉、表面麻醉（包括在胸腔镜检查或腹腔手术时作黏膜麻醉用）及神经传导阻滞。本品也可用于急性心肌梗死后室性期前收缩和室性心动过速，亦可用于洋地黄类中毒、心脏外科手术及心导管引起的室性心律失常。本品对室上性心律失常通常无效。

4. 用法用量

（1）注射剂：如下所述。

1）麻醉用量：

a. 成人常用量：①表面麻醉：2% ~ 4% 溶液，一次不超过 100mg。注射给药时一次量不超过 4.5mg/kg（不用肾上腺素）或 7mg/kg（用 1 ： 200 000 浓度的肾上腺素）。②骶管阻滞用于分娩镇痛：用 1% 溶液，以 200mg 为限。③硬脊膜外阻滞：胸腰段用 1.5% ~ 2% 溶液，250 ~ 300mg。④浸润麻醉或静注区域阻滞：用 0.25% ~ 0.5% 溶液，50 ~ 300mg。⑤外周神经阻滞：臂丛（单侧）用 1.5% 溶液，250 ~ 300mg; 牙科用 2% 溶液，20 ~ 100mg; 肋间神经（每支）用 1% 溶液，30mg，300mg 为限；宫颈旁浸润用 0.5% ~ 1% 溶液，左右侧各 1 000mg; 椎旁脊神经阻滞（每支）用 1% 溶液，30 ~ 50mg，300mg 为限；阴部神经用 0.5% ~ 1% 溶液，左右侧各 100mg。⑥交感神经节阻滞：颈星状神经用 1% 溶液，50mg; 腰麻用 1% 溶液，50 ~ 100mg。⑦一次限量，不加肾上腺素为 200mg（4mg/kg），加肾上腺素为 300 ~ 350mg（6mg/kg）；静注区域阻滞，极量 4mg/kg; 治疗用静注，第一次初量 1 ~ 2mg/kg，极量 4mg/kg，成人静滴每分钟以 1mg 为限；反复多次给药，间隔时间不得短于 45 ~ 60 分钟。

b. 小儿常用量：随个体而异，一次给药总量不得超过 4mg/kg，常用 0.25% ~ 0.5% 溶液，特殊情况才用 1% 溶液。

2）抗心律失常：

a. 常用量：①静脉注射：1 ~ 1.5mg/kg（一般用 50 ~ 100mg）作首次负荷量，静注 2 ~ 3 分钟，必要时每 5 分钟后重复静脉注射 1 ~ 2 次，但 1 小时之内的总量不得超过 300mg。②静脉滴注：一般以 5% 葡萄糖注射液配成 1 ~ 4mg/mL 药液滴注或用输液泵给药。在用负荷量后可继续以每分钟 14mg 速度静滴维持，或以每分钟 0.015 ~ 0.03mg/kg 速度静脉滴注。老年人、心力衰竭、心源性休克、肝血流量减少、肝或肾功能障碍时应减少用量。

b. 极量：静脉注射 1 小时内最大负荷量为 4.5mg/kg（或 300mg），最大维持量为每分钟 4mg。

（2）胶浆剂：成人常用来涂抹于导管的外壁；妇女做阴道检查时可用棉签蘸 5 ~ 7mL 涂于局部。

（3）气雾剂或喷雾剂：可供做内镜用，每次 10 ~ 30mL，限量 3mg/kg。

5. 不良反应

（1）本品可作用于中枢神经系统，引起嗜睡、感觉异常、肌肉震颤、惊厥、昏迷及呼吸抑制等不良反应。

（2）可引起低血压及心动过缓。血药浓度过高，可引起心房传导速度减慢、房室传导阻滞以及抑制心肌收缩力和心输出量下降。

6. 禁忌

（1）对局部麻醉药过敏者禁用。

（2）阿 – 斯综合征、预激综合征、严重心脏传导阻滞（包括窦房、房室及心室内传导阻滞）患者静脉禁用。

7. 注意事项

（1）防止误入血管，注意局部麻醉药中毒症状的观察。

（2）肝肾功能障碍、肝血流量减低、充血性心力衰竭、严重心肌受损、低血容量及休克等患者慎用。

（3）对其他局部麻醉药过敏者，可能对本品也过敏，但利多卡因与普鲁卡因胺、奎尼丁间尚无交叉过敏反应的报道。

（4）要严格掌握浓度和用药总量，超量可引起惊厥及心搏骤停。

（5）其体内代谢较普鲁卡因慢，有蓄积作用，可引起中毒而发生惊厥。

（6）用药期间应注意检查血压、监测心电图，并备有抢救设备。心电图 PR 间期延长或 QRS 波增宽，出现其他心律失常或原有心律失常加重者应立即停药。

8. 药物相互作用

（1）与西咪替丁以及 β 受体阻滞剂如普萘洛尔、美托洛尔、纳多洛尔合用，利多卡因经肝脏代谢受抑制，利多卡因血药浓度增加，可发生心脏和神经系统不良反应。应调整利多卡因剂量，并应心电图监护及监测利多卡因血药浓度。

（2）巴比妥类药物可促进利多卡因代谢，两药合用可引起心动过缓、窦性停搏。

（3）与普鲁卡因胺合用，可产生一过性谵妄及幻觉，但不影响本品血药浓度。

（4）异丙肾上腺素因增加肝血流量，可使本品的总清除率升高；去甲肾上腺素因减少肝血流量，可使本品总清除率下降。

（5）与下列药品有配伍禁忌：苯巴比妥、硫喷妥钠、硝普钠、甘露醇、两性霉素 B、氨苄西林、美索比妥、磺胺嘧啶钠。

9. 规格　注射剂：5mL ∶ 50mg；5mL ∶ 100mg；10mL ∶ 200mg；20mL ∶ 400mg。气雾剂：2%；4%。胶浆剂：2%。

第三节　骨骼肌松弛药

一、筒箭毒碱

1. 其他名称　管箭毒碱、狄沙林、可拉灵。

2. 药理毒理　本品为竞争性烟碱样受体阻断剂，能与运动终板上的烟碱样受体结合，阻止乙酰胆碱对运动终板膜所起的除极作用，使骨骼肌松弛。作用由眼部开始，继之肢体、颈部、躯干，最后肋间肌松弛，出现腹式呼吸，剂量过大则抑制膈肌，使膈肌全部麻痹而死亡。对神经节及肾上腺髓质有一定的阻断作用，而引起血压下降和心率减慢。静脉注射过快，可引起组胺释放，产生血压下降、支气管痉挛、支气管腺体及唾液腺分泌增多。本品可使凝血功能减退。

3. 适应证

（1）用于麻醉中维持较长时间（>30 分钟）的肌松。

（2）用于电休克的对症处理。

（3）小剂量用于确诊重症肌无力。

4. 用法用量

（1）成人常用量：如下所述。

1）手术中维持肌松：先静注 10 ~ 15mg（0.2 ~ 0.3mg/kg），药效持续 60 ~ 100 分钟，以后每隔 60 ~ 90 分钟追加 5 ~ 10mg。

2）电休克：0.15mg/kg，30 ~ 90 秒钟内静注，即可控制肌强直。一般先静注 3mg，观察反应后，再决定进一步用量。

（2）小儿用量：静脉注射 0. 25 ~ 0. 5mg/kg，维持量为初量的 1/5 ~ 1/6。

5. 不良反应　主要为心率加快、支气管痉挛。大剂量可引起血压下降和循环虚脱。

6. 禁忌　禁用于重症肌无力。

7. 注意事项

（1）有过敏史者慎用。

（2）应静脉缓慢注射。

（3）支气管哮喘患者应避免使用。

8. 药物相互作用

（1）卤化吸入麻醉药和多种抗生素（氨基糖苷类、林可霉素类）可以增加氯化筒箭毒碱的肌松作用。

（2）本品可增加肉毒碱作用的危险，不宜合用。

9. 规格　注射剂：1mL ∶ 10mg。

二、泮库溴铵

1. 其他名称　潘可罗宁、本可松、巴活朗、Pavulon、Myoblock。

2. 药理作用　本品为类固醇铵类中长效非去极化型肌肉松弛药，能与递质乙酰胆碱竞争神经肌肉接头的胆碱受体，从而产生骨骼肌的松弛，强度为氯化筒箭毒碱的 5 ~ 7 倍，时效较之为短或与之近似。由于抗迷走神经作用及儿茶酚胺释放作用，用药后轻度心率加快，外周阻力增加，血压升高。临床剂量无神经节阻断作用，组胺释放作用较弱，不引起低血压。能解除肌肉成束收缩、强直、阵挛或惊厥，便于机械通气管理。

3. 适应证　用于气管插管、术中肌肉松弛维持。

4. 用法用量　静脉注射，成人常用量 40 ~ 100μg/kg。

5. 不良反应

（1）可产生心血管作用，如心率略增快，平均动脉血压和心输出量略增加。

（2）极少数患者可出现过敏反应和组胺释放。

（3）在麻醉过程中有时出现流涎，持别是术前未使用抗胆碱能药物时。

（4）可使正常及升高之眼压明显下降数分钟之久，也会产生缩瞳。

6. 禁忌

（1）对本品及溴离子过敏史者、严重肝肾功能不全和重症肌无力患者禁用。

（2）高血压、心动过速及心肌缺血时应避免使用。

7. 注意事项

（1）本品必须在有经验的医师监护下使用。

（2）本品可引起呼吸肌松弛，应给患者使用机械呼吸，直至自主呼吸恢复为止。

（3）本品使用过程中过敏反应的发生率不高，但应密切注意，并采用相应的防范准备和措施。

（4）妊娠毒血症患者用硫酸镁治疗时，可加强神经肌肉阻断作用，此时使用该药，用量要减少。

（5）梗阻性黄疸患者、神经肌肉性疾病（肌病、脊髓灰质炎史者等）患者应慎用。

（6）具有高血压倾向者如嗜铬细胞瘤患者或肾脏疾病引起的高血压应慎用。

（7）电解质紊乱（低血钾、高血镁、低血钙等）、pH 值改变以及脱水时慎用，上述情况的出现要求在必要时预先加以纠正。

（8）采取低温技术实施手术时，神经肌肉阻断作用下降。相反，当恢复正常体温时，神经肌肉阻断作用恢复正常。

（9）本品不能与其他药物或溶液混合使用。

（10）泮库溴铵注射液仅供静脉注射用；可用 0.9% 氯化钠注射液、5% 葡萄糖注射液、乳酸盐林格液稀释或混合。

（11）本品用量与个体差异、麻醉方法、手术持续时间及同其他药物的相互作用有关；为控制神经肌肉阻断作用和恢复，建议使用外周神经刺激器。

（12）肥胖患者应考虑身体净重而酌减剂量。

（13）由于吸入性麻醉剂会增强本品作用，当使用这类麻醉剂时，应减少本品用量。

（14）泮库溴铵注射液打开后应及时使用，使用后之剩余药液应该丢弃。

（15）FDA 对本药的妊娠安全性分级为 C 级。

8. 药物相互作用　影响泮库溴铵非去极化神经肌肉阻断作用的药物如下。

（1）增效作用的药物：吸入麻醉剂（如氟烷、乙醚、安氟醚、异氟醚）、硫喷妥钠、氯胺酮、芬太尼、甲苄咪唑等，尤以安氟醚和异氟醚作用更为强大。

其他非去极化神经肌肉松弛剂，如琥珀酰胆碱、氨基苷类抗生素、多肽类抗生素、利尿剂、肾上腺素受体阻断剂、维生素 B_1、单胺氧化酶抑制剂、奎尼丁、鱼精蛋白、苯妥英、咪唑安定、甲硝唑、镁盐等都能增强其作用，应予充分注意。

（2）减效作用药物：新斯的明、腾喜龙、吡啶斯的明、去甲肾上腺素、硫唑嘌呤、茶碱、氯化钾、氯化钙。

9. 规格　注射剂：2mL ∶ 4mg；5mL ∶ 10mg；10mL ∶ 10mg。

三、罗库溴铵

1. 其他名称　万可松、爱可松、Esmeron、Zemuron。

2. 药理作用　本品是一起效迅速、中等时效的非去极化肌松药，具有该类药物所有的药理作用特性（箭毒样作用）。通过与运动终板处 N 型乙酰胆碱受体竞争性结合产生作用。其作用可被乙酰胆碱酯酶抑制剂如新斯的明、依酚氯铵和吡啶斯的明拮抗。

3. 适应证　作为全身麻醉的辅助剂，适用于全身麻醉、使骨骼肌松弛和气管内插管。

4. 用法用量　成人气管插管，0.6mg/kg。维持剂量：0.15mg/kg，长时间吸入麻醉时可适当减少至 0.075 ~ 0.1mg/kg，维持量最好在颤搐恢复至对照值的 25% 时给予。

5. 不良反应

（1）过敏反应：对神经肌肉阻断药的过敏反应已有报道，虽然这种情形在本品极为罕见，但也应时刻提防这种可能发生的反应，并做好治疗准备。尤其以往对肌松药有过敏反应史者，更须特别小心。

（2）当使用该类药物时，应时时考虑到可能在注射部位发生瘙痒和红斑和（或）发生全身类组胺（类过敏）反应，如支气管痉挛及心血管变化。尽管快速静注罗库溴铵 0.3 ~ 0.9mg/kg 后，平均血浆组胺水平可见轻微增高，但给本药后，临床未见有明显心动过速、低血压或其他有关组胺释放临床征象的报道。

6. 禁忌 既往对本品或溴离子有过敏反应者禁用。

7. 注意事项

（1）在临床试验中，本品耐受性极好，只有少于 1% 的患者出现了不良反应。然而，和其他神经肌肉阻断剂一样，在使用时必须注意。

（2）本品可能会引起肺高压，心脏瓣膜病的患者要谨慎。

（3）本品主要在肝脏排泄，因此有肝脏疾病的患者要慎用。肾脏对本品的排泄作用很小，因此肾功能不全患者用药可按常规量。

（4）如果使用过量，患者须进行人工呼吸直至正常的神经肌肉功能恢复。新斯的明、腾喜龙可加速恢复。

（5）FDA 对本药的妊娠安全性分级为 C 级。

8. 药物相互作用

（1）增强作用：①麻醉药：氟烷、乙醚、安氟醚、异氟醚、甲氧氟醚、环丙烷；大剂量硫喷妥钠、甲乙炔巴比妥钠、氯胺酮、芬太尼、γ－羟基丁酸钠、依托醚酯及异丙酚等。②其他非去极化肌松药：预先给予琥珀酰胆碱。③抗生素：氨基苷类和多肽类抗生素、青霉素族抗生素、大剂量甲硝唑。④其他：利尿药、β 受体阻断药、硫胺、单胺氧化酶抑制剂、奎尼丁、鱼精蛋白、受体阻断剂、镁盐等。

（2）减弱作用：新斯的明、依酚氯铵、吡啶斯的明、氨基吡啶衍生物；长期应用类固醇激素、苯妥英钠或酰胺咪嗪；去甲肾上腺素、硫唑嘌呤（仅短暂和有限的作用）、茶碱、氯化钙等。

（3）其他：本品在加入含有下列药物的液体时，有物理学上的配伍禁忌：两性霉素、硫唑嘌呤、头孢唑啉、邻氯青霉素、地塞米松、地西泮、依诺昔酮、红霉素、法莫替丁、呋塞米、加拉碘铵、琥珀酸钠氢化可的松、胰岛素、甲乙炔巴比妥、甲基强的松龙、琥珀酸钠强的松龙、硫喷妥钠、三甲氧苄氨嘧啶及万古霉素。本品也与英脱利匹特有配伍禁忌。

本品在 0.5mg/mL 和 2mg/mL 浓度下，可与下列液体配伍：0.9% 生理盐水、5% 葡萄糖生理盐水、无菌注射用水、乳酸林格溶液，并在 24 小时内用完，未用完的液体应予以丢弃。本品可通过含有下列药物的输注液体管道内静脉注射：肾上腺素、阿库氯铵、阿芬太尼、氨茶碱、阿莫西林、阿曲库铵、阿托品、头孢他啶、头孢呋辛、西咪替丁、氯马斯汀、氯林可霉素、氯甲噻唑、氯硝安定、可乐定、danaparoid、多巴酚丁胺、多巴胺、dehydro-benzperidol、麻黄碱、麦角素、麦角胺、艾司洛尔、依托醚酯、芬太尼、5-氟尿嘧啶、庆大霉素、格隆溴铵、肝素、异丙肾上腺素、氯胺酮、拉贝洛尔、利多卡因、20% 甘露醇、甲氧氯普胺等。

9. 规格 注射剂：5mL ∶ 50mg；10mL ∶ 100mg。

四、维库溴铵

1. 其他名称 维库罗宁、诺科隆、Necuronium、Norcuron。

2. 药理作用 本品为单季铵类固醇类中效非去极化肌松药，结构与泮库溴铵相似，通过与乙酰胆碱竞争位于横纹肌运动终板的烟碱样受体而阻断神经末梢与横纹肌之间的传导。与去极化神经肌肉阻断药如琥珀酰胆碱不同，本品不引起肌纤维成束颤动。静脉注射 0. 08 ~ 0.1mg/kg，1 分钟内显效，3 ~ 5 分钟达高峰，维持时间 30 ~ 90 分钟。肌松效能较氯化筒箭毒碱强 3 倍。无阻断迷走神经作用，由于维库溴铵不引起心率增快，故适用于心肌缺血及心脏病患者，但应用兴奋迷走神经药及 β 受体阻断剂容易产生心动过缓。本品组胺释放作用弱，也有支气管痉挛及过敏反应，但很少见。本品不通过胎盘。

3. 适应证 主要作为全身麻醉辅助用药，用于全身麻醉时的气管插管及手术中的肌肉松弛。

4. 用法用量 本品仅供静脉注射或静脉滴注，不可肌内注射。本品可用下列注射液溶解成 1mg/mL 浓度供用：灭菌注射用水、5% 葡萄糖注射液、0.9% 氯化钠注射液、乳酸林格液、葡萄糖氯化钠注射液。本品用灭菌注射用水溶解后，可用下列注射液混合稀释至 40mg/L 浓度供用：0.9% 氯化钠注射液、5% 葡萄糖注射液、林格液、葡萄糖林格液。

（1）成人常用量：①气管插管：0.08 ~ 0.12mg/kg，3 分钟内达插管状态。②肌肉松弛维持：在神经安定镇痛麻醉时为 0.05mg/kg，吸入麻醉时为 0.3mg/kg。最好在颤搐恢复到对照值的 25% 时再追加维持剂量。

（2）1 岁以下婴儿：对本品较敏感，应用小量，肌张力恢复所需时间比成人长 1.5 倍。特别是对 4 个月以内婴儿，首次剂量 0.01 ~ 0.02mg/kg 即可。如颤搐反应未抑制到 90% ~ 95%，可再追加剂量。5 个月至 1 岁的婴幼儿所需剂量与成人相似，但由于作用和恢复时间较成人和儿童长，维持剂量应酌减。与成人类似，在小儿患者中，当颤搐度恢复至对照值的 25% 时，重复追加初始剂量的 1/4 作为维持用药，不会有蓄积作用发生。

（3）其他：肥胖患者用量酌减，剖宫产和新生儿手术不应超过 0.1mg/kg。

5. 不良反应

（1）过敏反应：①神经肌肉阻断药过敏反应已有报道，本品虽罕见，但应引起注意。②神经肌肉阻断药之间可发生交叉过敏反应，故对曾有过敏史者使用维库溴铵应特别慎重。

（2）组胺释放与类组胺反应：临床可偶发局部或全身的类组胺反应。

6. 禁忌　对维库溴铵或溴离子有过敏史者、重症肌无力者禁用。

7. 注意事项

（1）须在有使用本品经验的医师监护下使用。

（2）本品可致呼吸肌肉松弛，使用时应给患者机械通气，直至自主呼吸恢复。

（3）与吸入麻醉药同用时，本品应减量 15%。

（4）在可能发生迷走神经反射的手术中（如使用刺激迷走神经的麻醉药、眼科手术、腹部手术、肛门直肠手术等），麻醉前或诱导时，应用迷走神经阻断药，如阿托品等有一定意义。

（5）ICU 中重症患者长时间使用维库溴铵，会导致神经肌肉阻滞时间延长。在持续神经阻滞时，应给予患者足够的镇静和镇痛剂，连续监测神经肌肉的传导，调节本品的用量，以维持不完全阻滞。

（6）脊髓灰质炎患者、重症肌无力或肌无力综合征患者，对神经肌肉阻断药反应均敏感，使用本品应慎重。

（7）脓毒症、肾功能衰竭的患者慎用。

（8）肝硬化、胆汁淤积或严重肾功能不全者，持续时间及恢复时间均延长。

（9）本品在低温下手术时，其神经肌肉阻断作用会延长。

（10）下列情况可使本品作用增强：①低钾血症、高镁、低钙血症。②低蛋白血症、脱水、酸中毒、高碳酸血症、恶病质。

（11）对严重电解质失衡、血液的 pH 值改变和脱水均应尽力纠正。

（12）使用本品完全恢复后的 24 小时内，不可进行有潜在危险的机器操作或驾驶车辆。

（13）FDA 对本药的妊娠安全性分级为 C 级。

8. 药物相互作用

（1）下列药物可增强本品效应：①吸入麻醉药：如氟烷、安氟醚、异氟醚等。②大剂量硫喷妥钠、氯胺酮、芬太尼、γ－羟基丁酸、伊托咪酯、异丙酚。③其他非去极化类肌肉松弛剂以及琥珀酰胆碱。④抗生素：如氨基糖苷类、多肽类、酰脲青霉素类以及大剂量甲硝唑。⑤其他：如利尿剂、肾上腺素 β 受体阻滞剂、硫胺、单胺氧化酶抑制剂、奎尼丁、鱼精蛋白、肾上腺素 α 受体阻滞剂、镁盐等。

（2）下列药物可使本品作用减弱：①新斯的明、依酚氯胺、吡啶斯的明、氨基吡啶衍生物。②长期使用皮质甾醇类药物或酰胺咪嗪后。③去甲肾上腺素、硫唑嘌呤（仅有短暂、有限的作用）、茶碱、氯化钙。

（3）下列药物可使本品作用变异：使用维库溴铵后，再给以去极化肌肉松弛药，如琥珀酰胆碱，可能加强或减弱其神经肌肉阻断作用。

9. 规格　注射剂：2mg，4mg，10mg。

五、阿曲库铵

1. 其他名称 阿曲可宁、安特寇林、卡肌宁、Relatrac、Tracrium。

2. 药理作用 本品为非去极化型肌松药，起效快。静脉注射后 1 ~ 2 分钟显效，3 ~ 5 分钟肌松作用达高峰，作用时间可维持 15 分钟。常用剂量不影响心、肝、肾功能，亦无明显的神经节阻断作用，不产生心动过缓等迷走神经兴奋的症状，组胺释放的作用较小。临床剂量引起低血压机会少。大剂量快速注射（1mg/kg）可引起心动过速，组胺释放引起低血压，还可引起支气管痉挛。

3. 适应证 本品可代替琥珀酰胆碱进行气管内插管术，作为肌松维持以便于机械通气。本品最适用于肝肾功能不全、黄疸患者，嗜铬细胞瘤手术和门诊手术。

4. 用法用量 静脉注射，气管插管剂量，0.4 ~ 0.5mg/kg，术中肌肉松弛维持剂量 0.07 ~ 0.1mg/kg。

5. 不良反应

（1）大剂量快速静脉注射，可引起低血压、心动过速以及支气管痉挛。

（2）某些过敏体质的患者可能有组胺释放，引起一过性皮肤潮红。

6. 禁忌 对本品过敏患者禁用。

7. 注意事项

（1）本品只可静脉注射，肌内注射可引起肌肉组织坏死。

（2）一次剂量不宜太大，因可致肌张力增高。

（3）用于危重患者抢救，保持轻度肌松，配合呼吸机治疗，但持续时间不宜超过 1 周。

（4）神经肌肉疾病、严重电解质紊乱患者慎用。

（5）本品须冷藏，以免发生 Hofnann 降解。

（6）FDA 对本药的妊娠安全性分级为 C 级。

8. 药物相互作用

（1）本品不宜与硫喷妥钠等碱性药物混合应用。

（2）阿曲库铵的肌松效应可被胆碱酯酶抑制药新斯的明拮抗。

（3）本品与吸入麻醉药、氨基糖苷类及多肽类抗生素合用，可增强其肌松作用。

9. 规格 注射剂：2.5mL ∶ 25mg；5mL ∶ 50mg。

六、哌库溴铵

1. 其他名称 溴化吡哌尼、阿端、必可松、Abduan。

2. 药理作用 本品是非去极化型神经肌肉阻断剂。通过与递质乙酰胆碱竞争性结合横纹肌运动终板区的烟碱样受体，阻断运动神经和横纹肌间的信号传递过程。与去极化神经肌肉阻断剂如琥珀酰胆碱不同，本品不会引起肌颤。哌库溴铵无激素活性。应用胆碱酯酶抑制剂如新斯的明、吡啶斯的明或腾喜龙，可消除哌库溴铵的神经肌肉阻断作用。哌库溴铵的神经肌肉阻断作用对横纹肌具有高度选择性。本品既无神经节阻断作用，也无抗迷走神经作用和拟交感神经活性。

3. 适应证 主要用于全身麻醉过程中肌肉松弛，多用于时间较长的手术（30 分钟以上）的麻醉。

4. 用法用量 在平稳麻醉条件下，无论气管内插管是否用哌库溴铵，均能保证中、长时间手术过程中适当的肌肉松弛作用。对于需要中度或较长时间手术的成年患者，可采用静脉给药方式，如果需要达到诱导插管的肌肉松弛状态，一般剂量为 0.06 ~ 0.08mg/kg; 在与琥珀酰胆碱合用时，哌库溴铵用量为 0.04 ~ 0.06mg/kg。肾功能不全患者，哌库溴铵的剂量一般推荐不超过 0.04mg/kg。在重复给药时，重复剂量为最初剂量的 1/4 ~ 1/3。剂量增大，肌松时间延长。

5. 不良反应

（1）有报道可见对神经肌肉阻断剂的全身过敏反应和组胺释放反应。尽管关于哌库溴铵的此种不良反应未见报道，但应始终保持警惕治疗此种不良反应。特别是对已知先前对神经肌肉阻断剂有过敏反应者，应用哌库溴铵时要特别谨慎。因为有报道说神经肌肉阻断剂间有交叉过敏反应。

（2）剂量达到 0.1mg/kg 时，并不引起神经结阻断或抗迷走神经作用，只观察到对心血管系统、血压或心率有轻微的影响。对于在诱导麻醉时使用氟烷或芬太尼的患者，可以出现心动过缓和血压下降。

6. 禁忌

（1）重症肌无力及对哌库溴铵或溴离子过敏者禁用。

（2）孕妇禁用。

7. 注意事项

（1）由于哌库溴铵可引起呼吸肌松弛，用药者需要人工呼吸支持直至自主呼吸恢复。哌库溴铵应在具有专业医疗队伍、气管插管、人工呼吸、氧疗和能立即应用拮抗剂的条件下使用。

（2）下列疾病状态可以影响哌库溴铵的药物代谢动力学和（或）神经肌肉阻断作用：①肾功能衰竭：对于肾功能衰竭患者，哌库溴铵神经肌肉阻断作用的持续时间和恢复时间可能会延长。②神经肌肉疾病：对于患有神经肌肉疾病的患者，应慎用哌库溴铵，因为这些患者用药后神经肌肉阻断作用增强或减弱均有可能出现。③肝脏疾病：只有当利大于弊时，哌库溴铵才可用于肝病患者。④其他：与其他神经肌肉阻断剂一样，应当尽可能纠正电解质紊乱、血 pH 值改变或脱水。

（3）体温过低可以延长作用时间。

（4）低血钾、洋地黄中毒、利尿治疗、高镁血症、低钙血症（输血）、低蛋白血症、脱水、酸中毒、高碳酸血症和恶病质可以加强或延长其作用。

（5）与其他非去极化肌肉松弛剂一样，哌库溴铵可以缩短部分凝血活酶时间和凝血因子时间。

（6）经麻醉科医生和外科医生同意，患者可以驾驶或操作机器。

（7）FDA 对本药的妊娠安全性分级为 C 级。

8. 药物相互作用　下列药物可影响非去极化神经肌肉阻断药物的作用强度和（或）作用时间。

（1）加强和（或）延长作用吸入麻醉药（氟烷、甲氧氟烷、乙醚、安氟醚、异氟烷、环丙烷）；静脉麻醉药（氯胺酮、芬太尼、丙泮尼地、巴比妥盐、嘧羟脂）；大剂量局部麻醉药；其他非去极化肌肉松弛剂，预先给予琥珀酰胆碱；某些抗生素（氨基糖苷类和多肽类抗生素、咪唑类、甲硝唑等）；利尿药、肾上腺素 β 受体阻滞剂、维生素 B_1、单胺氧化酶抑制剂、胍类、鱼精蛋白、肾上腺素 α 受体阻滞剂、钙拮抗剂、镁盐；大多数抗心律失常药物，包括奎尼丁和静脉注射的利多卡因。

（2）不确定的反应：应用哌库溴铵后再予去极化肌松药可以引起神经肌肉阻断作用的增强或减弱（取决于剂量、应用时间和个体敏感性）。

9. 规格　注射剂：4mg（附有溶剂）。

七、琥珀胆碱

1. 其他名称　琥胆、司可林、Succinylcholine Chloride、Scoline、Midarine。

2. 药理作用　本品与烟碱样受体结合后，产生稳定的除极作用，引起骨骼肌松弛。本品进入体内能迅速被血中假性胆碱酯酶水解，其中间代谢物琥珀酰单胆碱肌松作用很弱。本品静注后先引起短暂的肌束震颤，从眉际和上眼睑等小肌开始，向肩胛和胸大肌、上下肢延伸，肌松作用 60 ~ 90 秒起效，维持 10 分钟左右。重复静注或持续滴注可使作用延长。

大剂量可致心率减慢，也可出现如节性心律和期前收缩等心律失常。组胺释放出现支气管痉挛或过敏性休克。剂量超过 1g，易发生脱敏感阻滞，使肌张力恢复延迟。

本品可引起脑血管扩张，颅内压升高，眼眶平滑肌收缩，眼内压暂时升高，术后肌肉痛，肌球蛋白尿等；长时间去极化可导致肌细胞内 K^+ 外流，血钾升高。此外本品可诱发恶性高热。

3. 适应证　用于全身麻醉时气管插管和术中维持肌松。

4. 用法用量　本品必须在具备辅助或控制呼吸的条件下使用。

（1）气管插管时：1 ~ 1.5mg/kg，最大 2mg/kg，小儿 1 ~ 2mg/kg，用 0.9% 氯化钠注射液稀释到每毫升含 10mg，静脉或深部肌内注射。肌内注射一次不可超过 150mg。

（2）维持肌松：一次 150 ~ 300mg，溶于 500mL 5% ~ 10% 葡萄糖注射液或 1% 盐酸普鲁卡因注射液混合溶液中静脉滴注。

5. 不良反应

（1）高血钾症：本品引起肌纤维去极化时使细胞内 K^+ 迅速流至细胞外。正常人血钾上升 0.2 ~ 0.5mmol/L；严重烧伤、软组织损伤、腹腔内感染、破伤风、截瘫及偏瘫等，在本品作用下引起异常的大量 K^+ 外流致高血钾症，产生严重室性心律失常甚至心搏停止。

（2）心脏作用：本品的拟乙酰胆碱作用可引起心动过缓、结性心律失常和心搏骤停，尤其是重复大剂量给药最易发生。

（3）眼内压升高：本品对眼外肌引起痉挛性收缩以致眼压升高。

（4）胃内压升高：最大可达 $40cmH_2O$，并可引起饱胃患者胃内容反流致误吸。

（5）恶性高热：多见于本品与氟烷合用的患者，也多发生于小儿。

（6）术后肌痛：给药后卧床休息者肌痛轻而少，1 ~ 2 天内即起床活动者肌痛剧而多。

（7）可能导致肌张力增强：以胸大肌最为明显，其次是腹肌，严重时波及肱二头肌和股四头肌等。这时不仅机体总的氧耗量加大，足以引起胃内压甚至颅内压升高。

6. 禁忌　脑出血、青光眼、视网膜剥离、白内障摘除术、低血浆胆碱酯酶、严重创伤、大面积烧伤、上运动神经元损伤的患者及高钾血症患者禁用。

7. 注意事项

（1）不具备控制或辅助呼吸条件时，严禁使用。

（2）忌在患者清醒下给药。

（3）严重肝功能不全、营养不良、晚期癌症、严重贫血、年老体弱、严重电解质紊乱等患者慎用。

（4）接触有机磷农药患者，已证明无血浆胆碱酯酶减少或抑制者，方能使用至足量。

（5）为了解除本品肌松作用引起的短暂纤维颤动，可预先静脉注射小剂量非去极化肌松药（维库溴铵 0. 5mg）。

（6）预先给予阿托品可防止本品对心脏的作用。

（7）出现长时间呼吸停止，必须用人工呼吸，亦可输血、注射干血浆或其他拟胆碱酯酶药，但不可用新斯的明。

（8）使用抗胆碱酯酶药者慎用。

8. 药物相互作用

（1）本品在碱性溶液中分解，故不宜与硫喷妥钠混合注射。

（2）下列药物可降低假性胆碱酯酶活性，而增强本品的作用：①抗胆碱酯酶药。②环磷酰胺、氮芥、塞替哌等抗肿瘤药。③普鲁卡因等局部麻醉药。④单胺氧化酶抑制药。⑤雌激素等。

（3）与下列药物合用也须谨慎，如吩噻嗪类、普鲁卡因胺、奎尼丁、卡那霉素、多黏菌素 B、新霉素等，因能增强本品作用。

9. 规格　注射剂：1mL ∶ 50mg；2mL ∶ 100mg。

第十一章 中药调剂的基本知识与操作技能

中药调剂所涉及的知识内容极为丰富，它与中医学基础、中药学、中药鉴定学、中药炮制学、方剂学、中药制剂学、药事管理学等学科知识有着广泛而密切的联系，中药调剂工作与中药临床药学工作更是密切相关。中药调剂人员除了熟悉或掌握调剂学科的专业知识外，还应掌握常用中药饮片、中成药的组成、剂型、功能主治、用法用量、注意事项等方面的知识，以便指导患者合理用药，为患者提供药学咨询服务。

第一节 概述

一、中药调剂与中药临床药学的关系

中药调剂是指根据临床中医的处方将中药饮片或者相关制剂调剂成方剂供应用的一个实际操作过程，是一项涉及知识面很广（包括中医基础学、中药学、中药鉴定学、中药炮制学、方剂学和中药调剂学等医药相关学科）并且负有法律责任的专业操作技能。调剂质量的高低直接影响着临床疗效和患者的安全用药，同时，中药调剂工作者还肩负着指导患者合理用药，为患者提供药学咨询服务的任务。因此，中药调剂工作是中药临床药学工作中的重要组成部分，要使患者收到药到病除的效果，既要求医师做到诊病精确、辨证施药，又要求药物调剂人员按处方意图准确调配，准确及时地为患者提供合理用药指导及药学咨询服务。现就中药调剂中影响临床疗效的因素作如下介绍。

（一）中药处方审核与中药临床药学的关系

中药处方审核是指中药调剂人员在调配药方之前，对药方进行审阅核准的行为，是中药调剂工作的首要环节，是提高配方质量、保证患者用药安全有效的关键。只有审查合格的中药处方方可以在审方人员签字后，再进行下一步的中药调剂，对于一些在审方中存在疑问或者存在明显不合格的中药处方，审方人员应该立即和开具处方医师进行联系，详细了解原因，并进行协商处理，避免由于临床医师的疏忽大意造成处方错误，因为处方的错误会严重影响处方治疗效果的发挥。审方除了要对患者的基本信息，即姓名、性别、年龄和处方日期、患者病情临床表现、临床医师签字等项目进行核查外，也要重点关注药名的书写是否正确、清楚，治疗剂量是否合乎标准，是否存在超出正常量或者未达到治疗剂量的情况，对于儿童和年老体弱患者的处方要更加注意不良反应发生的概率，避免由于用药不当给患者带来健康隐患；以及处方中是否存在“十八反”和“十九畏”以及“妊娠禁忌”等一些配伍禁忌的存在，避免由于临床医师的疏忽大意而影响正常的治疗。因此，中药处方审核是确保安全合理用药的首要一步。

（二）中药处方调配与中药临床药学的关系

中药处方调配是指把药屉内的中药饮片按处方要求调配齐全、集合一处的操作方法，是调剂工作程

序的关键环节。接方后要再次进行细致审核，无误后方可调配。调配前先对戥秤，检查定盘星是否平衡。调配后应自行核对一遍，同时在处方上签名。需要进行特殊处理的药物，要进行事先处理，对于存在特殊煎煮要求的药物，要进行单独的包装，并且在外包装上注明具体煎煮的方法。如果在调配中由于疏忽大意拿错了药品或称错药物剂量，会严重影响临床疗效的发挥。

（三）中药处方复核与中药临床药学的关系

复核是指对所调配中药处方进行再次审核，避免差错。在处方调配完毕后，复核程序可以让中药调剂人员对所调配的处方进行全面的核对，这一程序有效避免了由于药味繁多、工作量等情况导致的错误发生。国家中医药管理局和原卫生部于2007年制定了《医院中药饮片管理规范》（国中医药发〔2007〕11号），其中第三十条规定中药饮片调配后，必须经复核后方可发出，二级以上医院应当由主管中药师以上专业技术人员负责调剂复核工作，复核率应当达到100%。所以通过复核可以及时发现遗漏或调配错误的药物，进而有效避免了由于药味的错误或遗漏而对处方疗效造成的影响。同时：复核人员不仅仅只是复核药物品种和数量，也要复核有无超剂量、超禁忌用药，以确保处方药物安全合理应用。

（四）发药交代与中药临床药学的关系

药品不同于一般商品，如果用药错误对患者的生命安全危害较大。因此，药剂人员必须充分重视发药交代的必要性和重要性，认真落实好发药交代工作，以促进患者科学合理用药，保证患者的用药安全。在实际操作中，药师发药时应认真详细核对患者个人信息，确认无误后方可发药，并要详细讲解药物的煎煮方法、服药剂量及时间、禁忌等注意事项，为患者提供必要的合理用药指导及药学咨询服务。

在整个调剂过程中，审方和复核工作与中药临床药学工作的关系最为密切，对于保障安全合理用药至关重要。一起云南白药中毒致死事件充分说明了中药调剂工作对于确保安全合理用药的重要性。事件经过如下:2004年10月12日华南农业大学的一位学生,因内服扶他林片而致胃出血入住广州某三甲医院,经13、14日的积极治疗胃出血基本控制。15日主治医师（西医）给予云南白药内服，每次一支（4g），一日3次，患者从中午12点开始到晚上10点共服大约11g。16日凌晨4点出现烦躁不安、瞳孔散大等危象，经抢救无效（未做任何云南白药中毒的急救措施），患者一直昏迷，最后死亡。经二次医疗事故鉴定，结果为：患者为超量服用云南白药中毒所致，属于医疗事故。根据云南白药药品使用说明书可知，本品每次0.25～0.5g，每日3～4次，每日用量2g，超过4g时可引起中毒。而本事件中患者用量是10小时之内服用云南白药11g，为严重超剂量使用（而且患者身体极度虚弱）。此事件中负责审方、调剂及复核的药师是有责任的，面对一张如此严重超剂量用药的处方，审方、复核药师居然没有发现问题，既未提示医师药物超量，也未要求医师双签名，最终导致患者中毒死亡的严重医疗事故发生。该事件中的主治医师是西医，他本人对云南白药并不了解，只是记得在杂志上看过用云南白药内服治疗消化道出血有效而将其用于这个患者，对于云南白药的具体用法用量并不太清楚，甚至他根本就不知道云南白药是有毒的。试想一下，假如药房调剂人员接到这个处方（或医嘱）经过仔细审方，发现云南白药超量问题，将处方（或医嘱）退回给医师并提示他：云南白药有毒，您的处方已严重超量。那么，这个致人死亡的严重医疗事故就有可能避免了。

从这个事件可以看出，中药调剂工作对中药的安全应用可以起到重要的保障作用，对中药临床药学工作的影响也是显而易见的。因此，中药调剂人员应培养高度的责任心和职业道德，认真履行好自身职责，保证患者用药安全有效。随着临床药学技术的不断完善和发展，医院药师必须转变传统思想观念，在完成照方发药、审查药物用量用法等常规工作的基础上，应不断加强学习，增加中医药知识储备，不断提高自身业务能力，及时发现工作中出现的问题，吸取教训，总结经验，尽量避免调剂过程中的差错，促进中药调剂的科学性和有效性，提高临床用药治疗效果，推动药学服务的提高和完善。

二、中药调剂室基本条件

中药调剂室是中药调剂的必备硬件条件。为规范中药调剂室的管理、使用和运行，2009年根据《医疗机构管理条例》有关规定，国家中医药管理局和原卫生部制定了《医院中药房基本标准》，对中药调剂室的基本条件做出如下规定。

1. 医院（含中医医院、中西医结合医院、综合医院，下同）中药房　应当按照国家有关规定，提供中药饮片调剂、中成药调剂和中药饮片煎煮等服务。中药品种、数量应当与医院的规模和业务需求相适应，常用中药饮片品种应在 400 种左右。

2. 部门设置　如下所述。

（1）设置中药房由药剂部门统一管理，可分为中药饮片调剂组、中成药调剂组、库房采购组。

（2）中药饮片库房、中药饮片调剂室、中成药库房、中成药调剂室、周转库、中药煎药室，有条件的医院可按照有关标准要求设置中药制剂室。

3. 人员　如下所述。

（1）中药专业技术人员占药学专业技术人员比例至少达到 20%，中医医院中药专业技术人员占药学专业技术人员比例至少达到 60%。三级医院具有大专以上学历的中药人员不低于 50%，二级医院不低于 40%。

（2）中药房主任或副主任中，三级医院应当有副主任中药师以上专业技术职务任职资格的人员；二级医院应当有主管中药师以上专业技术职务任职资格的人员。

（3）中药饮片调剂组、中成药调剂组、库房采购组负责人至少应具备主管中药师以上专业技术职务任职资格。

（4）中药饮片质量验收负责人应为具有中级以上专业技术职务任职资格和中药饮片鉴别经验的人员或具有丰富中药饮片鉴别经验的老药工。中药饮片调剂复核人员应具有主管中药师以上专业技术职务任职资格。煎药室负责人应为具有中药师以上专业技术职务任职资格的人员。有条件的医院应有临床药学人员。

4. 房屋　如下所述。

（1）中药房的面积应当与医院的规模和业务需求相适应。

（2）中药饮片调剂室的面积三级医院不低于 100 平方米，二级医院不低于 80 平方米；中成药调剂室的面积三级医院不低于 60 平方米，二级医院不低于 40 平方米。

（3）中药房应当远离各种污染源。中药饮片调剂室、中成药调剂室、中药煎药室应当宽敞、明亮，地面、墙面、屋顶应当平整、洁净、无污染、易清洁，应当具备有效的通风、除尘、防积水以及消防等设施。

5. 设备（器具）　中药房的设备（器具）应当与医院的规模和业务需求相适应。

（1）中药储存设备（器具）：药架、除湿机、通风设备、冷藏柜或冷库。

（2）中药饮片调剂设备（器具）：药斗（架）、调剂台、称量用具（药戥、电子秤等）、粉碎用具（铜缸或小型粉碎机）、冷藏柜、新风除尘设备（可根据实际情况选配）、贵重药品柜、毒麻药品柜。

（3）中成药调剂设备（器具）：药架（药品柜）、调剂台、贵重药品柜、冷藏柜。

（4）中药煎煮设备（器具）：煎药用具（煎药机或煎药锅）、包装机（与煎药机相匹配）、饮片浸泡用具、冷藏柜、储物柜。

（5）临方炮制设备（器具）（可根据实际情况选配）：小型切片机、小型炒药机、小型煅炉烘干机、消毒锅、标准筛。

6. 规章制度　如下所述。

（1）制订人员岗位责任制、药品采购制度、药品管理制度、在职教育培训制度等各项规章制度。

（2）执行中医药行业标准规范，有国家制定或认可的中药技术操作规程和管理规范，并成册可用。

第二节　处方的常用术语

一、处方的概念

（一）处方

处方是医师诊断患者疾病后为其预防或治疗需要而写给药品调剂人员的书面文件，由药品调剂人员审核、调配、核对并作为发药凭证的医疗用药的医疗文书。它是药品调剂、发药的书面依据，也是统计调剂工作量、药品消耗及销售金额等的原始资料。凡制备任何一种药剂的书面通知均可称为处方。

（二）中药处方

根据医师的辨证立法和用药要求，凡载有中药药品名称、数量、用法等内容和制备任何一种中药药剂的书面文件，都可称为中药处方或药方。每一个完整的中药处方的组成，除在辨证论治的基础上选择合适的药物外，还必须严格遵循配伍组成的原则。一张完整的中药处方应包括君、臣、佐、使四个方面。

（三）君药

君药是针对发病原因或主症而起主要治疗作用的药物，它是处方中不可缺少的主要部分。

（四）臣药

臣药是协助君药以加强治疗作用的药物，它是处方中的辅助部分。

（五）佐药

佐药有 3 个意义：一是佐助药，即配合君、臣药以加强治疗作用，或直接治疗兼症及次要病症的药物；二是佐制药，即用以消除或者减弱君、臣药的毒性，或制约其峻烈之性的药物；三是反佐药，即病重邪盛可能拒药时，配用与君药性味相反而能在治疗中起相成作用的药物。

（六）使药

使药即引经药或调和药性的药物。

（七）经方

经方是指《黄帝内经》《伤寒杂病论》等经典著作中所记载的方剂。大多数经方组方严谨，疗效确切，经长期临床实践沿用至今。

（八）时方

时方是指张仲景以后的医家。尤其是清以后的医家制订的方剂，它在经方基础上有很大发展。

（九）秘方

秘方又称禁方，是医疗上有独特疗效、不轻易外传（多系祖传）的药方。

（十）单方、验方

单方是配伍比较简单而有良好药效的方剂，往往只有一、二味药，力专效捷，服用简便；验方是指民间积累的经验方，简单而有效。这类方均系民间流传并对某些疾病有效的药方。由于患者体质、病情各异，在使用时应该由医师指导，以防发生意外。

（十一）法定处方

法定处方是指国家药典、部（局）颁标准及地方颁布药品规范中所收载的处方，它具有法律的约束力。如《中华人民共和国药典》2010 年版就收载成方制剂 1 062 个。

（十二）协定处方

协定处方是由医院药房或药店根据经常性医疗需要，与医师协商制定的方剂。它主要解决数量多的处方，做到预先配制与贮备，以加快配方速度，缩短患者候药时间。同时，还可减少忙乱造成的差错，提高工作效率，保证配方质量。

二、药名附加术语

一般在中药正名前冠以说明语而构成中药的处方全名。说明语多表示医师对中药饮片的产地、采收季节、性状特征、炮制、新陈程度等方面的要求。

（一）产地（道地）要求

如川芎、广陈皮、云茯苓、辽细辛、台党、怀牛膝、信前胡、毫白芍等。目前由于药材资源需求量大增，原产地分布已扩大。

（二）采收季节要求

药材的采收季节与药物质量有密切的关系，如绵茵陈以初春细幼苗质软如绵者佳，冬（霜）桑叶于秋后经霜者采集为好。

（三）炮制类要求

炮制是医师按照中医药理论，根据病情不同，为发挥药效而提出的不同要求，包括炒、炙、煅、蒸、煨、煮等。如常用的炒焦白术、蜜炙甘草、煅龙骨、酒蒸地黄、煨豆蔻、醋煮芫花、杏仁等。此外，还有发酵、发芽、净提、干馏、制霜、水飞等，都是常用的中药炮制方法。

调剂人员应熟悉各种术语、特殊处理的方法和品种，调剂时单独包装后再与群药同包。对门诊患者在发药时要特殊交代，为住院患者煎药时要严格执行煎煮操作常规，不可随意简化。其他需要特殊处理的药物视医嘱而定。值得注意的是，对需特殊处理的饮片品种，即使处方未加脚注，也应按规定处理。

第三节　中药饮片处方的药品名称

中药品种繁多，名称复杂，同名异物、同物异名的现象比较严重。在2009年国家中医药管理局下发的《关于中药饮片处方用名和调剂给付有关问题的通知》（国中医药发〔2009〕7号）和2010年的《国家中医药管理局关于印发中药处方格式及书写规范的通知》（国中医药医政发〔2010〕57号）中均规定名称应当按《中华人民共和国药典》规定准确使用，《中华人民共和国药典》没有规定的，应当按照本省（区、市）或本单位中药饮片处方用名与调剂给付的规定书写。

现将临床处方中最为常用，并收入2010年版《中华人民共和国药典》的500余种中药的规范化名称，包括正名、用量、毒性、特殊煎法、配伍禁忌及注意事项等介绍如下。

一、中药饮片的正名和别名

（一）正名

以《中华人民共和国药典》一部，局、部颁《药品标准》或《炮制规范》为依据，以历代本草文献做参考。

（二）别名

别名指除正名以外的中药名称。由于地区不同，习惯各异，一种中药除正名外，往往有别名、地区用名、简化名称等。如大黄与庄黄、锦纹，白果与银杏，金银花与忍冬花，茜草与血见愁，甘草与国老等。常用中药处方的正名和别名见表11–1。

别名的使用，加剧了中药名称的混乱，妨碍中药药名的规范化，也给调剂工作带来了很多困难与麻烦，甚至发生误解而造成差错事故，产生不良后果。因此，必须引起重视，坚决予以纠正。

表 11-1　常用中药处方的正名和别名

正名	别名	正名	别名
三七	田三七、参三七、旱三七	木蝴蝶	玉蝴蝶、千张纸
大黄	川军、生军、锦纹	王不留行	王不留
山豆根	广豆根、南豆根	牛蒡子	大力子、鼠粘子、牛子
山药	怀山药、淮山药	龙眼肉	桂圆肉
天冬	天门冬	瓜蒌	全栝楼、栝楼
天花粉	栝楼根	白果	银杏
丹参	紫丹参	赤小豆	红小豆
升麻	绿升麻	佛手	川佛手、广佛手、佛手柑
牛膝	怀牛膝	诃子	诃子肉、诃黎勒
乌药	台乌药	补骨脂	破故纸
北沙参	辽沙参、东沙参	沙苑子	沙苑蒺藜、潼蒺藜
甘草	粉甘草、皮草、国老	青果	干青果
白芍	杭白芍、白芍药、芍药	枸杞子	甘枸杞、枸杞
白芷	杭白芷、香白芷	栀子	山栀子
延胡索	元胡、玄胡索	牵牛子	黑丑、白丑、二丑
当归	全当归、秦当归	砂仁	缩砂仁
百部	百部草	草决明	决明子、马蹄决明
苍术	茅苍术	茺蔚子	益母草子、坤草子
土鳖虫	地鳖虫、䗪虫	莱菔子	萝卜子
牡蛎	左牡蛎	婆罗子	梭罗子
艾叶	祁艾、蕲艾	蒺藜	白蒺藜、刺蒺藜
西红花	藏红花、番红花	槟榔	花槟榔、大腹子、海南子
红花	红花、红蓝	罂粟壳	米壳、御米壳
辛夷	木笔花	广防己	木防己
金银花	忍冬花、双花、二花	防己	粉防己、汉防己
桑叶	霜桑叶、冬桑叶	羌活	川羌活、西羌活
淫羊藿	仙灵脾	麦冬	麦门冬、抗寸冬、杭麦冬
橘叶	南橘叶、青橘叶	附子	川附片、淡附片、炮附子
肉苁蓉	淡大芸	郁金	黄郁金、黑郁金
佩兰	佩兰叶、醒头草	泽泻	建泽泻、福泽泻
细辛	北细辛、辽细辛	前胡	信前胡
青蒿	嫩青蒿	南沙参	泡沙参、空沙参

续 表

正名	别名	正名	别名
茵陈	绵茵陈	干姜炭	炮姜、炭姜炭
浮萍	紫背浮萍、浮萍草	独活	川独活、香独活
益母草	坤草	茜草	红茜草、茜草根
墨旱莲	旱莲草	党参	潞党参、台党参
山茱萸	山萸内、杭山萸	香附	香附子、莎草根
千金子	续随子	重楼	七叶一枝花、蚤休
马钱子	番木鳖	柴胡	北柴胡、南柴胡、软柴胡
五味子	辽五味子、北五味子	桔梗	苦桔梗
木瓜	宣木瓜	浙贝母	象贝母

二、并开药名

医师开处方时，将疗效基本相似，或起协同作用的 2 ~ 3 种饮片缩写在一起而构成 1 个药名书写，称为“合写”，又称“并开”。调剂时，则应分别调配。兹将处方中常见的药名合写及应付中药饮片举例见表 11–2。

表 11–2　处方常用并开药名

并开药名	调配应付	并开药名	调配应付
二冬	天冬 麦冬	知柏	知母 黄柏
苍白术	苍术 白术	炒知柏	盐知母 盐黄柏
潼白蒺藜	刺蒺藜 沙苑子	盐知柏	炒知母 炒黄柏
生熟地	生地黄 熟地黄	炒谷麦芽	炒谷芽 炒麦芽
羌独活	羌活 独活	生熟麦芽	生麦芽 炒麦芽
二枫藤	青枫藤 海枫藤	生熟谷芽	生谷芽 炒谷芽
赤白芍	赤芍 白芍	生熟稻芽	生稻芽 炒稻芽
砂蔻仁	砂仁 蔻仁	生熟枣仁	生酸枣仁 炒酸枣仁
红白豆蔻	红豆蔻 白豆蔻	生熟薏米	生薏苡仁 炒薏苡仁
二地丁	黄花地丁 紫花地丁	生龙牡	生龙骨 生牡蛎
二决明	生石决明 决明子	煅龙牡	煅龙骨 煅牡蛎
冬瓜皮子	冬瓜皮 冬瓜子	猪茯苓	猪苓 茯苓
炒三仙	炒神曲 炒麦芽 炒山楂	腹皮子	大腹 皮生槟榔
焦三仙	焦神曲 焦麦芽 焦山楂	棱术	三棱 莪术
焦四仙	焦神曲 焦麦芽 焦山楂 焦槟榔	乳没	制乳香 制没药
荆防风	荆芥 防风	龙齿骨	生龙齿 生龙骨

续　表

并开药名	调配应付	并开药名	调配应付
二乌	制川乌 制草乌	青陈皮	青皮 陈皮
芦茅根	芦根 茅根	全紫苏	紫苏叶 紫苏梗 紫苏子
桃杏仁	桃仁 杏仁	藿苏梗	藿香 紫苏梗

三、处方应付

中药饮片调剂的处方应付是指调剂人员依据医师处方和传统习惯调配中药饮片。各地区根据历史用药习惯和多年积累的丰富经验，形成了本地区的一套处方给药规律，即处方应付常规，使医师和调剂人员对处方名称和给付的不同炮制品种达成共识，在处方中无须注明炮制规格，调剂人员即可按医师的处方用药意图给药。但由于全国缺乏统一的中药饮片调剂给付的规定，各地或各单位调剂给付规定也不够完善，常造成药房给付的中药饮片与医师的要求不一致，影响了临床疗效，出现了医患纠纷和医疗安全隐患。

为保障医疗安全，保证临床疗效，2009 年国家中医药管理局下发了《关于中药饮片处方用名和调剂给付有关问题的通知》（国中医药发〔2009〕7 号），规定各医疗机构应当执行本省（区、市）的中药饮片处方用名与调剂给付的相关规定，没有统一规定的，各医疗机构应当制订本单位中药饮片处方用名与调剂给付规定。制订中药饮片处方用名与调剂给付规定应符合国家有关标准和中医药理论。开具中药饮片处方的医师要掌握本省（区、市）或本单位中药饮片处方用名与调剂给付的规定，并据此书写中药饮片处方用名。医师开具中药饮片处方对饮片炮制有特殊要求的，应当在药品名称之前写明。各医疗机构中药饮片调剂人员应当按照本省（区、市）或本单位中药饮片处方调剂给付规定进行调剂，对未按规定书写中药饮片处方的应由处方医师修正后再给予调剂。对有特殊炮制要求的中药饮片，调剂时应临方炮制。

一般来说，处方应付常包括以下几个方面。

（一）药别名应付

在调配处方时，常常遇到一味药物具有多个名称的现象。目前，尽管处方要求写正名，但少数医师开处方时仍沿用传统习惯使用别名。因此，调剂人员在掌握药物正名的同时还应熟悉本地区常用的药物别名，结合审方，以保证正确调配药物。

（二）并开药物应付

并开的药物有的因疗效相似而经常配伍使用；有的则相须、相使同用，以增强疗效。

（三）炮制品应付

由于各地区的用药习惯和炮制方法的差异，处方应付很难统一，一般分为两类。

（1）处方中书写药名或炮制品名称时给付炮制品，写生品名时才给付生品：此类饮片一般需炮制后使用，很少生用。如写“麦芽”给付炒麦芽，写“生麦芽”给付生麦芽；写“乳香”给付制乳香，写“生乳香”给付生乳香；写“杜仲”给付盐炙杜仲，写“生杜仲”给付生杜仲。未注明生用则一律给付炮制品。

（2）处方中书写药名时给付生品，写炮制品时才给付炮制品：因炮制品与生品的作用有较大不同，如写“甘草”给付生甘草，写“炙甘草”给付蜜炙甘草；写“柴胡”给付生柴胡，写“醋柴胡”给付醋炙柴胡；写“黄柏”给付生黄柏，写“盐黄柏”给付盐炙黄柏等。

第十二章

中药的合理应用

第一节　合理用药概述

合理用药是在充分考虑患者用药后获得的效益与承担的风险后所做的最佳选择，即使药效得到充分发挥，不良反应降至最低水平，也使药品费用更为合理。中药的临床应用是在中医的理论基础上进行的，研究探讨中药临床药学及合理应用，就应当从中医中药的理论基础出发，根据其作用机制，指导中医临床合理用药，达到充分发挥药物疗效之目的。中药对人体造成的损害，除了药物本身的因素外，很多是由不合理用药引起的。

一、合理用药的概念及意义

所谓中药的合理应用，是指运用中医药学综合知识指导临床用药。也就是以中医药理论为指导，在充分辨析疾病和掌握中药性能特点的基础上，安全、有效、简便、经济地使用中药或中成药，达到以最小的投入，取得最大的医疗和社会效益之目的。

合用药这一概念是相对的、动态发展的。一般认为，以某种中药或中成药治疗某种病证，在选用时认为其合理，仅是与同类药物相比较而言。其次，不同时期合理使用中药或中成药的标准也不同。这是因为随着中医、药学、医学理论及其他相关科学技术的发展，人类对疾病的病因病机和中药或中成药性能主治的认识也在不断地深化，以及新药的不断研制开发，必然会影响合理使用中药和中成药的标准，并促使其日臻科学完善。

合理用药的目的，首先就是要最大限度地发挥药物治疗效能，将中药和中成药的不良反应降低到最低限度，甚至于零。其次是最有效地利用卫生资源，减少浪费，减轻患者的经济负担。最后是方便患者使用所选药物。

合理用药是在充分考虑患者用药后获得的效益与承担的风险后做出的最佳选择，即药效得到充分发挥，不良反应降至最低水平，药品费用更为合理。合理用药与广大群众的切身利益息息相关，是用药安全、有效、简便、经济的保障。合理用药可以经济有效地利用卫生资源，取得最大的医疗和社会效益，避免浪费。

二、合理用药的基本原则

（一）安全

所谓安全，即保证用药安全，是合理用药的首要条件。无论所使用的药物是有毒还是无毒，均应首先考虑所用药物是否安全，是否会对患者造成不良反应，使用时必须了解。在用药过程中，安全性不是要求药物的不良反应最小，或无不良反应。而是要让患者承受最小的治疗风险，获得最大的治疗效果，

即风险 / 效果应尽可能小。

（二）有效

所谓有效，就是在用药安全的前提下，保证通过药物的治疗达到既定的治愈和延缓疾病进程的目的。即所推选的中药或中成药对患者既不会造成伤害，又有较好的疗效，使患者用药后能迅速达到预期目的，根除致病原，治愈疾病，延缓疾病进程，缓解临床症状，预防疾病发生，调节人的生理功能，避免不良反应发生。

（三）简便

所谓简便，即提倡用药方法要简便。在用药安全、有效的前提下，力争做到所推选药物的使用方法简便易行，使临床医师及使用者易于掌握，应用方便。

（四）经济

所谓经济，即倡导用药要经济实用，获得单位用药效果所投入的成本（成本 / 效果）应尽可能低。必须在用药安全、有效的前提下，除力争做到所推选的药物用法简便外，还必须做到用药不滥，经济实用，并有利于环境保护，最大限度地减轻患者的经济负担、降低中药材等卫生资源的消耗。

三、不合理用药的主要表现及不良后果

合理用药涉及的面很广，从药物的适应病证、剂型、剂量、用法、服用时间及配伍应用，到使用者的性别、年龄、体质及病情的变化等，无不密切相关。在临床用药过程中，只要有一个方面没有顾及就有可能出现不合理用药的状况，而只要出现不合理用药状况就一定会出现不良后果。临床上常见的中药不合理用药的主要表现有：①辨析病证不准确，用药指征不明确；②给药剂量失准，用量过大或过小；③疗程长短失宜，用药时间过长或过短；④给药途径不适，未选择最佳给药途径；⑤服用时间不当，不利于药物的药效发挥；⑥违反用药禁忌，有悖于明令规定的配伍禁忌、妊娠禁忌、服药时的饮食禁忌及证候禁忌；⑦同类药物重复使用，因对药物的性能不熟，或单纯追求经济效益，导致同类药重复使用；⑧乱用贵重药品，因盲目自行购用，或追求经济效益，导致滥用贵重药品。

不合理用药常会导致不良后果，这些后果可以是单方面的，也可是综合性的；可以是轻微的，也可以危及生命。大体可归纳为以下几种：①浪费医药资源：不合理用药会造成医药资源的浪费，这可以是直接的，如重复给药、无病用药、无必要的合并用药等；也可以是间接的，如处置药物不良反应、药源性疾病的治疗等会增加医药资源的消耗，且常会被医务人员和患者忽视。②延误疾病的治疗：许多不合理用药都不利于疾病的治疗，如用药错误或给药不足，会延误疾病治疗或导致疾病治疗不彻底，没有痊愈，容易复发，从而增加患者的痛苦和医师治疗的难度；而不适当的合并用药，则又会干扰药物的吸收和排泄，降低治疗效果等。③引发药物不良反应及药源性疾病：发生药物不良反应的因素很多。有药物的因素，如品种混淆、炮制不当；有患者的因素，如过敏性体质、个体差异、特殊人群；也有辨证是否准确、立法是否确当等。但更不能忽视不合理用药，如选用药物不准确、用药时间过长、剂量过大、用法不适当，均会引起不良反应，甚至药源性疾病。④造成医疗事故和医疗纠纷：不合理用药常常会造成医疗事故，或称为药疗事故。医疗事故的发生，常常会引发医疗纠纷，不但会给患者、医师、药师带来许多的痛苦和不必要的经济支出，而且会给医院、药品经营单位乃至全社会带来许多的麻烦和不必要的经济损失。

四、保证合理用药的主要措施

（一）掌握中医药基本理论

辨证论治是中医理论体系的核心，是中医方法论的精髓，每一位医药工作者都应该熟练掌握中药基本知识和中医药理论，尤其是中药的性能特点、功效主治、配伍应用、用量用法及使用注意等，这是合理用药的先决条件。若对中医药基本理论不熟悉或掌握不够，就无法指导中药的合理应用，尤其是中药临床药师，缺乏中医药的基本理论，就不可能发现临床医师的用药不合理问题，更不可能为临床医师和

患者提供用药指导和药学服务，合理用药就会成为一句空话。

（二）正确把握辨证论治

正确的辨证是合理应用中药和中成药的根本保障，运用所学知识和技能，通过望、闻、问、切，搜集患者病症有关的各种资料，应用八纲辨证与脏腑辨证等手段进分析归纳，对病情做出正确诊断，依法确定治病法则及方药。只有这样才能为指导合理用药创造条件。

（三）参辨患者的身体状况

由于人的体质、年龄、性别、生活习惯差异，这些差异对药物的敏感性和耐受性不同，从而影响中药和中成药的有效性和安全性。不但健康人是如此，患者更是如此。应详细辨析患者的体质、年龄、性别和生活习惯等，选用药物及制订的方案时要以此作为重要依据，针对病情及患者具体情况选择最佳方案，确定合理给药剂量。如老人、儿童药物代谢功能或衰退，易发生蓄积中毒；妇女经期，特别是心肝功能不全的病患者，在应用有毒或作用强烈的药物时应慎重考虑。又如患者的营养好坏、体质的强弱、脏腑的功能是否正常及性别差异等，均能影响其机体对药物的代谢速度和耐受能力，以及毒性反应的发生与严重程度。遇到营养较差，或体质较弱，或脏腑功能失常，或妇女经期的患者，特别是对患有心、肝、肾功能不全或糖尿病者，在应用有毒或作用强烈的药物时更应慎重考虑，以免用药失度，对患者造成伤害。

（四）确认有无药物过敏史

了解患者以往有无药物过敏史，以及遗传缺陷，如酶的缺陷或异常等，若有这些问题就应谨慎选择使用药物，特别是避开患者高度敏感的药物等，以保证用药安全。若患者用药后突发过敏反应，临床药师除依法确认其对何种药物过敏，并立即向有关单位报告外，还要将此结果告诉患者本人，以免再次发生过敏现象。

（五）选择质优的饮片

由于中药饮片质量良莠不齐，致使其对人体的疗效及不良反应有别，因此在采购、调剂时，一定要选择质优效佳的饮片。要认真做到品种混乱者不用，出产于被污染环境中者不用，药用部位失准者不用，违规炮制者不用，霉烂变质者不用。给患者使用的中药应是质量最佳、疗效最好的饮片。

（六）合理配伍用药

我国历代医药学家都十分重视研究合理配伍用药，并建立了包括中药基本配伍与高级配伍两大部分在内的中药配伍理论。所谓基本配伍，习称“配伍七情”，具体有单行、相须、相使、相畏、相杀、相恶、相反。药物的“配伍七情”中，相须、相使是表示增效的；相杀、相畏是减毒的；相恶是表示减效的；相反是表示增毒的。经常配伍增效，酌情选择减毒，一般不用减效，坚决禁止增毒。所谓高级配伍，习称“君臣佐使”，其从多元角度论述了药物在方中的地位及配用后性效变化规律。配伍组方合理可以起到协调药物偏性，增强药物疗效，降低药物毒性，减少不良反应发生的作用。反之，配伍不当可造成药效降低，甚至毒性增大，产生不良后果。

（七）选择适宜的给药途径及剂型

中药的给药途径多种多样，为使药物能够迅速达到病变部位发挥作用，需要根据病情轻重缓急、用药目的以及药物性质选择适宜的给药途径和用药方案。一般病情，口服有效则多采用口服给药方法；危重、急症患者宜用静注或静滴；皮肤及阴道疾病常用外治法，也可口服给药；气管炎、哮喘患者等可用口服给药方法，也可采用气雾剂吸入疗法等。一般说，经口服给药能达到预期疗效的，则不考虑注射，以避免中药注射剂引起不良反应。中药的剂型与其效用关系密切，若选用的剂型恰当，不但能提高其疗效，而且能减轻或消除其不良反应，否则不但不能增强其疗效，反而会引发或增强其不良反应。

（八）制订合理的用药时间和疗程

根据病情轻重缓急，确定合理的给药时间以充分发挥药物的作用，并减少不良反应的发生。用药时选用适当的疗程，是合理用药的重要一环。疗程过短则难以达到预期疗效，疗程过长则可能给患者带来新的伤害。这是因为有些中药或中成药所含的某些成分在人体内有蓄积作用，一旦这些成分的蓄积量达到了人体的最大耐受量，即可对人体造成伤害。故凡偏性突出、作用强烈的中药，特别是有毒中药或含毒性成分的中成药都不宜久服。

（九）严格遵守用药禁忌

中药用药禁忌是中医保证临床安全用药的经验总结，它包括配伍禁忌、妊娠禁忌、服药饮食禁忌及证候禁忌四大部分。超用药禁忌用药不仅会影响药物疗效，而且会引起不良反应，对人体产生不必要的损害，临床应用中药时应该严格遵守。

（十）认真审方堵漏

认真审核临床医师的处方，严堵处方中用药不合理的漏洞。在调配中药汤剂时，要依据所学中医药学知识及调剂规范，一字一句地认真审核每一个处方，若发现处方中有字迹潦草难辨，要立即询问处方医师，切勿主观臆断；若发现处方中有违背合理用药的地方，要立即提醒医师，并建议予以改正，切勿漠然置之。

（十一）详细嘱告用药宜忌

在患者领取中药饮片或中成药时，要详细地向其说明药物的煎煮或服用方法、服用剂量及注意事项等，耐心地叮嘱患者一定要按所嘱方法服用药物，以免因使用不当而影响药物的疗效，或引起不良反应。

（十二）按患者的经济条件斟酌选药

选药时，还要从药物经济学方面考虑患者的经济承受能力。应尽可能使用价廉质优的中药，不到非用不可时，不使用价格昂贵的中药。

（十三）其他因素

适宜的用药方法也因不同的时令气候、地理环境有所不同。同时，社会舆论、不实药物信息等的导向和传播，有可能导致人们在使用药物过程中产生不合理用药的现象，要真正做到安全合理地应用中药，必须关注这些对正确合理使用药物有影响的因素。

五、中成药合理应用应遵循的基本原则

中成药的合理应用是一项复杂的系统工程，除要重点做到以上几点措施外，还应遵循以下几个基本原则。

（一）辨证用药

依据中医理论，辨认、分析疾病的症候，针对证候确定具体治法，依据治法，选定适宜的中成药。

（二）辨病辨证结合用药

辨病用药是针对中医的疾病或西医诊断明确的疾病，根据疾病特点选用相应的中成药。临床使用中成药时，可将中医辨证与中医辨病相结合、西医辨病与中医辨证相结合，选用相应的中成药，但不能仅根据西医诊断选用中成药。

（三）合理选择剂型

应根据患者的体质强弱、病情轻重缓急及各种剂型的特点，选择适宜的剂型。

（四）确定合适使用剂量

对于有明确使用剂量的，慎重超剂量使用。有使用剂量范围的中成药，老年人使用剂量应取偏小值。

（五）合理选择给药途径

能口服给药的，不采用注射给药；能肌内注射给药的，不选用静脉注射或滴注给药。

第二节　中药间的配伍使用

中药配伍是按照一定的组合原则，并根据病情的轻重缓急，结合患者的年龄、体重、嗜好及习俗等进行合理药物配伍。配伍是中药治疗疾病的主要形式，也是提高临床疗效的主要环节，配伍得当可起到事半功倍的疗效。从中药临床应用出发，常用配伍有相辅相成、相反相成、相互补充、相生配伍、降低毒性、改变药性、明确主治等几方面，起到增效、解毒、生效的作用，从而避免出现盲目堆积的有药无方及照搬方剂的有方无药现象，提高中药治病的疗效，减少药物的不良反应。

一、中药配伍原则

（一）七情配伍

七情配伍是中药配伍最基本的理论。七情是单行、相须、相使、相畏、相杀、相恶、相反的合称，用以说明中药配伍后药效、毒性变化的关系。

1. 单行　单行就是指用单味药治病。病情比较单纯，选用一种针对性强的药物即能获得疗效，如清金散单用一味黄芩治轻度的肺热咯血，以及许多行之有效的“单方”等。它符合简验便廉的要求，便于使用和推广。

2. 相须　功用相似的药物配合，可增加疗效。如黄柏与知母可增强滋阴降火作用，二冬膏可增强滋阴润肺、止咳化痰作用。

3. 相使　功效有某些共性的药物合用，一药为主，一药为辅，辅药加强主药的作用。黄芪使茯苓，茯苓能增强黄芪补气利尿的作用。

4. 相畏　是指一药毒性反应或不良反应，能被合用的另一药减轻或消除的配伍关系；如生姜能制半夏、天南星的毒，所以半夏、天南星畏生姜。

5. 相杀　一种药物能消除另一种药物的毒性反应。绿豆能杀巴豆的毒，防风能杀砒霜的毒。

6. 相恶　两种药物配合应用后，一种药物可减弱或牵制另一种药物的药效。如莱菔子能减低人参的补气作用，所以人参恶莱菔子。

7. 相反　两种药物合用以后可产生不良反应或剧毒作用。如甘草反芫花、甘遂，十八反、十九畏都属于相反。

上述六个方面，其变化关系可以概括为四项，即在配伍应用的情况下：①有些药物因产生协同作用而增进疗效，是临床用药时要充分利用的，如相须、相使；②有些药物可能互相借抗而抵消、削弱原有功效，用药时应加以注意，如相恶；③有些药物则由于相互作用，而能减轻或消除原有的毒性或不良反应，在应用毒性药或剧烈药时必须考虑选用，如相畏、相杀；④另一些本来单用无害的药物，却因相互作用而产生毒性反应或强烈的不良反应，则属于配伍禁忌，原则上应避免配用，如相反。

（二）“十八反”“十九畏”

“十八反”歌诀：“本草明言十八反，半蒌贝蔹及攻乌。藻戟遂芫俱战草，渚参辛芍叛藜芦。”具体的内容就是：川乌、草乌、附子不宜与贝母、半夏、白及、白蔹、瓜蒌同用；甘草不宜与海藻、大戟、甘遂、芫花同用；藜芦不宜与人参、人参叶、西洋参、党参、苦参、丹参、玄参、北沙参、南沙参及细辛、赤芍和白芍同用。

“十九畏”歌诀：“硫黄原是火中精，朴硝一见便相争。水银莫与砒霜见，狼毒最怕密陀僧。巴豆性烈最为上，偏与牵牛不顺情。丁香莫与郁金见，牙硝难合荆三棱。川乌草乌不顺犀，人参最怕五灵脂。官桂善能调冷气，若逢石脂便相欺。”

《神农本草经·序列》指出“勿用相恶、相反者”，“若有毒宜制，可用相畏、相杀者尔，勿合用也”。自宋代以后，将“相畏”关系也列为配伍禁忌，与“相恶”混淆不清。因此，“十九畏”的概念，与“配伍”所谈的“七情”之一的“相畏”，含义并不相同。“十九畏”和“十八反”诸药，有一部分同实际应用有些出入，历代医家也有所论及，引古方为据，证明某些药物仍然可以合用。如感应丸中的巴豆与牵牛同用；甘遂半夏汤以甘草同甘遂并列；散肿溃坚汤、海藻玉壶汤等均合用甘草和海藻；十香返魂丹是将丁香、郁金同用；大活络丹中乌头与犀角同用；等等。现代这方面的研究工作做得不多，有些实验研究初步表明，如甘草、甘遂两种药合用时，毒性的大小主要取决于甘草的用量比例，甘草的剂量若相等或大于甘遂，毒性较大；又如贝母和半夏分别与乌头配伍，未见明显的增强毒性。而细辛配伍藜芦，则可导致实验动物中毒死亡。由于对“十九畏”和“十八反”的研究，还有待进一步做较深入的实验和观察，并研究其机制，因此，目前应采取慎重态度。一般说来，对于其中一些药物，若无充分根据和应用经验，仍须避免盲目配合应用。

（三）中药配伍的“四气五味”原则

“四气”指药物的“寒、凉、温、热”；“五味”指“辛、甘、酸、苦、咸”，一般药物只有一味一性，各种药物配合使用的时候根据君臣佐使组成方剂。其运用原则如下。

四气，是指寒凉温热四性。运用原则是：“治寒以热药，治热以寒药。”温性、热性药如附子、肉桂、干姜、吴茱萸等，多具有温中散寒、助阳等作用，常用于治疗寒证；寒凉性药如石膏、黄芩、黄连、黄柏等，多具有清热泻火、解毒等作用，常用于治疗阳热证。温热与寒凉药同用，则多用于寒热错杂证。

五味，是指辛、甘、酸、苦、咸五味，“辛能散、能行”，“甘能补、能和、能缓”，“酸能收、能涩”，“苦能泄、能燥、能坚”，“咸能下、能软”。运用原则是：辛味药如麻黄、川芎、半夏等多用于外邪袭表、气滞血瘀、痰湿等证；甘味药如生地、鹿茸、黄芪、阿胶等多用于阴阳气血诸虚证；酸味药如山茱萸、五味子、乌梅、金樱子、白芍等，多用于久病滑脱虚证；苦味药如大黄、葶苈子、槟榔、莪术等多用于瘀结、痰饮、积滞、气逆、湿阻等证；咸味药如芒硝、牡蛎、鳖甲、海藻等多用于瘰疬、瘿瘤、血分瘀结、大便燥结等证。

大部分药物只具有一性一味，即使多味药也是其中一味为主，绝无二重性。诚然单行是不能满足临床需要的，因此必须相互配伍运用。

二、中药复方的配伍

中药复方是按照中医的辨证论治，理法方药的原则，根据治疗的需要，依照君、臣、佐、使的配伍原则组成的。所谓君药是指针对疾病的病因病机，起主要作用的药物；臣药是指辅助主药以加强疗效的药物；佐药是治疗兼证或制约主药的不良反应的药物；使药是起调和作用的药物。在数以万计的中药复方中，这些药物的用量是十分讲究的，并有着一定的规律性，归纳起来，主要有以下三种情况，现介绍如下。

（一）复方中药物用量依君、臣、佐、使而递减

这是中药复方中最为常见的药物配伍原则，一般君药用量最大，臣药次之，佐使药用量为小，故金元时期的名医李东垣指出：“君药分量最多，臣药次之，佐使又次之。”如苓桂术甘汤中以茯苓健脾渗湿，祛痰化饮，为君药，用量是 12g；桂枝温阳化气为臣药，用量是 9g；白术健脾燥湿为佐药，用量是 6g；甘草（炙）益气和中为使药，用量是 6g，共奏温化痰饮，健脾利湿的功效，是治疗中阳不足之痰饮病的良方。此类复方具有组方严谨、结构分明、疗效显著的特点。又如著名的小承气汤由大黄、枳实、厚朴三味药物组成，其中大黄用量须倍于厚朴，以达清热通便的功效，用于热结便秘之证；但若将厚朴用量倍于大黄，则该方具有行气除满的作用，用于腹部气滞胀满之证的治疗，方名亦变为厚朴三物汤了。因此，同为三味药物，由于剂量的变化，导致了方名、功效、主治的改变，由此可见中医复方用药的精当与奥妙。

（二）复方中各药物的用量相等

这也是比较常见的，如越鞠丸由香附（醋制）、川芎、栀子（炒）、苍术（炒）、六神曲各 200g 组成；九分散中马钱子粉、麻黄、乳香（制）、没药（制）等各药的用量均为 250g 等。这类复方疗效是十分肯定的，如良附丸由高良姜、香附（醋制）各 50g 组成，具有温中祛寒、行气止痛、舒肝调经的功效，用于气滞寒凝之胃痛、胁痛、痛经喜温等证，疗效颇佳。

（三）复方中主药用量小于其他药物用量

这种情况主要是主药是一些贵重药材，如人参、牛黄、麝香、犀角等因作用强，价格昂贵而用量

少，被用作复方的主药时，其用量往往小于其他药物。例如，（万氏）牛黄清心丸中的主药牛黄的用量为10g，其他药物的用量分别为黄连20g，黄芩120g，栀子120g，郁金80g;人参健脾丸中的人参用量为25g，其他药物的用量为白术（麸炒）150g，茯苓50g，山药100g，陈皮50g，木香12.5g，砂仁25g，炙黄芪100g，当归50g，酸枣仁（炒）50g，远志（制）25g。这类复方处方严谨，效果明显，如牛黄解毒片（牛黄15g，雄黄50g，石膏200g，大黄200g，黄芩150g，桔梗10g，冰片25g，甘草50g）具有清热泻火解毒的功效，用于火热内盛、咽喉肿痛、牙龈肿痛、口舌生疮、目赤肿痛等证，深受患者欢迎。

现代医学研究表明，中药配伍中可能存在着一种中药有效成分与其他中药有效成分在药理作用方面的相互作用，也可能存在着多种有效成分之间产生物理的或化学的相互作用。这种相互作用经常发生在中药方剂的煎煮或其他剂型制备过程中，从而使方剂中的有效成分无论在质的方面，还是在量的方面都与单味药有所改变。因此，合理的配伍可以增强药效，降低不良反应；而不合理的配伍则会降低药物疗效，产生或增强药物的不良反应。

三、中成药的合理联用

中成药是中医药学宝库中的重要组成部分，它是以中药材为原料，在中医药基本理论指导下，按规定的处方和方法加工制成一定的剂型，供临床医师辨证使用或患者根据需要直接购用的一类药物。我国的中成药制作生产与应用具有悠久的历史，长期而广泛的临床使用证明，中成药具有疗效确切，携带、使用方便，价格便宜等特点。因此，中成药已成为当今防病治病不可缺少的药物，在国内外享有较高的声誉。中成药作为中医防治疾病的一个重要工具，其对人体的效应也具有两重性，即产生治疗作用的同时也会产生不良反应。在临床上若能合理使用中药，就能在充分发挥治疗作用的同时使不良反应的发生概率降低，使患者早日康复。若不能正确合理地使用中药，不仅达不到治疗疾病的目的，反会使不良反应发生的概率增加，在延误疾病治疗的同时引发新的疾病，有的甚至危及生命。从国家食品药品监督管理总局每年公布的国家药品不良反应 / 事件报告数据看，近几年中成药的不良反应不断攀升，其不良反应发生率仅次于抗感染药而排第二位。由此可见，如何合理地应用中成药，避免中药药源性伤害及降低中药不良反应的发生已经成为迫在眉睫的问题，每一个医药学工作者都必须熟练地掌握有关合理用药的知识，以便在工作中更好地为患者服务。

（一）中成药与中药汤剂的配伍联用

临床上较多出现中成药与中药汤剂同时应用的情况，如肝气郁结合并血虚痛经、月经不凋等病症可用中成药逍遥丸配伍中药汤剂当归补血汤，疗效较好；肾阳虚证可用附子理中汤配伍参茸卫生丸；而功能不同中成药配伍使用可以治疗有并发症疾病，如气血两虚中气下陷所致头昏、乏力、脱肛等，可选用复方阿胶浆配伍补中益气丸，治疗阳虚夹湿之泄泻时用附子理中丸配伍健脾丸；高血压证属肝肾阴虚、风阳上扰者，脑立清与六味地黄丸联合用药，脑立清含磁石、代赭石、怀牛膝、珍珠母等，平肝潜阳降逆，六味地黄含熟地黄、山药、山茱萸、茯苓、牡丹皮、泽泻，滋补肝肾之阴；药流后出血的常规治疗方案是益母草颗粒和妇血康颗粒联合用药，益母草颗粒收缩子宫，促进子宫腔内残留组织、积血排出，妇血康颗粒活血化瘀、祛瘀止血；防治心脑血管卒中可用牛黄清心丸 + 牛黄解毒丸 + 柏子养心丸，变寒凉与温补为平补，养心益气而不燥，清心凉窜而不寒。这些合理的配伍对于提高药效具有重要的意义。

中成药与中药药引配伍联用也能提高疗效，降低不良反应。如活络丹、醒消丸、跌打丸、七厘散等可用黄酒送服，藿香正气丸、附子理中丸等可用姜汤送服，六味地黄丸、大补阴丸等可用淡盐水送服，至宝锭用焦三仙煎汤送服，银翘解毒丸用鲜芦根煎汤送服，川芎茶调散用清茶送服，四神丸、更衣丸用米汤送服。

（二）中成药联合使用的原则

（1）当疾病复杂，一个中成药不能满足所有症候时，可以联合应用多种中成药。

（2）多种中成药的联合应用，应遵循药效互补原则及增效减毒原则。功能相同或基本相同的中成药原则上不宜叠加使用。

（3）药性峻烈的或含毒性成分的药物应避免重复使用。

（4）合并用药时，注意中成药的各药味、各成分间的配伍禁忌。

（5）一些病证可采用中成药的内服与外用药联合使用。

（6）中药注射剂联合使用时，还应遵循以下原则。

1）两种以上中药注射剂联合使用，应遵循主治功效互补及增效减毒原则，符合中医传统配伍理论的要求，无配伍禁忌。

2）谨慎联合用药，如确需联合使用时，应谨慎考虑中药注射剂的间隔时间以及药物相互作用等问题。

3）需同时使用两种或两种以上中药注射剂，严禁混合配伍，应分开使用。除有特殊说明，中药注射剂不宜两个或两个以上品种同时共用一条通道。

（7）中成药与西药联合使用时应针对具体病情制订用药方案，考虑中西药物的主辅地位确定给药剂量、给药时间、给药途径

1）中成药与西药如无明确禁忌，可以联合应用，给药途径相同的，应分开使用。

2）应避免不良反应相似的中西药联合使用，也应避免有不良相互作用的中西药联合使用。

3）中西药注射剂联合使用时，还应遵循谨慎联合使用的原则。确需联合用药时，应根据中西医诊断和各自的用药原则选药，充分考虑药物之间的相互作用，尽可能减少联用药物的种数和剂量，根据临床情况及时调整用药；尽可能选择不同的给药途径（如穴位注射、静脉注射），必须同一途径用药时，应将中西药分开使用，谨慎考虑两种注射剂的使用间隔时间以及药物相互作用，严禁混合配伍。

四、中成药联用的配伍禁忌

（一）含十八反、十九畏的中成药配伍禁忌

临床常用以治疗风寒湿痹的大活络丸、祛风止痛胶囊、强力天麻杜仲胶囊等中成药含有草乌或附子，而常用的止咳化痰药川贝枇杷糖浆、羚羊清肺丸、通宣理肺丸、复方鲜竹沥液等分别含有川贝、浙贝、半夏，根据配伍禁忌原则，若将上述两类药联合使用当属相反禁忌。又如，由于甘草在中成药中较为常用。当与含相反成分的其他中成药联用时更被忽视。如临床常用中成药心通口服液中含有海藻，祛痰止咳颗粒含有甘遂，若与橘红痰咳颗粒、通宣理肺丸、镇咳宁胶囊等含甘草的中成药联用也属“十八反”禁忌。

此外，临床常用利胆中成药益胆片、胆乐胶囊、胆康胶囊、胆宁片以及治疗肿瘤的平消胶囊等都含有郁金，若与苏合香丸、紫雪散等含有丁香的中成药合用，便应该注意具有“十九畏”药物的配伍禁忌。

（二）含有同一毒性药物剂量叠加的配伍禁忌

临床中含有毒成分的中成药不在少数，如果只根据病情选用药物而不了解处方组成，易导致有毒成分的蓄积，产生不良反应，严重者还可以引起中毒。例如大活络丹与天麻丸两药均含有附子，如合用则加大了乌头碱的摄入量，增大了不良反应的概率，而出现运动麻痹、心律失常、阿－斯综合征等不良反应。又如临床常用朱砂安神丸、天王补心丹治疗失眠，如将两药合用会增加有毒成分的服用量。因其均含有朱砂（其毒性成分为汞），过量或长期服用后轻者可出现恶心呕吐、头昏倦怠的不良反应，重者可导致肾功能衰竭。再如患者咽喉肿痛，既用牛黄解毒片，又用六神丸或喉症丸，这几种药里都含有雄黄，如合用其有毒成分砷的用量在无意中加大了 2 ～ 3 倍，有可能出现正常用药情况下一般不会出现的不良反应。还有报道含朱砂的中成药如磁朱丸、柏子养心丸、安宫牛黄丸、苏合香丸等与含较多还原性溴离子或碘离子的中成药如治癫灵片、消瘿顺气等长期服用，在肠内会形成有刺激性的溴化汞或碘化汞，导致药源性肠炎、赤痢样大便。

（三）药性相反中成药联用的配伍禁忌

临床常用的补中益气丸有补中益气、升阳举陷的作用，若与木香槟榔丸等降气药同用，一升一降，药效则相互抵消。另外，将温中散寒的附子理中丸与性质寒凉的清热泻火药牛黄解毒片联用，两者药性相反，也当属使用禁忌。这种现象经常发生，有些西医大夫不懂得中医的辨证论治，经常将治疗风寒感冒与风热感冒的中成药同用。药性相反，不但起不到治疗作用，而且增加了患者的经济负担。

第三节　中西药的联合使用

近年来，随着中西医结合工作的深入开展，中西药并用的概率也越来越高了。据北京市中医院的统计表明，该院应用汤剂为主并用西药的患者占用汤剂患者的13.63%，用中成药为主并用西药的患者占中成药患者的24.70%，用西药为主的并用中成药占西药患者的57.34%。可见，中西药联用的情况已极为普遍。然而，中西药物科学合理地配伍应用能提高疗效，降低药物毒副反应。但长期的临床实践及药理研究表明，有些中西药配伍应用能使药物疗效降低，毒副反应增强，加重病情，导致严重的不良后果。因此，在临床治疗过程中应避免不合理的中西药配伍联用，保证用药安全有效。

一、中西药合理联用的特点及举例

（一）中西药合理联用的特点

中西药合理的联用可以增强药物疗效、降低药物的毒副反应、减少药物的使用剂量、减少用药禁忌及扩大应用范围。

1. 协同增效　许多中西药联用后，均能使疗效提高，有时很显著地呈现协同作用，如黄连、黄柏与四环素、呋喃唑酮（痢特灵）、磺胺甲基异噁唑联用治疗痢疾、细菌性腹泻有协同作用，常使疗效成倍提高。金银花能加强青霉素对耐药性金黄色葡萄球菌的杀菌作用。丙谷胺与甘草、白芍、冰片一起治疗消化性溃疡，有协同作用，并已制成复方丙谷胺（胃丙胺）制剂。甘草与氢化可的松在抗炎、抗变态反应方面有协同作用，因甘草酸有糖皮质激素样作用，并可抑制氢化可的松在体内的代谢灭活，使其在血液中浓度升高。丹参注射液、黄芪注射液、川芎嗪注射液等与低分子右旋糖酐、能量合剂等同用，可提高心肌梗死的抢救成功率。丹参注射液与间羟胺（阿拉明）、多巴胺等升压药同用，不但能加强升压作用，还能减少对升压药的依赖性。

2. 降低毒副反应　某些化学药品虽治疗作用明显但毒副反应却较大，若与某些适当的中药配伍，既可以提高疗效，又能减轻毒副反应。肿瘤患者接受化疗后常出现燥热伤津的阴虚内热或气阴两虚，可同时配伍滋阴润燥清热或益气养阴中药而能取得显著疗效。用甘草与呋喃唑酮合用治疗肾盂肾炎，既可防止其胃肠道反应，又可保留呋喃唑酮的杀菌作用。氯氮平治疗精神分裂症有明显疗效，但最常见的不良反应之一是流涎。应用石麦汤（生石膏、炒麦芽）30 ~ 60剂为1个疗程治疗，流涎消失率为82.7%，总有效率达93.6%。

3. 减少剂量　珍菊降压片有较好的降压及改善症状的作用。若以常用量每次1片，每日3次计，盐酸可乐定比单用剂量减少60%。地西泮有嗜睡等不良反应，若与苓桂术甘汤合用，地西泮用量只需常规用量的1/3，嗜睡等不良反应也因为并用中药而消除。

4. 减少禁忌，扩大适应范围　碳酸锂治疗白细胞减少症近年被广泛应用，但因其胃肠道反应也限制了其适用范围。如同时用白及、姜半夏、茯苓等复方中药，就可减轻胃肠道反应，使许多有胃肠道疾患的白细胞减少症患者接受治疗。用生脉散、丹参注射液与莨菪碱合用，治疗病态窦房结综合征，既可适度提高心率，又能改善血液循环，从而改善缺血缺氧的状况，达到标本兼治的目的。

（二）中西药合理联用举例

中西医结合是我们国家一大医疗特色，同时中西药联用也是我国临床用药的特色。只有合理应用，取长补短，才能达到事半功倍的效果，尤其是对一些疑难重症的治疗。

1. 协同增效　如下所述。

（1）逍遥散或三黄泻心汤等与西药催眠镇静药联用，既可提高对失眠症的疗效，又可逐渐摆脱对西药的依赖性。

（2）石菖蒲、地龙与苯妥英钠等抗癫痫药联用，能提高抗癫痫的效果；大山楂丸、灵芝片、癫痫宁（含马蹄香、石菖蒲、甘松、牵牛子、千金子等）与苯巴比妥联用治疗癫痫有协同增效作用。

（3）芍药甘草汤等与西药解痉药联用，可提高疗效。

（4）补中益气汤、葛根汤等具有免疫调节作用的中药与抗胆碱酯酶药联用，治肌无力疗效较好。

（5）木防己汤、茯苓杏仁甘草汤、四逆汤等与强心药地高辛等联用，可以提高疗效和改善心功能不全患者的自觉症状。

（6）苓桂术甘汤、苓桂甘枣汤等与普萘洛尔类抗心律失常药联用，既可增强治疗作用，又能预防发作性心动过速。

（7）钩藤散、柴胡加龙骨牡蛎汤等与抗高血压药甲基多巴、卡托普利等联用，有利于改善对老年高血压症的治疗作用。

（8）苓桂术甘汤、真武汤等与血管收缩药甲磺酸二氢麦角胺联用，可增强对直立性低血压的治疗作用。

（9）当归四逆加吴茱萸生姜汤等与血管扩张药联用，可增强作用，其中的中药方剂对于微循环系统的血管扩张特别有效。

（10）黄连解毒汤、大柴胡汤等与抗动脉粥样硬化、降血脂剂联用，可增强疗效。

（11）木防己汤、真武汤、越婢加术汤等与西药利尿药联用，可以增强利尿效果。

（12）枳实与庆大霉素联用，枳实能松弛胆道括约肌，有利于庆大霉素进入胆道，增强抗感染作用。

（13）小青龙汤、柴朴汤等与氨茶碱、色甘酸钠等联用，可提高对支气管哮喘的疗效。

（14）麦门冬汤、滋阴降火汤等对老年咳嗽的镇咳作用，优于磷酸可待因，若酌情选择联用，可提高疗效。

（15）具有抗应激作用的中药如柴胡桂枝汤、四逆散、半夏泻心汤等与治疗消化性溃疡的西药（H2受体拮抗剂，制酸剂）联用，可增强治疗效果。

（16）具有保护肝脏和利胆作用的茵陈蒿汤、茵陈五苓散、大柴胡汤等与西药利胆药联用，能相互增强作用。

（17）茵陈蒿及含茵陈蒿的复方与灰黄霉素联用，可增强疗效，这是因为茵陈蒿所含的羟基苯丁酮能促进胆汁的分泌，而胆汁能增加灰黄霉素的溶解度，促进其吸收，从而增强灰黄霉素的抗菌作用。

（18）甘草与氢化可的松在抗炎抗变态反应时同用，有协同作用。因甘草酸有糖皮质激素样作用，并可抑制氢化可的松在体内的代谢灭活，使其在血液中浓度升高，从而使疗效增强。

（19）丹参注射液加泼尼松，治结节性多动脉炎，有协同作用。

（20）炙甘草汤、加味逍遥散等与甲巯咪唑等联用，可使甲状腺功能亢进症的各种自觉症状减轻。四逆汤与左甲状腺素联用，可使甲状腺功能减退症的临床症状迅速减轻。

（21）延胡索与阿托品制成注射液，止痛效果明显增加；若再加少量氯丙嗪、异丙嗪，止痛效果更优；洋金花与氯丙嗪、哌替啶等制成麻醉注射液，用于手术麻醉不但安全可靠，而且术后镇痛时间长。

（22）十全大补汤、补中益气汤、小柴胡汤等与西药抗肿瘤药联用，可以提高疗效。其中的中药可以提高天然杀伤细胞活性的能力，还可能有造血及护肝作用。

（23）清肺汤、竹叶石膏汤、竹茹温胆汤、六味地黄丸等与抗生素类药联用，有增强抗生素治疗呼吸系统反复感染的效果。这些中药方剂具有抗炎、祛痰、激活机体防御功能的效果，尤其是含人参、柴胡或甘草的方剂效果更佳。有些单味中药如黄连、黄柏、葛根等，具有较强的抗菌作用，如与抗生素类药物联用，可增强抗菌作用。

（24）麻黄与青霉素联用，治疗细菌性肺炎，有协同增效作用；黄连、黄柏与四环素、呋喃唑酮、磺胺脒联用，可增强治疗菌痢的效果；香连化滞丸与呋喃唑酮联用，可增强治疗细菌性痢疾的效果；碱性中药与苯唑西林、红霉素同服，可防止后者被胃酸破坏，增强肠道吸收，从而增强抗菌作用。

（25）香连丸与甲氧苄啶联用后，其抗菌活性增强 16 倍。

（26）黄连、黄柏与呋喃唑酮、磺胺甲基异噁唑、四环素，治疗痢疾、细菌性腹泻有协同作用，常使疗效成倍提高。

（27）逍遥丸或三黄泻心汤等与西药镇静催眠药联用，既可提高对失眠症的疗效，又可逐渐摆脱对西药的依赖。

（28）补中益气丸、葛根汤等具有免疫调节作用的中药，与抗胆碱酯酶药如新斯的明、毒扁豆碱等联用，治疗肌无力疗效更好。

（29）地西泮有嗜睡等不良反应，若与苓桂术甘汤（丸）合用，地西泮用量只需常规用量的1/3，其不良反应也因为并用中药而消除。

（30）丙谷胺对消化性溃疡临床症状的改善、溃疡的愈合有一定效果，如与甘草、白芍、冰片等合用，则有协同作用，疗效更好。

（31）阿拉明（间羟胺）、多巴胺等升压药与丹参注射液合用，不仅可以增强升压作用，还可以延长升压作用的时间。

（32）桂枝茯苓丸与血管扩张药联用，中药对微循环系统的血管扩张有效，可增强西药的血管扩张作用。

（33）莨菪碱与生脉散、丹参注射液合用，治疗病窦综合征，既能适度加快心率，又能改善血液循环，达到标本兼治的目的。

（34）氯丙嗪与中药珍珠层粉合用治疗精神病，不仅有一定的协同增效作用，而且能减轻氯丙嗪的肝损害不良反应。

（35）加味逍遥散、炙甘草汤等与甲巯咪唑等联用，可使甲亢的各种自觉症状减轻。四逆汤与左甲状腺素联用，可使甲状腺低下症的临床症状迅速减轻。

（36）碱性中药与红霉素、苯唑西林等同服，可防止后者被胃酸破坏，增强肠道吸收，从而增强抗菌作用。

此外，中西药联用还能促进药物的吸收，如木香、砂仁、黄芩等对肠道有明显抑制作用，可延长维生素B_{12}、灰黄霉素、地高辛等在小肠上部的停留时间，从而有利于药物吸收。

2. 降低西药的不良反应　如下所述。

（1）柴胡桂枝汤等具有抗癫痫作用的中药复方与西药抗癫痫药联用，可减少抗癫痫药的用量及肝损害、嗜睡等不良反应。

（2）六君子汤等与抗震颤麻痹药联用，可减轻其胃肠道不良反应，但也可能影响其吸收、代谢和排泄。

（3）抗抑郁药与相应的中药方剂联用，可减少口渴、嗜睡等不良反应的产生。氯氮平治疗精神分裂症有明显疗效，但最常见的不良反应是流涎。应用石麦汤（生石膏、炒麦芽）30～60剂为一疗程，流涎消失率为82.7%，总有效率为93.6%。

（4）芍药甘草汤等与解痉药联用，在提高疗效的同时，还能消除腹胀、便秘等不良反应。

（5）小青龙汤、干姜汤、柴朴汤、柴胡桂枝汤等与抗组胺药联用，可减少西药的用量和嗜睡、口渴等不良反应。

（6）木防己汤、真武汤、越婢加术汤、分消汤等与西药利尿药联用，可减轻因应用西药利尿药而导致的口渴等不良反应。但排钾性利尿药不宜与含甘草类的中药复方联用，以避免乙型醛固酮增多症。

（7）桂枝汤类、人参类方剂与皮质激素类药联用，可减少激素的用量和不良反应。

（8）八味地黄丸、济生肾气丸、人参汤等中药与降血糖药联用，可使糖尿病患者的性神经障碍和肾功能障碍减轻。

（9）黄芪、人参、女贞子、刺五加、当归、山茱萸等，与西药化疗药联用，可降低患者因化疗药而导致的白细胞降低等不良反应。

（10）黄芩、黄连、黄柏、葛根、金银花、葛根等具有较强抗菌作用的中药与抗生素类药联用，可减少抗生素的不良反应。

（11）黄精、骨碎补、甘草等与链霉素联用，可消除或减少链霉素引发的耳鸣、耳聋等不良反应。

（12）逍遥散有保肝作用，与西药抗结核药联用，能减轻西药抗结核药对肝脏的损害。

（13）用含麻黄类中药治疗哮喘，常因含麻黄碱而导致中枢神经兴奋，若与巴比妥类西药联用，可减轻此不良反应。

（14）小柴胡汤、人参汤等与丝裂霉素 C 联用，能减轻丝裂霉素对机体的不良反应。

（15）碳酸锂治疗白细胞减少症时会引起胃肠道反应，若与白及、姜半夏、茯苓等同时服用，可明显减轻其胃肠道的不良反应。

二、中西药不合理联用出现的问题

不合理联用常见出现的问题主要有导致不良反应增加和导致药效降低，临床应用时应尽量避免配伍联用。

（一）导致不良反应增加

（1）两类药物毒性相类似，合并用药后出现不良反应的同类相加：如地榆、虎杖、五倍子等含鞣质的中药与四环素、利福平等西药，两者均有肝毒性。

（2）产生有毒的化合物：含雄黄、信石等含砷中药及制剂牛黄解毒丸、六神丸等与硝酸盐、硫酸盐同服，在体内砷氧化成有毒的三氧化二砷，可引起砷中毒。

（3）中药能增加西药的不良反应：如杏仁、桃仁、白果等含氰苷的中药可加重麻醉、镇静止咳药如硫喷妥钠、可待因等呼吸中枢抑制作用，使不良反应增加，严重的可使患者死于呼吸衰竭；如麻黄，含钙离子的矿物药如石膏、海螵蛸等能兴奋心肌而加快心率，增强心脏对强心苷类药物的敏感性而增加对心脏的毒性。

（4）加重或诱发并发症，诱发药源性疾病及过敏反应：鹿茸、甘草具有糖皮质激素样成分，与刺激胃黏膜的阿司匹林等水杨酸衍生物合用，可诱发消化道溃疡；板蓝根、穿心莲及鱼腥草注射液、鹿茸精注射液等与青霉素 C 伍用会增加过敏的危险。

（5）改变体内某些介质成分含量或环境也能增加不良反应：某些中药能促进单胺类神经介质的释放，与单胺氧化酶抑制剂合用可使不良反应增强，严重时可致高血压危象。如麻黄、中药酒剂与呋喃唑酮、格列本脲、甲硝唑等；含钾离子高的中药如萹蓄、金钱草、丝瓜络等与留钾利尿药螺内酯、氨苯蝶啶等合用可引起高钾血症；含有机酸类中药山楂、乌梅、五味子等能酸化体内环境，与磺胺类药合用降低其溶解度而在尿中析出结晶，引起血尿；与呋喃坦啶、阿司匹林、吲哚美辛等联用可增加后者在肾脏的重吸收而加重对肾脏的毒性。

（二）导致药效降低

（1）中西药联用发生化学反应出现沉淀、形成络合物、螯合物、缔合物等而降低药物的吸收。如含生物碱的中药如黄连、黄柏、麻黄等与金属盐类、酶制剂、碘化物合用会产生沉淀；含鞣质的中药与酶制剂的酰胺或肽键形成氢键缔合物。

（2）中西药联用发生中和反应、吸附作用而使药物失效。如含有机酸的中药与碱性西药以及含生物碱的中药与酸性西药合用时会出现中和反应；而煅炭的中药其很强的吸附作用可使酶类制剂和生物碱类西药失效。

（3）中西药合用可因药理作用拮抗、作用受体竞争等因素引起药效降低。如麻黄及其制剂的中枢兴奋作用能拮抗镇静催眠药的中枢抑制作用，麻黄也能竞争性阻碍降压药进入交感神经末梢而使降压效果降低。

（4）中西药合用时因一方能加快另一方的代谢速度、缩短半衰期、降低血药浓度而降低疗效。如中药酒剂就能加快苯妥英钠、甲苯磺丁脲、苯巴比妥、华法林等的代谢速度。

参考文献

[1] 陈吉生. 新编临床药物学. 北京：中国中医药出版社，2013.
[2] 李向荣. 药剂学. 杭州：浙江大学医学出版社，2010.
[3] 汪小根，刘德军. 中药制剂技术. 2版. 北京：人民卫生出版社，2013.
[4] 张杰，等. 中药制剂技术. 2版. 北京：化学工业出版社，2013.
[5] 崔福德. 药剂学. 7版. 北京：人民卫生出版社，2011.
[6] 姜远英. 临床药物治疗学. 3版. 北京：人民卫生出版社，2013.
[7] 李泛珠. 药剂学. 北京：中国中医药出版社，2011.
[8] 杨世杰. 药理学. 2版. 北京：人民卫生出版社，2012.
[9] 杨宝峰. 药理学. 8版. 北京：人民卫生出版社，2013.
[10] 侯世科，刘振华，刘晓庆. 抗菌药物临床应用指南. 北京：科学技术文献出版社，2012.
[11] 张玉. 临床药物手册. 2版. 北京：人民卫生出版社，2012.
[12] 程德云，陈文彬. 临床药物治疗学. 4版. 北京：人民卫生出版社，2012.
[13] 李大魁，张石革. 药学综合知识与技能. 北京：中国医药科技出版社，2013.
[14] 雍德卿. 新编医院制剂技术. 2版. 北京：人民卫生出版社，2004.
[15] 陈新谦，金有豫，汤光. 新编药物学. 17版. 北京：人民卫生出版社，2004.
[16] 阚全程. 医院药物高级教程. 北京：人民军医出版社，2015.
[17] 陈吉生，陈慧，马建春. 新编临床药物学. 北京：中国中医药出版社，2013.
[18] 李家泰. 临床药理学. 3版. 北京：人民卫生出版社，2007.
[19] 梅全喜，曹俊岭. 中药临床药学. 北京：人民卫生出版社，2013.
[20] 钟赣生，杨柏灿. 中药学专论. 北京：人民卫生出版社，2017.
[21] 李学林，崔瑛，曹俊岭. 实用临床中药学. 北京：人民卫生出版社，2013.
[22] 祁公任，陈涛. 现代实用临床中药学. 3版. 北京：化学工业出版社，2018.